现代普通外科疾病诊疗新进展

主　编　周少飞　谢东方　季德刚
副主编　姜　谧　李宏海　吴　妍

江西科学技术出版社

江西·南昌

图书在版编目(CIP)数据

现代普通外科疾病诊疗新进展 / 周少飞,谢东方,季德刚主编. — 南昌:江西科学技术出版社,2018.8(2021.1重印)

ISBN 978 - 7 - 5390 - 6508 - 3

Ⅰ.①现… Ⅱ.①周… ②谢… ③季… Ⅲ.①外科 - 疾病 - 诊疗 Ⅳ.①R6

中国版本图书馆 CIP 数据核字(2018)第 194939 号

国际互联网(Internet)地址:

http://www. jxkjcbs. com

选题序号:**ZK**2018356

图书代码:**B**18152 - 102

现代普通外科疾病诊疗新进展　　　周少飞　　谢东方　季德刚　　主编

出版发行	江西科学技术出版社
社址	南昌市蓼洲街 2 号附 1 号
	邮编:330009　电话:(0791)86623491　86639342(传真)
印刷	三河市双峰印刷装订有限公司
经销	全国各地新华书店
开本	787mm×1092mm　1/16
字数	311 千字
印张	12.75
版次	2018 年 8 月第 1 版　第 1 次印刷
	2021 年 1 月第 1 版　第 2 次印刷
书号	ISBN 978 - 7 - 5390 - 6508 - 3
定价	92.00 元

赣版权登字 -03 -2018 -317

前　言

　　普通外科作为外科基础,新的基础理论、新的诊断方法、新的手术方式不断出现,近年来得到了飞速发展。为了适应我国医学的快速发展,满足广大从事普通外科临床工作的医护人员的要求,进一步提高临床普通外科医师的诊治技能和水平,特组织长期从事普通外科临床一线工作的医务人员结合多年临床、科研经验编写了此书。

　　本书共分为五章,内容涉及普通外科常见疾病的诊治及护理,包括:手术基本操作、心血管外科疾病、甲状腺外科疾病、乳腺外科疾病、胃十二指肠疾病。

　　以上常见普通外科疾病均于书中进行详细介绍,包括疾病的生理病理、病因、发病机制、临床表现、辅助检查方法、诊断标准、鉴别诊断方法、手术适应证与禁忌证、手术治疗的方法与技巧、手术并发症的防治、预后以及并发症的处理与预防等。内容重点放在介绍疾病的诊断方法与手术治疗方法和技巧上,旨在强调本书的临床实用价值,为临床外科医务人员提供参考,起到共同提高临床外科疾病治疗效果的目的。

　　为了进一步提高普通外科医务人员的临床诊疗水平,本编委会人员在多年普通外科临床治疗经验基础上,参考诸多书籍资料,认真编写了此书,望谨以此书为广大医务人员提供微薄帮助。

　　本书在编写过程中,借鉴了诸多普通外科相关临床书籍与资料文献,在此表示衷心的感谢。由于本编委会人员均身负普通外科临床治疗工作,故编写时间仓促,难免有错误及不足之处,恳请广大读者见谅,并给予批评指正,以更好地总结经验,以起到共同进步、提高普通外科医务人员诊疗水平的目的。

《现代普通外科疾病诊疗新进展》编委会

2018 年 8 月

目录
CONTENTS

第一章　手术基本操作

外科手术必须通过各种基本操作完成。外科手术的种类、大小及复杂程度虽然各不相同，但手术基本操作是大体相同的。手术基本操作的优劣直接影响手术的效果。一个良好的手术基本操作除了要有准确、熟练的手术操作技能外，而且要使之符合外科解剖、生理及病理改变的要求，使组织损伤、出血及术后后遗症等减轻到最低限度，以服从治疗这一总目标。同时应明了手术基本操作在科学技术飞速发展的今天，是不断更新发展的，应重视学习，不断提高。

第一节　常用手术器械的使用要点

手术器械的种类很多，除各专科具有专用器械外，有一部分是任何手术都常用的基本器械。正确掌握和熟练运用这些器械，将有助于手术操作的顺利进行。

一、手术刀

手术刀（scalpel）有大小、形状和长短的不同，以适应手术的不同需要。做较长的切口时可用较宽大的大圆刀，采用执琴弓式或抓持式持刀法；做较短的切口或细微的切割时则使用较细小的小圆刀，采用执笔式持刀法；挑开脓肿或气管软骨环时，多使用尖刀。为免伤深部组织可采用反挑式持刀法，握拳式持刀法用于握截肢刀环形切断肢体（图1—1）。刀柄的一端为良好的钝性分离器，可用于分离组织，显露手术野深部，或用作牵开组织以暂时查看血管、神经或肌腱的深部情况。

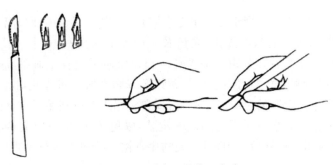

图1—1　手术刀及执刀方式

刀的传递法：传递手术刀时，传递者（常为手术护士）应握住刀柄与刀片衔接处的背部，将刀柄尾端送至手术者的手中。切不可将刀刃传递给手术者，以免刺伤（图1-2）。

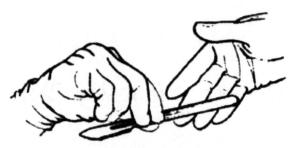

图1-2 刀的传递

二、手术剪刀

手术剪刀（scissor）用以剪线、剪敷料、分离及修剪组织。分直、弯、尖头及平头等不同类型，大小不一。直剪刀适用于手术野浅部，深部以用弯头剪刀较便利；分离或修剪组织时，一般以用平头剪刀为宜；特殊细致的操作常需用尖剪刀；在手术野内剪线时皆宜用平头剪刀。正确的执剪法是用拇指及无名指分别伸入剪柄的两环，不宜伸入过深，中指置于剪柄侧面，食指前伸到剪柄和刀片交界处附近，前三指控制剪的开、合，食指有稳定和控制剪的方向的作用。凡器械柄有两环者，均可用此法执持（图1-3）。

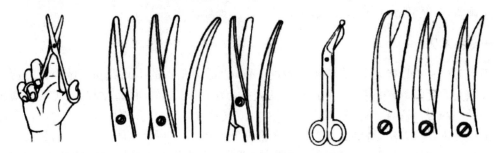

图1-3 剪刀及执剪法

三、止血钳

止血钳（hemostatic clamp）用于钳夹出血点以止血，也可用于钝性分离、拔针及暂时钳夹某些组织作牵引，有直、弯、有齿和无齿、全齿及半齿等不同类型，大小、长短不一（图1-4）。较小者如蚊式止血钳，较大者如蒂钳。手术野浅部止血时可用直止血钳，深部止血宜用弯者止血钳。如夹持组织较多，宜用全齿止血钳、蒂钳等以防滑脱。带齿止血钳（Kocher式钳）尖端有长锐齿，可用于钳夹较厚的组织以防滑脱，现在多用于胃肠道手术中，钳夹将要切除的胃肠壁，而不用于钳夹止血。止血钳不宜用以夹皮肤，以免坏死；也不宜夹持布类，以免损坏止血钳。通常在缝合时用以拔针者可用较长、大的血管钳。持钳姿势与执剪相同。

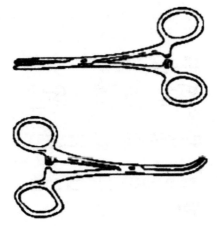

图 1-4　止血钳

松血管钳法：松钳可用右手或左手；右手松钳以正常持钳姿势拇指与食、中、无名指三指稍用力对顶即可开放（图 1-5）；而左手松钳时，需用拇指和食指稳住血管钳的一个环，与中指和无名指稍对顶即可（图 1-6）。

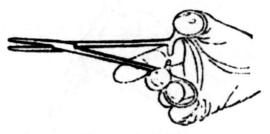

图 1-5　右手松钳法

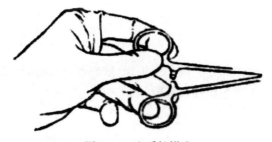

图 1-6　左手松钳法

四、镊子

镊子（forceps）用于夹持组织，以便分离、缝合或其他操作，分有齿和无齿两类，大小长短也不同（图 1-7）。用于一般组织（皮肤、皮下组织及筋膜等）的有齿镊，可以夹持稳固。无齿镊用于夹持血管、神经及脏器组织，以免损伤。一般常用左手持镊，持镊时用拇指对食指夹持较便（图 1

3

—8）。此外，尚有尖头镊，专门夹持较脆弱和较嫩的组织、细小血管、神经、胆管及黏膜等。

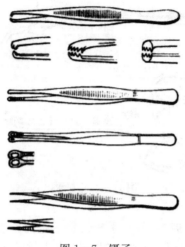

图1—7 镊子

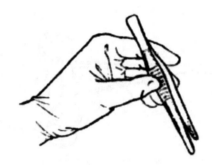

图1—8 持镊姿势

五、抓持钳

抓持钳（grasping forceps）用于抓持牵引组织、敷料等，根据抓持的组织不同，尖端可有各种造型，此种器械弹性较大，对组织损伤轻微（图1—9）。

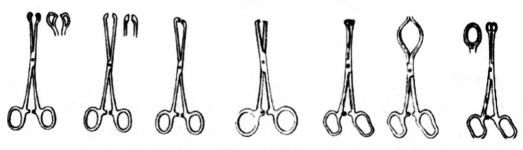

图1—9 抓持钳

六、创钩

创钩(retractor)又称拉钩或牵开器,大小、长短不一,形状很多(图1—10)。可分两大类,一为平滑或呈弧形,另一为爪形,均用于牵开组织,显露手术野。一般情况用平滑拉钩,爪形者多用于牵拉皮肤、瘢痕等坚硬易滑的组织。自动拉钩可代替人力持续牵引或用于不易人力牵引的部位。使用拉钩时,应以湿纱布垫置于拉钩与组织之间,可防滑脱和组织损伤。如牵拉时间过长,应间歇地放松,以防止组织缺血。此外,尚须注意勿压伤重要的组织或脏器。

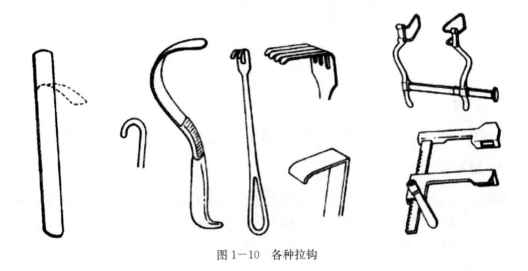

图1—10 各种拉钩

七、持针器

持针器(needle holder)又称持针钳,大小、长短不一,外形与止血钳相似,两者区别主要在于其咬合面的纹槽不同。持针器用以夹持弯针进行缝合及拔针,夹针时应用持针器的尖端,夹住缝针的中后1/3交界处,这样既便于操作又不易损伤缝针。手持方法有两种:一种与使用止血钳相同;另一种为了迅速,不把手指伸入柄环,仅把持针钳握于掌心(图1—11)。

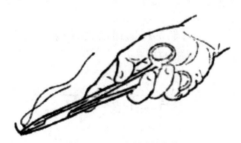

图1—11 执持针器法

持针钳的传递方法:传递者握住持针器中部,将柄端传于操作者。其他器械如剪刀、组织钳、肠钳、血管钳等也可按同样方式传递(图1－12)。

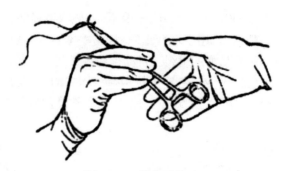

图1－12　持针器传递法

八、巾钳

巾钳(towel clip)用于固定手术巾或牵引某些组织。

九、缝针

缝针(suture needle)分直圆、直三角、弯圆、弯三角及无损性等类型。三角针锐利,损伤较大,用于缝合皮肤等较坚韧的组织。一般软组织的缝合用圆针。无损性缝针使用于血管、神经及皮肤美容缝合。直针一般较长,可用于手持操作。

十、探针

探针(probe)的长短、粗细及形状不一。一般为铜质,较好者为银质,易于弯曲,端钝,便于进行探查及防止损伤组织,探查时切忌粗暴操作。

十一、刮匙

刮匙(curet)用于刮除组织腔或骨腔内感染物和坏死组织,大小、形状因所需而异。

十二、吸引管

吸引管(suction tube)用于吸出手术区的血液、脓液及分泌物等,大小、长短、形状不一。使用时以橡胶管连接于吸引器负压瓶的接头上。

第二节　切开

一、手术切口的选择原则

1.显露好　切口应尽量接近病变部位,切口的位置和方向应便于延长扩大。

2.损伤小　切开时尽量减少组织损伤,尤其是重要的血管和神经,肌肉也应尽可能不切断。

3.不影响美容和功能　浅部切口最好能与皮肤张力线平行(图1—13),在面、颈等外露部位更重要,不仅缝合时张力小,愈合后瘢痕也不明显。某些部位还要考虑瘢痕易为衣领和毛发所覆盖。切口勿在负重部位,以免活动时疼痛。切口勿纵形越过关节,以免手术后瘢痕收缩影响活动,这些部位常用横行、"S"形或"Z"形切口。

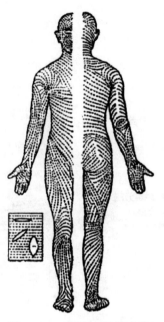

图1—13　皮纹(皮肤张力线)

二、切开的注意事项(图1—14～1—16)

1.切开皮肤　切开前绷紧皮肤,由术者及助手各用左手将切口两侧及上方的皮肤固定,以免皮肤滑动,短切口可由术者自行固定。切口长短要适当。

2.切开应由浅至深　皮肤和皮下组织应在同一深度全层切开,然后,按解剖层依次切开。

3.下刀的方位、角度　起刀时垂直将刀锋切入皮肤与皮下,移动时持45°斜角,切口完成时使刀呈垂直位,使切口里外长短一致;切时刀刃面与皮肤垂直,防止偏斜,使伤口边缘整齐,失活组织少。用力得当,一次切开全长,避免多次切割。

4.切开腱膜、筋膜和肌肉　尽可能沿其纤维方向切开。也可以先切一小口,再用剪刀、刀柄、止血钳或手指分开,但应注意此类钝性分离法对组织的损伤均较大,应尽量少用。对此组织必要时也可以切断。

5.切开腹膜、胸膜或硬脑膜　应注意防止损伤其深部结构。

6.切开胸腹壁　真皮以下各层组织均可用电刀逐层切开,以减少出血和结扎线结在伤口

7

内的留存。

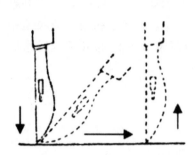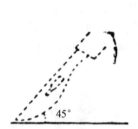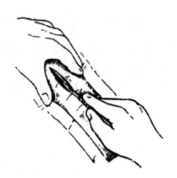

45°

图 1-14　皮肤切开

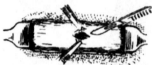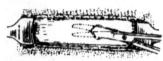

(a)切一小口　　　　　　(b)分　离

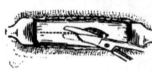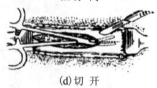

(c)剪　开　　　　　　(d)切　开

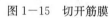

图 1-15　切开筋膜

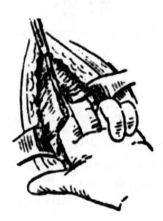

图 1-16　切开肌肉

第三节　止血

一、重要性

手术过程中止血完善,能减少失血量,保持手术野清晰,便于手术顺利进行,且可避免术后出血。相反止血不彻底,手术野内组织结构模糊不清,使分离困难,易致误伤。手术野积血过多,形成血肿或血块,容易引起感染,影响愈合或遗留过多的瘢痕。大的出血如果未能及时制止,可引起血压下降,甚至发生休克危及生命。因此,在手术中要求准确、迅速、可靠、彻底地止血。

二、止血方法

1.压迫止血法　手术中出血一般可先用纱布轻压,使微小血管破口缩小或闭合,血栓迅速形成,使出血停止。对较大的出血点亦可借压迫暂时止血,等待采取钳夹等其他方法处理。使用纱布压迫止血,应轻压固定原处1~5分钟,然后垂直方向移去,切忌来回擦拭,防止增加组织损伤,达不到止血目的。在某些情况下也可先用手指暂时按住出血点。鼻腔、子宫腔或直肠癌手术后骶前静脉丛等深在部位出血不易控制时,可用纱布填塞压迫,填塞处不留无效腔,保持相当压力。填塞物一般在手术后3~5天逐步松动后取出。

2.结扎止血法　有单纯结扎和缝合结扎两种方法。

(1)单纯结扎　对于暂时压迫无效或较大血管的出血,一般均可使用止血钳夹住后结扎以止血。切开和分离组织时,一手持纱布压住出血处,待另一手接到止血钳靠近伤口时再逐步移开纱布,迅速准确地逐个夹住出血点,然后用丝线结扎(结扎线一般按血管粗细或组织多少选择)。看到血管或预知有血管时,则先分离后钳夹再切断较为稳妥(图1-17)。钳夹时最好一次夹准,尽可能少夹周围组织。结扎时先竖起止血钳,将结扎线绕过钳夹点之下,将钳倒下尖部翘起,打第一个结时,边打紧边轻轻松开止血钳,再打第二个结(图1-18)。结扎较大血管应打三结。过早放松止血钳或第一个结未扎紧时均易致线结滑脱。

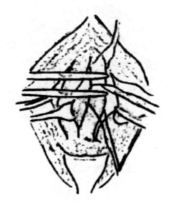

图1-17　将血管分离钳夹后再剪断

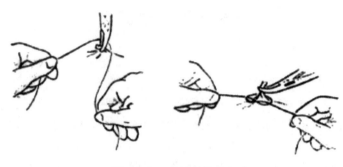

图 1—18　单纯结扎止血

（2）缝合结扎（图 1—19）　主要是为了避免结扎线脱落，或因单纯结扎有困难时（如筋膜、瘢痕组织出血）使用。对系膜及网膜等含血管多的组织应分段钳夹切断后做贯穿缝合结扎，对较大血管在断端直接做贯穿结扎。

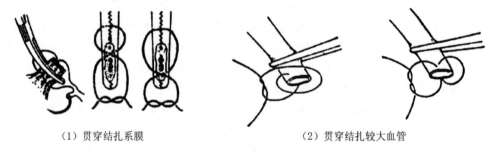

（1）贯穿结扎系膜　　　　　　　　　　（2）贯穿结扎较大血管

图 1—19　贯穿缝合结扎

对大血管的断端，单纯结扎和缝合结扎同时并用，即所谓双重结扎（在大动脉近断端结扎处远侧再做一次贯穿缝合结扎）（图 1—20）。

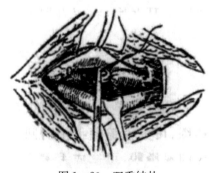

图 1—20　双重结扎

比较理想的是先缝合结扎血管，然后切断血管而不出血。通常是先游离出血管或者分离看清血管行径,以血管钳钳夹,进而贯穿缝合结扎,再切断血管。在器官切除时常用这种方法处理其主要血管,如肝叶切除时。在深部止血结扎常常不能左右手同时进入,可以左手一端拉线于外,右手食指尖伸入结扎点(图1-21)。

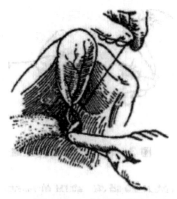

图1-21　深部结扎法

3. 电凝止血法　此法是用电凝器产生的高频电流使组织凝固止血,可用电凝器头直接电烙出血点,也可先用止血钳夹住出血点,再用电凝器接触止血钳柄而止血(图1-22)。电凝止血法的优点是迅速省时,常用于待切除组织的大面积多数小出血点,或者面积较广的表浅小出血点或某些不易以结扎方法止血的出血处。此法缺点是效果不太可靠,凝固的组织易脱落而再次出血。而且对保留组织的止血,采用此法止血的出血点太多时,即有似烧伤,将引起较大的反应。有凝血功能障碍时止血效果差。对有污染的伤口使用电凝后易发生感染而不适用。与此类似的还有超声刀的切割止血,近年来在开腹及腔镜外科中的应用较为广泛。

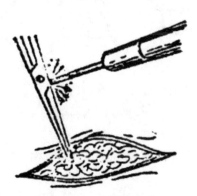

图1-22　电凝止血法

4. 止血剂止血法　对应用上述方法无效的渗血创面可用此法。常用的止血剂有氧化纤维、淀粉海绵及明胶海绵等。止血粉亦有应用。有时可用某些自体组织(如大网膜、肌肉碎片等)及生物胶(纤维蛋白原,凝血酶等)作为止血材料。

5. 血管阻断法　利用止血带的原理,在术中临时制止大出血或者预防出血。例如,在手术中意外地误伤大血管或止血钳滑脱造成大出血时,可根据不同情况进行紧急处理:对大动脉出血,要用拇指和食指捏住出血的来源。如胆囊手术时,误伤异常动脉,要立即将左手食指插入网膜孔,与肝十二指肠韧带前方的拇指紧捏搏动的肝动脉以暂时止血。对大静脉出血,要用手指按住出血处,如右肾切除时,误伤下腔动脉,就可用此法暂时止血。对脏器的血流阻断应限制时间,以免因组织细胞缺氧造成不良影响。

6.血管修复法　对较大的血管损伤需行血管修复,以维持其分布区的血液循环。

此外,还有银夹、骨蜡及黏合剂(丁基氰丙烯酸酯,正丁基氰丙烯酸酯)的止血。前者多用于脑外科手术的止血,骨蜡多用于骨科手术的止血,而黏合剂是使创面黏合达到止血的一种方法,已用于临床。

第四节　结扎

结扎是手术中最常见,最重要的一项基本操作。钳夹止血和缝合都需要结扎。结扎熟练,可大大缩短手术时间。结扎是否牢靠,与手术效果密切相关。如打结不正确,结扎线即易滑脱,可造成手术后继发出血,给患者造成痛苦甚至危及生命。

一、线结的种类

线结的种类有方结、外科结、三叠结、假结和滑结(图1—23)。

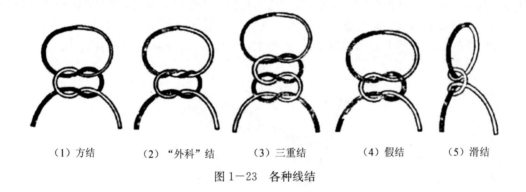

（1）方结　　（2）"外科"结　　（3）三重结　　（4）假结　　（5）滑结

图1—23　各种线结

1.方结　又称平结,使用于所有手术。由两个方向相反的单结组成。拉紧后牢固可靠,不易松脱。

2.外科结　此种结与方结的不同点仅在于将第一道结扣线交绕两次,摩擦面较大,打第二道结时不易松开,多用于结扎大血管。

3.三叠结　此为打成方结后,再加一个单结而成。结扎更为牢固,结扎后即使松脱一结也无妨。因遗留在组织内的结扎线较多,仅用于结扎较大的动脉或在肠线、尼龙线打结时才用。

4.假结　此结由两个方向相同的单结组成,易松脱。

5.滑结　此为打结时,两手用力不均,只拉紧一根线,另一根线在其间绕圈所成,比假结更易滑脱。

后两种结是因方法不当造成的错误结,应予避免。线结的种类及多少应根据缝线的类型以及结扎组织的类型相应改变。

二、打结的方法

有单手打结法、双手打结法和持钳打结法三种。

1.单手打结法(图1-24)　此法简便迅速,应用广泛。用左、右手均可。

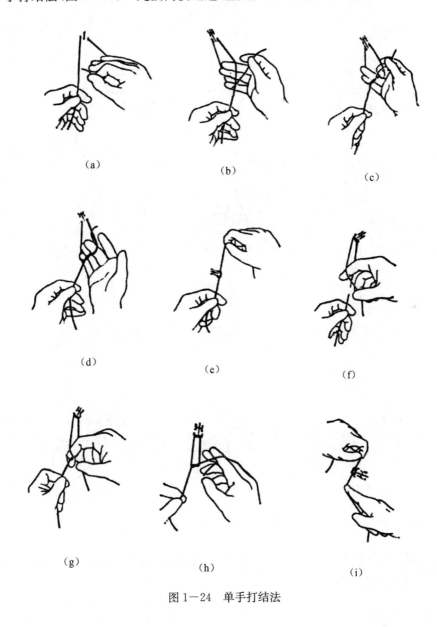

(a)　　　　　(b)　　　　　(c)

(d)　　　　　(e)　　　　　(f)

(g)　　　　　(h)　　　　　(i)

图1-24　单手打结法

2.双手打结法(图1—25) 此法较稳妥,适用于线头较短、深部组织的结扎,或者组织张力较大时的结扎,但速度较慢。

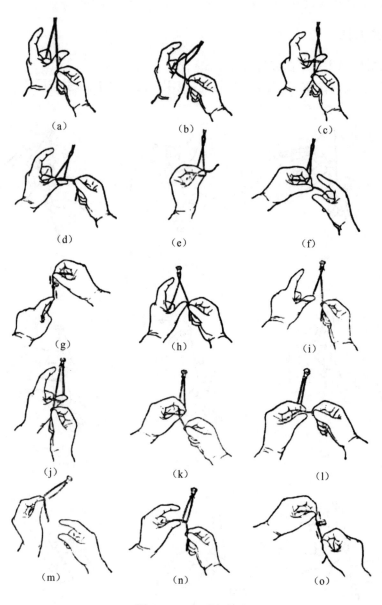

图1—25 双手打结法

3.止血钳打结法(图1—26) 用持针钳或止血钳打结,易于掌握,适用于线头过短或伤口深部不便用手打结处。

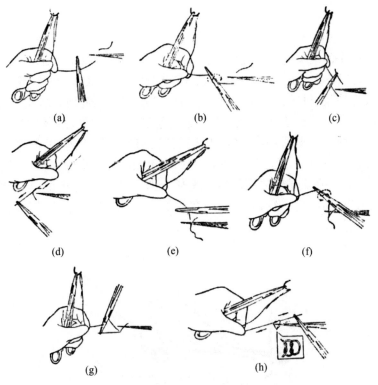

图 1-26 止血钳打结法

三、打结的要点

1. 两手用力要均匀,其用力点与结扎点应成一直线,不可成角,以免线结松开或成滑结。

2. 打第一道结时,拉线方向顺着线结的方向,并应慢慢地持续用力,打紧第一道结后再打第二道结。如第一道结方向不顺,即难以打紧,线还易于在线扣处折断。

3. 打第二道结时,注意第一道结不要松,必要时可用一把止血钳压住或轻轻夹住第一道结处,待第二道结扣至钳子时,迅速移去止血钳,同时继续扎紧第二道结。对于钼丝线等一类滑线,第二个线结打紧尤为重要。

四、打结的训练

打结的训练一般可分为以下三个阶段。

第一步:要掌握打结的基本方法,把打结的动作做正确,在明视下用比较粗的线练习。

第二步:在无视下练习。这种闭眼的训练方法,能促使体会肌肉的运动觉,加强动觉控制,提高动作的准确性,有助提高手的触觉和判断,控制协同能力,以提高打结的技巧。

第三步:练习打结速度,争取高速度高质量,使指头尖钩线、夹线及捏线达到甚好的程度。

五、剪线

结扎好以后多余的线头应剪去,留线的长短,决定于线的类型,粗细及部位的深浅。一般丝线留 1mm,羊肠线留 2mm,不锈钢线留 5mm(需将两断端拧紧),皮肤缝线留 0.5~1.0cm。

正确的剪线方法是由打结者提起结扎线双线合拢偏向一侧,剪线者用稍张开的剪刀尖,沿着拉紧的缝线下滑至结扣处,再将剪刀稍倾斜,然后剪断,即"靠、滑、斜、剪"四个动作完成,剪线时应注意利用剪刀的头端,不可张口太大或用刀刃的后端剪割,以免损伤附近组织。剪线时要用食指托住剪刀中段,最好掌心朝上(有时也可用掌心朝下的姿势),以使剪线顺手,不妨碍视野(图 1-27)。在做精细或深部的剪线时,为防止损伤附近组织,且使剪线更为准确,符合要求,可采用双手剪线法(图 1-28),用左手托住剪刀中段,使右手剪开时不致抖动。

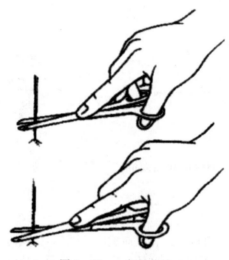

图 1-27 一般剪线法

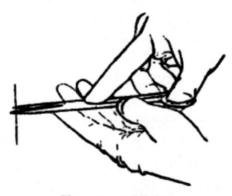

图 1-28 双手剪线法

第五节　解剖学分离

分离方法有锐性分离和钝性分离两种,根据局部解剖和病理改变情况选择,实际在手术中两种方法结合使用,以达到显露、游离、切除等目的。由于分离与解剖密切,不论在手术切口深处分离,或病变脏器周围分离,皆需遵循有关解剖学要求进行,故又称之为解剖学分离。

一、锐性分离

锐性分离是利用手术刀和手术剪在直视下进行切割,将较密的组织切开。动作要求准确、精细。如用刀分离时,先将两侧组织拉开使其紧张,继之以刀刃沿组织间隙作垂直的、短距离的切割。如用剪刀分离时,先将剪刀尖伸入组织间隙,继之张开剪刀柄,然后将其剪开。锐性分离切缘整齐对组织损伤小。

二、钝性分离

钝性分离主要用刀柄、手指、血管钳、剪刀背、剥离子(即在血管钳端夹住一块如花生米大小的纱布团,故又称"花生米")、骨膜剥离器等进行剥离。方法是将这些钝性手术器械或手指插入组织间隙内,用适当的力量推开、撑开周围的组织。钝性剥离常用于正常肌肉、筋膜间隙、疏松结缔组织。有时可在非直视下进行,但应防止粗暴撕破邻近组织。无论何种分离应避免做过多的不必要分离。少将皮肤与深筋膜分离或将筋膜与肌肉分离,尽可能沿筋膜或肌肉纤维方向进行,以保存每类结构的神经与血液供应。力求避免形成潜在的无效腔或间隙,以免渗出液或血液积存而发生感染。

必须指出,分离方法与病变性质密切相关。如病变组织与周围组织粘连致密,为防止过多损伤,或恶性肿瘤根治术时,为避免瘤细胞转移播散皆应尽可能采用锐性分离。

第六节　手术野的显露

手术时,手术野须有充分良好的显露,以便清楚地看到手术区的解剖关系,使操作易进行,且可保证安全。相反,如显露不好,即使是简单的操作,也可变得非常困难,甚至可能发生意外。因此,任何手术,都要考虑如何达到最好地显露手术野。

手术野的良好显露,除依赖于合适的体位及切口外,一般用创钩牵引创缘。有不同形式的创钩,使用时,先由手术者或第一助手置放在伤口内,再由第一助手、第二助手或第三助手依手术者所要求的方向、力量及部位持握,并随时依其需要而变动位置。不需持续牵引时可间断休息,以免压迫创缘过久,引起组织缺血,又可避免牵引者过度疲劳。对于某些特殊部位显露,不宜用创钩,可选用其他方法。如皮瓣可用尖锐的皮钩或用缝线穿过皮下组织牵引之。在体腔内进行手术时,可用大纱布垫将有碍显露的脏器推开,再以创钩压持。

第七节　手术时伤口保护

手术过程中应尽力保持伤口的最小暴露面积,不必要暴露的部分应随时用湿纱布垫或手术单掩盖,可避免过多的体液蒸发,减少意外损伤和防止污染扩散。较大的无菌切口,皮下组织止血结扎后,应用组织钳或缝合法将干纱布垫或无菌单与皮下组织固定,翻转覆盖皮肤,防止切口两侧皮肤残余的细菌污染伤口。近年多使用切口手术区域手术贴膜粘贴,更为简便、有效。手术中预计有污染可能的,整个手术野四周应再用无菌单掩盖,以便污染后移除,如胃肠道手术。进行大面积扩创术,切除一部分污染组织后,即应用湿纱布掩盖,以便在进行另一部分清创时不再被污染。手术进行中,一经污染的器械及敷料,不可再用于清洁处,用毕后即全部置于弯盆中移开。预计手术野内可能有污染的液体外溢时,可预置吸引器于一旁,以便随时抽吸。手术将近完毕时,浅部伤口尽可能用温生理盐水冲洗,以清除残余的组织碎片、血块、液化的脂肪或沾落于创面的细菌及异物等。

第八节　伤口引流

使器官、组织间隙中或体腔内已经聚积的液体导引至体外或引离原处的方法称为引流。避免新鲜伤口聚积体液的引流,属于预防性。广义的引流可包括胃肠减压、留置导尿管或有腔器官的造口(如结肠造瘘)等。本节讨论的是指手术中放置胶管、纱布、塑料管等引流的方法。

一、引流的目的

1.排除脓肿或其他脓性病变的脓液和坏死组织。

2.预防血液、渗出液及消化液等在体腔或手术野内蓄积,以免继发压迫、感染或组织损害。

3.促使手术野无效腔缩小或闭合。此外,有的引流物是为了防止某些伤口皮肤过早愈合,如肛瘘切除术伤口组织应从底部生长达到愈合,皮肤过早愈合可能重新形成瘘。

二、引流的种类

1.被动引流　有卷烟式引流、纱布或凡士林纱布引流、胶管或塑料管引流等,其液体排出凭借体内液体与大气之间的压力差,有时引流还有毛细管作用、虹吸作用或与体位相关。如果缺乏这些作用或引流物本身堵塞伤口,则体内液体仍然蓄积而起有害影响。

这类引流大多为开放式,容易有逆行性或外源性感染,所以比较适宜于浅部伤口和渗出物不多的深部伤口。开放式被动引流的另一缺点,是不易使无效腔迅速缩小。胸腔应保持负压,故需用水封瓶保持闭式引流。此外,以无菌引流袋连接胶管或塑料管的外口,也可避免引流管内逆行感染。

2. 主动引流 通过负压作用将体内液体吸出,可使无效腔迅速缩小。闭式吸引有防止逆行感染的优点,故使用清洁或轻度感染的深部伤口。但引流管的内口或侧孔容易被周围组织封闭,近年来有半开放的套管吸引(sump drainage)。套管前端有多个侧孔,近端有一小孔留在伤口外,内管吸引时套管前端的侧孔不易完全被周围组织封闭,因此引流作用比较充分。套管内还可插入双腔管,可供灌流之用。这种套管吸引适应于渗出、坏死较多的深部伤口,如腹部多器官损伤、坏死性胰腺炎等。

三、常用的引流物(图 3-29)

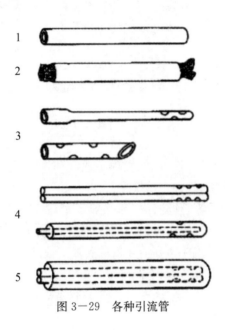

图 3-29 各种引流管

1. 凡士林纱布 常用于浅表创面和脓肿的切开引流。
2. 橡皮片 多用于浅伤口或浅部脓肿引流。
3. "香烟"引流 常用于深部脓肿及腹腔引流。
4. 橡皮管 常用于胸腔及深部伤口引流。注意管体不可太硬,防止压坏组织。某些空腔脏器可用特制的橡皮管,如"T"形管。

四、引流的注意事项

引流物在组织内是异物,能延迟创口的愈合,除具引流作用外,还可将细菌导入组织内,或促使原有细菌繁殖,过硬者还可使邻近组织发生压迫性坏死。因此,在使用时应注意下面几点:

1. 引流物的选择必须适当,其粗细、软硬及类型应根据具体情况决定,如适应证、引流的组织或脏器、引流物的性质和量等。
2. 引流物放置的部位必须正确,引流液体时,应放置在最低位。不要直接压迫重要的血管、神经或脏器，以免发生出血、瘫痪或肠瘘。体腔内的引流物最好不经原切口，以免发生切口感染、裂开或切口疝，应在邻近另戳一小口引出，必要时可做对口引流。

3.引流物必须固定好，以免掉入体内或脱出。体腔或深部的引流物利用皮肤缝线固定，或在伤口外用别针固定，也可外加胶布固定(图 3—30)。

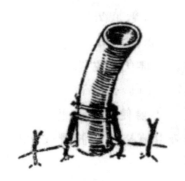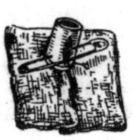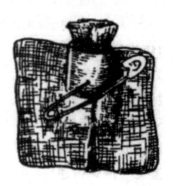

图 3—30　引流物的固定

4.引流必须保持通畅，应经常检查，如发现不通，及时找出原因(受压、扭曲、引流管被血块、黏稠分泌物、坏死组织等堵塞)并予以排除。

5.引流物拔除时间必须适当，预防性引流一般于术后 24～48 小时一次拔出。深部引流物可视引流量的多少，逐渐拔出，拔出时稍加旋转，使之与周围组织分离，然后逐渐拔出，如有阻力切不可用力猛拔。内脏引流应达到治疗目的后才能拔除。

第九节　伤口缝合

一、缝合原则

1.按解剖层次由深而浅分层缝合，必须对合准确，不能留有无效腔。但有的部位，如上腹壁，几层结构(腹直肌后鞘、腹横筋膜、腹膜外脂肪层及腹膜)可并做一层缝合。

2.两侧切缘缝线所包含的组织应是等量、对称和对合整齐。

3.要注意针距和边距。打结松紧要适度，使创缘接触良好。

4.要选用合适的缝线，包括粗细和类别。

5.组织不同，缝合方法和要求各异(图 3—31)。

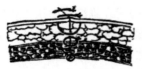
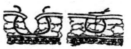
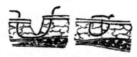

(a)分层缝合,对合良　　(b)皮肤内翻时应缝合　　(c)两侧切缘不平时,低
　好无无效腔　　　　　　较多皮下组织　　　　　侧应缝较多皮下组织

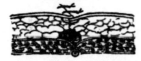
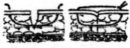

(d)未按层缝合,皮下组织　　(e)缝合过宽,切缘　　(f)缝合太深、太紧,
　对合不好,开成无效腔　　　对合不正　　　　　切缘内翻

图 3-31　缝合法

二、缝线

缝线(sutures)一词是指用于结扎血管或对合组织的任何线形材料。

(一)理想的缝合材料应满足以下条件

1.通用性,即能适用于任何外科手术(当然还应顾及缝线型号和抗张强度上的差异)。

2.无菌性,且便于灭菌。

3.无电解性、无毛细作用性、无过敏性及无致癌性。

4.如用不锈钢丝线,须无磁性。

5.易于操作,柔韧性好,通过组织流利,结扎方便。

6.组织反应轻微,不影响组织的生长和愈合。

7.打结时不致松开,缝线本身不致磨损或裂开。

8.不致在组织内收缩。

9.具有可吸收性,组织修复后能被吸收而仅引起轻微反应。

(二)缝线的品性

1.型号与抗张强度　型号表示缝合材料的直径。外科惯例公认,应选用能使组织安全对合的最细型号缝线,使缝合所致的创伤减至最低限度。缝线的型号以数字表示:0号以上,数码越大,缝线越粗,如3号粗于1号;从0号开始,0越多,直径越小,抗张强度亦越低。

缝线结的抗张强度是其在断裂前所能承受的力度(以磅表示)。有关组织的抗张强度是外科医生选择缝线型号和抗张强度的先决条件。外科医生还应了解,缝线强度渐减和伤口抗张强度渐增间的互相关系,以及植入材料所致的异物反应是否影响组织的愈合过程。一般公认,缝线的抗张强度不需超过组织的抗张强度,但至少应与其所缝的正常组织等强。

2.单纤维与多纤维缝线　单纤维缝线由单一纤维制成,在穿过组织时所遇阻力较小,且可避免细菌在上附着。由于这些品性,特别适用于血管外科。单纤维缝线易于打结。但在操作和结扎时必须谨慎,因折叠或卷曲都可能给缝线造成缺口或薄弱点,以致断裂。

多纤维缝线是由数股纤维丝捻搓或编织而成,因而具有更大的抗张强度、柔韧性和弹性。

21

多纤维缝线表面还可以涂层,以利滑润地穿过组织。涂层的多纤维缝线适用于胃肠道手术。

3. 可吸收性与不可吸收性缝线　可吸收性缝线是由健康哺乳动物的胶原或人工合成的多聚体制备而成。天然的可吸收性缝线是通过人体内酶的消化来降解缝线纤维。而合成的可吸收性缝线则先是通过水解作用,使水分逐渐渗透到缝线纤维内而引起多聚体链的分解。与天然的可吸收性缝线相比,合成的可吸收性缝线植入后的水解作用仅引起较轻的组织反应。

在缝线吸收过程的第一阶段,抗张强度呈线性渐进性减弱,此现象出现在术后开始几周内。第二阶段常与第一阶段相重叠,最终缝线基本消失。

不可吸收性缝线体内不受酶的消化,也不被水解。其适用范围如下:

(1)皮肤缝合,伤口愈合后即可拆除。

(2)体腔内的缝合,将长期留于体内。

(3)适用于对可吸收性缝线有过敏、瘢痕体质或有组织肥大的患者。

(4)用于固定除颤器、起搏器、药物释放器等暂时性装置。

(三)缝线的选择原则

在外科医生所面临的诸多抉择中,不同手术所需缝线的选择也是关键性问题之一,当然,外科医生的个人爱好起一定的作用,但是影响愈合的各种患者因素、所涉及组织的特性及可能发生的术后并发症都将影响缝线的最终选定。

种类繁多的缝合材料可能使人们在作选择时感到无所适从,下述原则可作为指南:

1. 伤口达到最大强度时,就不再需要缝线。

(1)需用不吸收缝线或时效较长的可吸收缝线来缝合愈合缓慢的组织(如皮肤、筋膜、肌腱等)。

(2)选用可吸收性缝线来缝合愈合较快的组织(如胃、结肠、膀胱等)。

2. 组织内存在异物可使污染转变为感染。

(1)在缝合污染伤口时,避免使用多纤维缝线。

(2)改用单纤维缝线或可吸收缝线。

3. 在强调美观的部位,应注意精确而又较长时间地对合组织,避免应用各种刺激物。

(1)使用最细的、无反应的单纤维缝合材料(如尼龙、聚丙烯)。

(2)尽可能同时缝合皮下组织。

(3)如情况许可,应用无菌皮肤对合胶带。

4. 在高浓度类晶体溶液内,任何异物都可能促进沉淀和结石形成。因此在泌尿道和胆道手术中,应使用可吸收缝线。

5. 关于缝线型号的选择

(1)使用与缝线组织天然强度相匹配的最细缝线。

(2)如创口在术后有遭受压力突然增高的危险,就应加用减张缝线。一旦这种危险消除,即拆除减张缝线。

三、常用的缝合方法

1. 间断缝合(interrupted suture)　最常用,一般组织均可用此法〔图 3—32(a)〕。

2. 连续缝合(continuous suture)　常用于缝合腹膜及胃肠道等,较快,并有一定止血作用,但一处断开则可造成缝线松脱〔图3-32(b)〕。

3. 毯边(锁边)缝合(lockstitch)　是一种连续缝合,每针交锁,切缘对合整齐,有一定止血作用,常用于皮片移植缝合、胃肠缝合时吻合后壁全层等〔图3-32(c)〕。

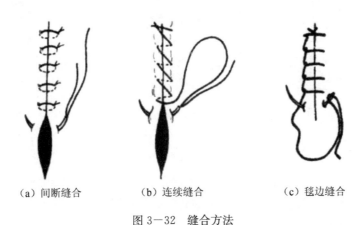

（a）间断缝合　　　　　（b）连续缝合　　　　　（c）毯边缝合

图3-32　缝合方法

4. 褥式缝合(mattress suture)有水平和垂直式两种缝合方法,水平褥式缝合除做间断缝合外还可做连续褥式缝合。做褥式缝合时,根据需要可使切缘内翻或外翻〔图3-33(a),(b),(c),(d)〕,如胃肠道用内翻缝合〔图3-33(a),(c)〕,吻合血管用外翻缝合〔图3-33(d)〕;如缝合皮下组织较少的松弛皮肤,用间断垂直褥式缝合,可避免切缘内卷〔图3-33(e)〕。

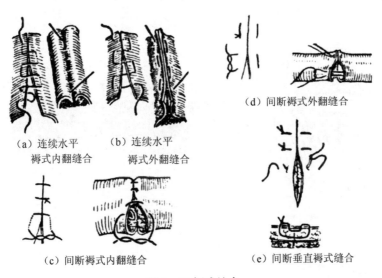

（a）连续水平　　　（b）连续水平　　　　（d）间断褥式外翻缝合
　褥式内翻缝合　　　　褥式外翻缝合

（c）间断褥式内翻缝合　　　　（e）间断垂直褥式缝合

图3-33　褥式缝合

5. 荷包缝合(purse-string suture)　常用于缝合胃肠道小穿孔及包埋阑尾残端等〔图3

23

—34(a)〕。

6.“8”字形缝合(figure of“8”suture)　常用于缝合筋膜、腱膜、肌肉等〔图 3—34(b)〕。

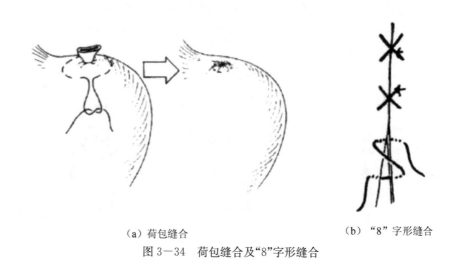

（a）荷包缝合　　　　　　　　　　　　　　（b）“8”字形缝合

图 3—34　荷包缝合及“8”字形缝合

7.减张缝合(relaxation suture)　对组织张力较大或全身情况较差的伤病员除分层缝合外,可加用减张缝合,防止伤口裂开。如在腹部做减张缝合,一般在缝合好腹膜后,用粗丝线或不锈钢丝,距离创缘 2～2.5cm 处进针,经腹直肌后鞘与腹膜之间,或者经过后鞘与肌肉之间,再由对侧相应处穿出,两端可用止血钳夹住防止脱掉。缝线间距离 3～4cm。所缝合的腹直肌鞘(或筋膜)应较皮肤稍宽,使其承受大部分的伤口张力。结扎时可将缝线穿过一段细橡皮管后再做结扎,防止皮肤被割裂。结扎勿过紧,以免影响血液循环(图 3—35)。

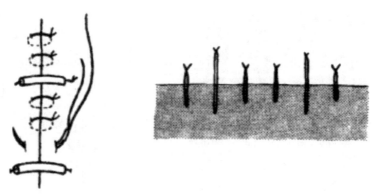

图 3—35　减张缝合

四、不同组织的缝合

1.皮肤常用间断缝合。消毒皮肤后对准切口标记,用三角针,细丝线,于距切缘 0.5～1cm 处垂直进针从对侧相应处出针,结扎后应保留约 1cm 的线头,以便拆除(图 3—36)。缝毕后应从伤口一端用纱布适当用力滚动,另一端可用止血钳尖端稍撑开以排出伤口内积液(图3-37),并使切缘对齐。

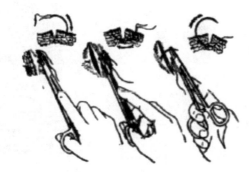

图3-36 缝合皮肤法

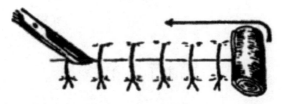

图3-37 排出积液法

2.筋膜、肌膜、腱膜、腹直肌鞘等用圆针,做间断或"8"字形缝合。

3.胸膜、腹膜、脑膜、胃肠道、血管、神经、肌腱等组织的缝合详见相关部分(图3-38)。

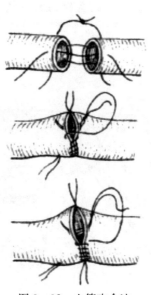

图3-38 血管吻合法

4.目前临床上各种吻合器的使用也日渐增多(图 3—39)。

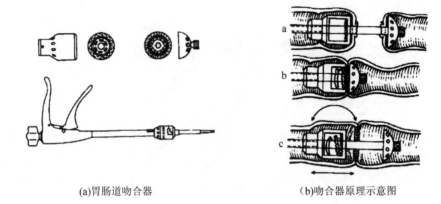

(a)胃肠道吻合器　　　　　　　　　(b)吻合器原理示意图

图 3—39　吻合器

第十节　拆线

埋入组织中的缝线一般无须拆除。不能吸收的皮肤缝线,均须在适当的时间拆除。

1.拆线时间　不能机械规定,应由所在部位的血液循环、缝合时张力大小及患者营养状况决定。一般头、面、颈在术后 4～5 天拆线,胸、腹部和一般切口在术后 7～10 天拆线,邻近关节部位的切口在术后 12～14 天拆线,减张缝合需 2 周以上。

2.拆线方法　以 75％酒精消毒皮肤,用无菌镊夹起线头,将埋在同侧组织的缝线拉出少许,于该处剪断,抽出。注意勿在外露缝线的任何一处剪断,以免部分外露缝线经伤口内抽出污染伤口(图 3—40)。

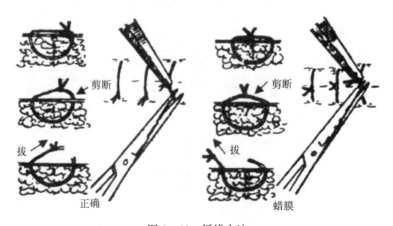

图 3—40　拆线方法

第十一节　围手术期处理

围手术期(perioperative period)是指以手术治疗为中心,包含手术前、手术中及手术后的一段时间,具体是指从确定手术治疗时起,直到与这次手术有关的治疗基本结束为止,时间在术前5~7天至术后7~12天。围手术期处理是贯穿术前、术中、术后一个连续阶段的整体处理,可使患者获得最佳的手术治疗效果。由于手术对机体损伤很大,易致内在环境失调,从而发生各种并发症,甚至死亡。因此加强对围手术期的处理,术前准备充分,手术后处理得当,可促使患者早日康复。

一、手术前准备

(一)患者的生理和心理准备

患者在手术前必须要进行手术前准备,根据手术性质的不同和患者体格的不同,采取不同的手术前准备。目的就是为了提高患者对手术的耐受力,增加手术的安全性,使患者能够顺利渡过手术关。

1.心理准备　手术可解除患者的痛苦,但同时也给患者在心理上带来很大的刺激。由于对手术的恐惧、担忧,造成心理上的不稳定。手术前患者担忧手术效果、手术中的麻醉效果以及手术是否顺利。对手术的担忧造成患者心理负担的加重,可出现心情紧张,自控能力降低。医务人员必须在手术前对患者做好必要的解释工作,如疾病的诊断、手术的必要性、手术的方法、可能取得的效果等均要向患者交代清楚,以取得患者的信任和配合,同时减轻患者对手术的担忧以及恐惧感。不轻易变更手术日期,以免引起患者更多的焦虑、不安。保证患者在手术前有充足的睡眠和休息。

2.特殊患者的准备

(1)高血压:患者血压在160/100mmHg以下时,手术危险性与正常人相仿,可不做特殊准备;血压在180/100mmHg以下时手术危险性较小。血压超过以上数字,手术和麻醉的刺激,可诱发脑血管意外和充血性心力衰竭等危险。术前应用降压药物,控制血压,但不要求降到正常后才做手术。

(2)心脏病:心脏病患者手术危险性比无心脏病者大,其对手术的耐受力也差。手术前准备:①做好患者解释工作,消除顾虑,必要时给以镇静药。②长期应用利尿药和低盐饮食者常有低钠、低钾血症,应给予纠正。③使用硝酸盐类、β受体阻滞药和钙通道阻滞药,以改善冠状动脉血流和心肌功能。有心动过缓者,术前注射阿托品。手术时机:①近期(3~6个月内)无心肌梗死、无心绞痛发作。②心电图检查没有明显心肌缺血和严重心律失常,心功能代偿良好者,经适当准备后,可施行手术。

(3)呼吸系统疾病:患有慢性呼吸道疾病者,可造成不同程度的呼吸功能不全,常引起术后肺不张、肺部感染及呼吸衰竭。术前应做血气分析和肺功能检查。对有呼吸系统疾病的患者术前准备:①戒烟2周,抗感染治疗。②应用麻黄碱、氨茶碱等药物扩张支气管,以及超声雾化吸入,体位引流排痰。③有哮喘发作史患者,可服地塞米松,以减轻支气管黏膜水肿。④

麻醉前用药量要少,防止引起呼吸抵制和咳痰困难。

(4)糖尿病:糖尿病并不影响患者的手术治疗,但糖尿病患者对手术的耐受力差,术后并发症的发生率和死亡率明显高于非糖尿病患者。手术前需要:①术前宜用胰岛素控制血糖。②改善营养状况,纠正水、电解质平衡的紊乱。③易感染的手术,术前应使用抗生素。

(5)肝脏疾病:术前要改善肝功能,进行护肝治疗,饮食要多样化,补充维生素,特别是维生素 K。可少量多次输新鲜血浆、人血白蛋白或水解蛋白,提高血清蛋白。有腹水者适当限制钠的摄入,可应用利尿药,消除腹水。

(6)肾上腺皮质功能不全:有肾上腺皮质功能不全者,术前 2 天开始用氢化可的松,每日100mg 静脉注射,手术当天用量 300mg 静脉注射,手术后每日 100~200mg 静脉注射,直至手术引起的应激反应过去后停用。

(7)肾脏疾病:有肾功能不全者,往往会增加手术并发症和死亡率。轻、中度肾功能损害经过适当内科治疗,都能较好地耐受手术,重度损害者,需进行透析治疗后,才能耐受手术。

(8)老年人:老年人的重要生命器官常有退行性变化,并常伴有慢性器质性疾病,对手术的耐受力降低,手术危险性随年龄的增长而加大。选择手术治疗时一般需要谨慎,但也不应因为是老年人而一味放弃积极、有效的手术治疗,应根据个体情况权衡利弊,作充分的手术前准备,尽量提高手术的安全性和有效性。除了对重要脏器功能进行评估,注意改善老年人的营养状况。对贫血、低蛋白血症、维生素缺乏等老年人常见的营养不良状态,予以积极的纠正。

(9)婴幼儿:婴幼儿对手术的耐受力较差,其生理特点是基础代谢率高;肾脏浓缩功能差,尿量多,易致脱水;糖原储备少,手术中糖原消耗快,易致酮中毒;总血容量少,少量出血即可影响机体循环。因此,婴幼儿患者的手术前准备应注意针对以上几点进行准备,防止水电解质、酸碱平衡紊乱;术前常规应用维生素 K,防止出血倾向;手术前静滴葡萄糖注射液,增加糖原储备;施行大手术前,应作输血准备。

(10)妇女和妊娠:妇女月经期机体抵抗力差,应尽量避免手术,择期手术最好在月经停止数日后施行。妇女在妊娠期合并外科疾病时,在选择手术和考虑手术方案时应注意:

①一般情况下,妊娠妇女应尽量避免手术,特别是在妊娠 3 个月以前和妊娠后期,以免影响胎儿的正常发育。择期手术宜在产后适当时间施行。

②必须手术时,有保留妊娠和终止妊娠两种选择,取决于外科疾病和手术对孕妇的危害程度和对胎儿正常发育的影响程度,以保护孕妇的生命安全作为首要考虑因素。

③急性阑尾炎是妊娠期最常见的外科疾病,应积极手术治疗,以免阑尾穿孔导致弥漫性腹膜炎,给母婴带来更大的危险。一般认为保留妊娠的阑尾切除手术对母婴均较安全。

④手术前用药应尽量避免使用对胎儿有毒性作用和致畸作用的药物。

(11)营养不良:营养不良者对手术的耐受力显著降低,蛋白质的缺乏对有效循环血量、组织修复能力、免疫功能等都有很大的负面影响,手术中、手术后易导致低血容量性休克,脓毒血症和败血症,吻合口水肿性梗阻和吻合口漏,伤口愈合延缓,肝功能障碍等后果。对于营养不良的患者,应尽可能在手术前作营养补充,其中蛋白质和多种维生素的补充最为重要,补充的方式首选口服,并辅以适当的外周静脉输注,对于严重营养不良、估计需作较长时间手术准备的患者,应采用深静脉高营养支持,并适当给予新鲜血液、血浆或白蛋白。

(二)手术前其他常规性准备工作

1. 手术方案的准备和术前小结　手术时间的选择,根据患者病情进行选择,通常分为择期手术、限期手术和急诊手术。手术前对手术中可能出现的情况要做好充分的估计,并准备好处理方案。术前估计充分,对手术可能遇到的情况考虑周到,才能保证手术顺利进行。对手术方案,患者已做好充分的生理和心理准备情况,手术前讨论结果,作一全面的总结,即术前小结,这是手术前准备中必须完成的病案资料。

2. 手术前谈话和签字　在手术前讨论取得一致意见的基础上,必须与患者和家属进行手术前谈话,内容包括手术的必要性,可能取得的效果,麻醉和手术的危险性,可能发生的并发症,手术后恢复过程及预后等问题。手术前谈话的质量至关重要,注意:①严肃性。②客观性。③一致性。④鼓励性。⑤通俗性。

3. 一般准备　患有慢性气管炎的患者应及时进行治疗,吸烟患者手术前2周停止吸烟。手术前做好必要的皮肤准备,根据手术范围、部位进行备皮。手术较大的患者,要训练患者学会正确的咳嗽和咳痰方法,以及在床上大小便。胃肠道手术患者,手术前1～2天开始进流质饮食。其他手术,手术前12小时禁食,4小时禁饮。以防止手术中出现呕吐、误吸,引起窒息或吸入性肺炎。对于一般性手术,手术前一日灌肠。

4. 输血输液　有水、电解质紊乱和酸碱平衡失调者,术前应给予纠正。施行大手术前,需做好血型检查和交叉配血试验,备好一定数量的血。

5. 技术力量和药品器械的准备　为了保证手术的成功,手术人员于术前应对有关技术问题作好充分准备。手术前一天,应细读拟施手术的局部解剖及手术学的有关问题。手术人员配合要默契,要熟练掌握手术技巧。对于特殊患者以及需使用特殊器械的患者,手术前应根据患者的不同情况,准备好必要的药品。对需做显微外科手术的,手术前应准备好所需的显微外科器材。

6. 麻醉的选择和准备　麻醉的好坏直接影响手术的效果甚至危及患者的生命安全。选择好的麻醉方法,做好必要的麻醉准备,是影响手术成功与否的一个重要环节。麻醉药品、急救药品、特殊患者所需要的药品,一般在手术的前一天准备好,麻醉当天进行麻醉药品的配制,并需仔细核对药品名、浓度和剂量。

7. 手术通知单　择期手术应至少提前一天将手术通知单送至手术室。需用的特殊器械应预先通知手术室作好消毒处理,手术前手术人员应熟悉特殊器械的正确使用方法;提前通知相关科室做好手术中冰冻切片、手术中B超、手术中造影等准备。

8. 药物敏感试验　应在手术前一日做好,并将结果记录在病历上。普鲁卡因、青霉素、链霉素、造影用碘剂等使用前均应做过敏试验。

9. 手术前夜的准备　手术前夜,应对全部手术前准备工作检查一遍。如发现患者有体温升高,或女性患者月经来潮等情况,即应延迟手术。手术前夜一般给予镇静剂,以保证患者有充分睡眠。

10. 送往手术室前的准备　患者被送手术室前,应排尽尿液。估计手术时间较长,或者施行的是盆腔手术,还应留置导尿管。胃肠道手术等一般手术前需旋转胃管。应将患者的活动义齿取下,以免麻醉或手术过程中脱落或咽下;所有金属装饰品均应取下,以免手术中应用电刀时将患者灼伤。主管医生应对准备工作做最后一次检查,然后将病历、影像学资料以及其他手术中需要的材料如引流管等带入手术室。手术人员自身在生理和心理上也应有充分的准备,保证有良好的精力做好每一例手术。

(三)三级检诊制度和手术前讨论制度

进入手术室前的准备工作是否完备,对保障手术的安全性和有效性至关重要,临床医疗工作中有多项相应的制度对此加以规范和强化,其中三级检诊制度和手术前讨论制度的落实十分重要。

三级检诊制度规定对每一个住院患者,主管的住院医师、主治医师和主任医师必须在限定的时间内检查患者,即查房。查房质量十分重要,除常规性的医疗、教学查房内容外,手术前患者的查房内容必须包括:

1.疾病的诊断、鉴别诊断和手术适应证的掌握。

2.治疗原则和具体的手术治疗方案及患者对手术耐受力的判断和改善,手术前后可能出现的问题及其防治等。三级检诊一般由医疗组或科室组织实施,重点是对手术前准备进行全面的安排和落实,并在医疗组或科室范围内进行检查。

手术前讨论制度规定对每一例手术,必须经过集体讨论,一般由科室组织实施,但对于重大、复杂或新开展的手术,对于危重、疑难患者的手术,有时需由医院医疗行政机构组织,邀请院内外相关科室的专家会诊和参加手术前讨论。

手术前讨论的主要内容包括:

①诊断的确立和手术适应证的掌握。

②术式选择和手术方案的确定。

③患者对手术耐受力的判断和完善。

④检查患者手术前准备工作是否完备。

⑤手术中、手术后可能发生问题的预测及其防治方法。

⑥麻醉方法的选择。

⑦手术人员的组织安排。

⑧特殊器械、药品等物质条件的准备。

⑨手术时间的确定等。

手术前讨论的重点是对手术进行全面的总结和补充,并在科室或全院范围内进行检查。三级检诊和手术前讨论的情况应在医疗文书中有翔实的记载。

二、手术后的处理

手术后处理,目的是减轻或消除患者术后心理和生理上的担忧和不适,防治各种并发症,巩固手术疗效,使患者康复。

1.手术后的常规处理

(1)医护人员要在患者回病房前整好床铺,准备好输液架、氧气瓶及引流瓶等相关的治疗设备。对一些较为特殊的患者需要准备气管切开包和吸痰器,以及专科所需的急救药品和器材等。

(2)对于手术较小而又清醒的患者返回病室后,应立即妥善安置在病床上,然后下达医嘱并进行认真的处理;手术当日应多次主动巡视患者,及时了解病情并解决患者的问题和合理要求。另外,保持床铺和被褥的整洁,加强口腔护理,协助患者勤翻身、咳嗽和活动四肢,减少并发症的发生。

(3)对大手术后和全身麻醉尚未清醒的患者,或有可能发生内出血、气管压迫者,必须严密观察,定期测定与观察血压、脉搏、呼吸、意识等生命体征的变化,详细记录至病情稳定(恢复正常)后。其中尤其要注意观察患者有无呼吸道梗阻、窒息、体腔或伤口内出血与休克等的早期表现,找出原因并及时处理。另外,对危重患者和主要脏器手术后,应保持病室的安静,接好各种管道,并保证其通畅,准确记录排出量及其性质。

2.体位与早期活动　手术体位,应按不同的要求,采取不同的体位,合适的体位,对患者手术后的康复是有益的,手术后体位不当可引起潜在的危险。全身麻醉未清醒的患者,应平卧,头转向一侧,防止误吸。蛛网膜下腔麻醉后,应去枕平卧 6～12h,防止头痛。硬膜外麻醉后,平卧 4～6h,可不必去枕。颅脑术后,如无休克或昏迷,可取 15°～30°头高脚低斜坡卧位;颈、胸手术后,多采用半坐位,便于呼吸;腹部手术后,可取半卧位;脊柱手术后,可取仰卧位或俯卧位。脓肿切开引流术体位,根据切口位置而定。如有引流物,取患侧卧位。休克患者,下肢抬高 20°,头部和躯干同时抬高 5°左右的体位。手术后患者,原则上应鼓励患者早期活动。早期活动可改善血液循环,促进新陈代谢,防止下肢深静脉血栓形成,减少肺部并发症。

3.饮食　非腹部手术,局麻下施行小型手术后即可进食,大手术需 2～4d 后进食,椎管内麻醉后 3～6h,可根据患者需要进食。全身麻醉者,待麻醉清醒,恶心、呕吐反应消失后进食。腹部手术,特别是消化道手术后,一般禁食 1～2d;第 3～4d,待肠鸣音恢复,肛门排气后开始进食。

4.输液与输血　对于手术后数日的大手术患者,由于疼痛、虚弱和麻醉反应等原因,虽能进食,但摄入的水分及热量往往不足,仍需给予适量的静脉补液。禁食期间,每日应由外周静脉补入一定数量的葡萄糖、盐水和电解质。一般情况下,成年人补液总量为 2500～3000mL/d,其中等渗盐水不超过 500mL,其余液体由 5% 和 10% 的葡萄糖液补充。如禁食时间较长,还要注意补充钾盐及维生素等,以防止低钾血症和维生素缺乏症的发生。术后有严重低蛋白血症者,可间断补入复方氨基酸、人血白蛋白和血浆,有利于手术创口愈合。慢性失血伴贫血的患者,术后应继续给予输血,以保证手术的成功。另外,对部分手术后患者,还需注意额外体液丧失的补充。

5.拆线和切口处理

(1)无感染的缝合切口:经临床观察无任何感染迹象的切口,不应随意更换敷料。结合患者的年龄、营养状态、手术部位和切口的大小等情况,决定缝线拆除的时间。头面部和颈部血运丰富,切口愈合较快,术后 4～5d 即可拆线;胸腹部切口需 7～10d 才可拆线;下肢、腰背部切口需 10～14d 才可拆线;腹部的减张缝合线的拆除时间不得少于 2 周。较长的腹部切口,可分次拆线,或拆除缝线后继续用腹带包扎 1～2d。切口一旦发生感染,拆线的时间应该提前。

(2)引流切口的处理:部分手术为了防止术后切口内积血或积液,术毕于切口内留置橡皮条或细橡皮管作为引流用,一般24~48h后拔出。手术创面较大,渗出物较多时,可适当延长时间,但要经常更换已被浸透的敷料,防止切口的污染。

(3)感染切口的处理:切口一旦发生感染,应及时拆除缝线,敞开伤口并充分引流。更换敷料时,要仔细清除异物和坏死组织,脓性分泌物应做需氧菌和厌氧菌的培养及药敏试验,以便能准确地选用有效的抗生素。若感染逐渐控制,肉芽组织迅速生长,可争取二期缝合,以缩短病程。

6.引流物处理 乳胶片引流一般在手术后1~2d拔除,烟卷式引流在4~7d后拔除,胃肠减压管一般在功能恢复,肛门排气后拔除。

7.各种不适处理

(1)疼痛:小手术后,可口服止痛片。大手术后1~2d内,需用哌替啶肌内注射,必要时4~6h可重复使用。

(2)发热:术后体温增高在0.5~1.0℃范围内变化属正常,如超过1.0℃应重视,应查清发热原因,对症处理。

(3)恶心、呕吐:应对症处理,如应用阿托品或丙嗪类药。

(4)尿潴留:术后6~8h未排尿者为尿潴留,应及时处理,必要时给予导尿处理。

三、手术后并发症的处理

1. 术后出血 手术后出血(postoperative hemorrhage)有原发性和继发性两种。原发性出血的原因主要有:术中止血不彻底、不完善,如结扎血管的缝线松脱;小血管断端的痉挛及血凝块的覆盖,使创面出血暂时停止而使部分出血点被遗漏。继发性出血的主要原因有:化脓性感染使暴露在伤口中的血管壁坏死破裂;消化液(特别是胰液)溢漏腐蚀邻近的血管壁;由于大块组织结扎,血液循环不良,造成组织坏死脱落。

一旦术后出现出血,如保守措施无效,应立即手术探查,彻底止血。充分引流伤口坏死液,术后大量应用抗生素控制感染。局部止血有困难或无法控制出血时,应结扎出血部位近心端的动脉干,以控制出血,挽救生命。

2. 切口感染 切口感染(postoperative infection)的发生与患者的体质和病变的性质有一定关系。一般于手术后数日出现,亦有少数病例在术后数周发生。手术后切口发生感染,除了感染细菌的数量与毒力外,还受很多因素影响,如局部血肿、异物以及患者局部组织或全身抵抗力减弱等,这些均能促进感染的发生。腹部切口感染的主要致病菌有金黄色葡萄球菌、粪链球菌、铜绿假单胞菌(绿脓杆菌)和大肠杆菌。近年来,肠道内的无芽胞厌氧菌,特别是脆弱类杆菌,受到临床的重视。手术后3~4d,切口疼痛加重,体温有上升趋势,检查切口有红、肿、热和压痛,提示切口感染。少数患者可伴有全身症状,有时因感染的位置较深,不易早期发现。

感染的早期阶段,可采用注射抗生素及理疗等措施,以促进炎症的吸收。对切口化脓或已形成脓肿者,应尽早拆除缝线引流或切开引流,并且应注意清除伤口内的异物和失活组织。脓液应进行需氧菌和厌氧菌两种培养及药敏试验,为选用有效抗菌药物提供依据。为缩短治疗时间,可加强更换敷料,对肉芽新鲜的创面行二期缝合。

3.切口裂开　切口裂开(disruption of wound)多见于腹部切口,常发生在手术后 5～9d,发生率为 0.5%～3%。主要原因有:①年老体弱、营养不良、慢性贫血、低蛋白血症、维生素 C 缺乏等,术后组织愈合能力差。②切口局部张力过大,对合不良,切口的血肿和化脓性感染。③缝线过细,缝扎不紧,麻醉不满意情况下缝合时腹膜被撕破。④另外一些诱发因素,如突然咳嗽、用力排便和呕吐、术后胃肠胀气等。

预防和处理:①术前纠正贫血和营养不良。②正规手术操作。③对有裂开倾向的患者做减张缝合。④术后可用腹袋。⑤避免做使腹压突然升高的动作。一旦切口完全裂开,要在无菌条件下进行切口缝合,并加减张缝合。

4.肺不张　肺不张(atelectasis)常发生在胸腹部大手术后,由于手术后切口疼痛,呼吸活动受到一定限制,使呼吸表浅,不敢咳嗽,不易清除呼吸道分泌物;也可因药物麻醉或原有呼吸道疾病等因素,使呼吸道分泌物增多或变黏稠,最后分泌物堵塞支气管造成肺不张。多见于老年患者、长期吸烟患者,常伴有慢性气管炎。

预防和治疗:①手术后鼓励患者深呼吸,协助患者咳痰。②帮助患者翻身叩背,变换体位,如痰液黏稠,可做超声雾化吸入。③防止手术后呕吐物的吸入。④对呼吸道分泌物多而无力排痰者,可考虑支气管镜下吸痰或做气管切开术,以利痰液吸出。

5.急性胃扩张　急性胃扩张(acute gastrectasis)以上腹部手术后的早期、衰弱年老患者较多见。发生原因与水、电解质的紊乱,麻醉过程中器皿加压给氧或吞入大量空气有关;其次是腹腔手术后持续性幽门痉挛所致;再则为严重休克或严重感染引起。

防治措施:对腹部广泛范围的手术,术前旋转胃管减压,是预防急性胃扩张的主要措施。腹部手术过程中,要尽量避免不必要的组织损伤,以减轻胃肠功能紊乱。术后早期活动,如果无禁忌应尽早使用促进胃肠蠕动的中西药物。如已发生胃扩张,应采用确实有效的彻底胃肠减压,并持续 3～4d,以保证胃壁张力的完全恢复;注意纠正水、电解质紊乱,给予足够的营养;经常变换体位,若病情许可最好嘱患者取俯卧位,同时垫高床脚,以减轻胃和肠系膜上血管对十二指肠水平部的压迫,促进胃肠蠕动;使用抗菌药物,防止或控制感染等。

6.尿路感染　手术后泌尿系感染(infection of urinary system)可发生于泌尿系统各个部位,但以膀胱炎最为常见。各种原因所致的尿潴留、多次导尿和长期留置导尿管等,均易引起膀胱炎。膀胱的感染又可沿输尿管逆行向上,蔓延到肾盂。导尿本身的刺激,也可引起尿道的感染。

正确预防和治疗尿潴留是减少泌尿系感染的关键。已发生感染时,应碱化尿液,保持充分的尿量和排尿通畅。局部理疗、热敷和口服解痉药物,可解除膀胱颈的痉挛,减轻疼痛,同时可全身应用抗生素。

7.下肢深静脉血栓形成　静脉血栓形成(phlebothrombosis)多见于下肢深静脉,血流缓慢、静脉壁的损伤和血液凝固性增高是静脉血栓形成的三个主要因素。术后患者长期卧床,下肢静脉回流缓慢;手术后破坏的组织释放大量的凝血物质进入血流;下腹部和盆腔手术,可造成静脉壁的损伤;严重的脱水,血液浓缩,血流缓慢,易于血栓形成。

防治措施:手术后应加强早期活动,尤其是下肢的自动或被动活动,争取早日离床。患者卧床时勿在小腿下垫枕使小腿内静脉受压,必要时可将床脚垫高 15～20cm,促使下肢血液回流。适当地补液和输注低分子右旋糖酐以增加血容量,降低血液黏稠度和防止血小板聚合,对容易发生静脉栓塞的患者有一定的预防作用。静脉血栓形成后,治疗方法的选择与血栓的部位及病期有密切的关系。静卧抬高患肢或垫高床脚,卧床休息 7～10d。溶栓治疗适用于病程不超过 72h 的患者,溶栓剂有尿激酶和链激酶两种。抗凝治疗常用于溶栓或手术后的后续治疗,预防血栓复发以及病期超过 3d 的患者,以及用来防止血栓扩展。

第二章　心血管外科疾病

第一节　先天性心脏及大血管疾病

一、动脉导管未闭

动脉导管未闭是最常见的先天性心脏病之一,占所有先天性心脏病的 15%～21%。未闭的动脉导管一般位于主动脉峡部和主肺动脉分叉偏左肺动脉侧;少数右位主动脉弓患者,导管位于无名动脉根部远端主动脉和右肺动脉之间。导管形态分为:管型、漏斗型、窗型、哑铃型和动脉瘤型。导管直径一般在 0.5～2.0cm 之间,大于 2.0cm 者少见。

(一)诊断标准

1. 症状　临床表现及病程发展因导管的粗细、分流量的大小而不同。轻者可无症状;重者可有发育迟缓,活动后心悸、气短、多汗、乏力等症状;当出现肺动脉高压并进行性加重时,可出现发绀、咯血、声音嘶哑等症状。

2. 体征　胸骨左缘第 2 肋间可扪及收缩期震颤,闻及连续性机器样杂音,向左锁骨上窝传导。婴幼儿动脉导管未闭的杂音常不典型,有时仅有收缩期杂音,或听不到杂音。当合并其他心脏畸形时,导管未闭的杂音可被掩盖。典型动脉导管未闭病例可有周围血管征,如水冲脉、毛细血管搏动征及枪击音等。当出现右向左分流时,可见差异性发绀。

3. 辅助检查

(1)X 线胸片(心脏远达位):肺血增多、主动脉结缩小、肺动脉段突出、左室扩大、心胸比例增大。

(2)心电图:可表现为正常、左心室肥厚、双心室肥厚,甚至右心室肥厚。

(3)超声心动图:可发现左心室负荷过重。彩色多普勒可见主肺动脉分叉处与主动脉间的分流束。应注意是否合并其他复杂心内畸形。

(4)右心导管:适用于重度肺动脉高压,或诊断不明,或合并其他心内畸形的患脉,肺动脉压力升高。

4. 鉴别诊断　需与主动脉-肺动脉间隔缺损、冠状动脉-静脉瘘、主动脉窦瘤破裂、室间隔缺损合并主动脉瓣关闭不全相鉴别。

（二）治疗原则

1. **手术适应证**　婴儿未闭动脉导管可能自行闭合。其他绝大多数患者一旦发现，即应进行治疗。

2. **治疗方法**

（1）非体外循环：经左侧第 3 或第 4 肋间进胸，或经胸膜外入路，显露动脉导管，采用直接结扎、切断缝合的方法，闭合未闭的动脉导管。

（2）体外循环：适用于大龄患者，或合并其他心内畸形者，或导管粗大者。在体外循环下，经主肺动脉直接缝合动脉导管，或者用补片闭合。

（3）介入方法：适合于漏斗型或管型的动脉导管。

3. **术后处理**　注意控制血压。

二、肺动脉瓣狭窄

肺动脉瓣狭窄占先天性心脏病的 8%～10%。多数伴有漏斗部狭窄或漏斗部肌束肥厚。此病的病理解剖特点为 3 个瓣叶交界互相粘连或融合成圆顶状，融合的交界常与肺动脉壁互相粘连。这是球囊扩张等介入疗法效果不满意的常见原因。

依据病情的轻重分为：轻型，右心室收缩压 $<60mmHg$；中型，$61～120mmHg$；重型，$121～180mmHg$；极重型，右心室收缩压 $>180mmHg$。

（一）诊断标准

1. **症状**　病状轻重与肺动脉瓣狭窄程度有密切关系。重者在新生儿时期即出现烦躁不安、心动过速等。伴卵圆孔未闭或房间隔缺损者可出现发绀及低氧血症。30%～40% 的患者无明显症状。某些患者有运动后心前区疼痛。

2. **体征**　肺动脉瓣区闻及喷射性收缩期杂音，常伴震颤，肺动脉瓣区第二心音减弱或消失。重症患者可因右心衰竭呈现颈静脉怒张、腹水等体征。

3. **辅助检查**

（1）X 线胸片（心脏远达位）：肺血管细小、肺纹理减少，右心室增大，主肺动脉扩张。

（2）心电图：电轴右偏，右心室肥厚或劳损，或不完全右束支传导阻滞。

（3）超声心动图：彩色多普勒可准确判断肺动脉瓣增厚的程度、瓣口大小、开放程度、瓣环大小、肺动脉干主狭窄后扩张程度、右心室肥厚与否、有无继发性右心室流出道狭窄或其他心内畸形等，还可测定右心室与肺动脉之间的压差，判断病情轻重。

（4）右心导管检查：除介入治疗外，现已较少用于诊断。可直接测量右心室－肺动脉压力阶差，推算出瓣口面积，判断狭窄程度。

4. **鉴别诊断**　需与室间隔缺损、房间隔缺损、法洛四联症、三尖瓣下移相鉴别。

（二）治疗原则

本病的一个主要特征是肺动脉瓣各个瓣叶的交界粘连或融合，并且多数患者合并不同程度的右心室流出道狭窄，有些合并其他心内畸形。瓣膜与肺动脉壁、交界与肺动脉壁的粘连尤为常见。心内直视手术能根治病变。肺动脉瓣球囊扩张术适应证的选择、技术规范和中远期疗效仍有待进一步探讨与观察。

1. 手术适应证

(1)患者如无明显临床症状,心电图正常,X线检查心影无明显异常或超声心动图测定的右心室与肺动脉压力阶差<40mmHg,无须治疗,应定期进行随诊。

(2)症状明显,心电图或X线显示右心室肥大,右心室与肺动脉收缩期压力阶差超过40mmHg,或右心室收缩压超过50~70mmHg,应进行手术治疗。

2. 治疗方法

(1)体外循环心内直视手术矫正畸形。

(2)球囊扩张。

3. 手术要点

(1)瓣叶交界切开应该彻底。常因交界与肺动脉壁的粘连影响此操作,则应先将交界与肺动脉壁的粘连仔细剥离。

(2)流出道常有继发肥厚的异常肌束。必须常规探查,彻底疏通。合并的瓣环狭窄也应处理,必要时进行补片加宽术。最终使肺动脉瓣环有足够大小(成人直径大于1.6cm,儿童1.3cm,婴幼儿约在0.7~1.0cm)。

三、房间隔缺损

(一)继发孔型房间隔缺损

心房间隔缺损是在胚胎发育过程中,原始心房间隔在发生、吸收和融合时发育异常,在左、右心房之间仍残存缺口称为继发孔型房间隔缺损,占先天性心脏病的10%~20%,女性多见,在成人先天性心脏病中占首位。可单独存在或为复杂畸形中的一个组成部分。缺损大小、部位、数目可有较大差异,多数为单一缺损,直径1.0~4.0cm,偶见多个小缺损或筛孔状缺损,缺损部位多为中央型,其次为下腔型,上腔型少见(又称静脉窦型缺损),还有混合型者。

1. 症状　患者可无任何症状,或有活动后心悸、气短等症状。晚期发绀是重度肺动脉高压,心房水平右向左分流导致的结果。

2. 体征　肺动脉瓣区第二心音固定分裂,胸骨左缘第2~3肋间可闻及柔和的收缩期杂音。

3. 辅助检查

(1)X线胸片(心脏远达位)　肺血多,右心房、右心室增大,肺动脉段突出。

(2)心电图　可有电轴右偏,不完全性右束支传导阻滞,右心室肥厚。

(3)超声心动图　可见右心容量负荷过重,房间隔连续中断。

(4)右心导管及造影　目前仅用于重度肺动脉高压的患者。可确定诊断,并计算分流量、肺动脉压力与阻力等数据。

4. 鉴别诊断　需与部分型心内膜垫缺损和肺静脉畸形引流相鉴别。

5. 治疗原则

(1)手术适应证和禁忌证:房间隔缺损自然闭合的可能性很小。手术用于各种类型房间隔缺损的治疗。较大缺损在确诊后即应手术治疗。很小的缺损,如杂音不明显,可随诊观察。对成年房间隔缺损患者,除了检查证明已有房水平右向左分流出现发绀者,提示肺循环阻力已明显升高,不宜手术外,其他均应进行治疗。

(2)手术要点

①体外循环下行房间隔缺损缝合或补片修补。心内手术操作时间充足,操作确切,同时可处理各种合并的心内畸形。心脏可以停跳,也可以不停跳。

②也可采用左侧卧位右侧开胸小切口,在体外循环下进行房缺修补术。但需使用特殊插管。

③介入治疗适用于直径小于30mm、上下边缘大于5mm的中央型缺损。

(二)原发孔型房间隔缺损

原发孔型房间隔缺损占房间隔缺损的6%,占先天性心脏病的0.2%。缺损的下缘为心内膜垫。单纯原发孔型缺损应无房室瓣裂。如有瓣裂者则称部分型心内膜垫缺损。

1.症状与体征 本病的症状、体征与继发孔型房间隔缺损相似。

2.辅助检查

(1)X线胸片(心脏远达位):肺血多,肺动脉高压征象及心脏扩大。

(2)心电图:可有Ⅰ度房室传导阻滞,电轴左偏。

(3)超声心动图:可发现房水平左向右分流,右心负荷过重,可见低位的房间隔缺损。有时可见房室瓣有切迹。

(4)右心导管和心室造影:目前仅用于合并重度肺高压的患者及诊断不明的情况。

3.鉴别诊断 应与Ⅱ孔型房间隔缺损、室间隔缺损相鉴别。

4.治疗原则

(1)手术适应证:宜在学龄前矫治。如房间隔缺损较大或合并其他心内畸形,更宜早期手术。

(2)手术要点:体外循环下,切开右心房,取自体心包或涤纶片进行缺损修补。冠状静脉窦开口可置于右心房或左心房,应注意避免损伤房室传导系统。

四、心内膜垫缺损

心内膜垫缺损又称房室间隔缺损、房室管畸形和共同房室通道等,占先天性心脏病3%~7%。其主要病变为房室瓣上下间隔发育不全或缺如,是从原发孔房间隔缺损到合并巨大室间隔缺损所构成的一组复合畸形。其他病理特征有房室瓣畸形,单纯原发孔房间隔缺损,主动脉上升前移,左心室流入道缩短,流出道延长。

(一)分型

分为部分型与完全型两种类型。

1.部分型心内膜垫缺损 特点是低位原发孔房间隔缺损,可伴房室瓣畸形,分为:①单纯性原发孔房间隔缺损,呈半月形,下缘为二、三尖瓣附着在室上嵴上的瓣环,上缘为弧状,无房室瓣关闭不全。②原发孔房间隔缺损合并二尖瓣前叶裂和(或)三尖瓣隔叶裂。③共同心房,整个房间隔缺损。

2.完全型心内膜垫缺损 解剖特征是房间隔缺损和室间隔缺损并存,合并房室瓣畸形(分为Rastelli A、B、C三型)。

（二）诊断标准

1.症状 可有心悸、气短、头痛、胸痛、易感冒、发育迟缓等。完全型者可有发绀。

2.体征 消瘦,肺动脉瓣区第二心音亢进,固定分裂。胸骨左缘第2～3肋间可闻及3/6级以上收缩期杂音,心尖部可闻及收缩期杂音。

3.辅助检查

（1）X线胸片:肺血多。

（2）心电图:绝大多数表现为电轴左偏（或正常）;aVF主波向下;Ⅰ度房室传导阻滞。

（3）超声心动图:原发孔房间隔回声脱失,可明确房间隔缺损的部位、大小,二尖瓣裂情况;室间隔回声脱失,可同时确定室间隔缺损的部位、大小,部分二、三尖瓣或共同房室瓣分组等。

（4）心导管＋心脏造影:右心房、室血氧饱和度增加,心导管通过房间隔的水平较低,造影可以明确诊断。左心室造影时可于舒张期看到左心室流出道变长的"鹅颈征"。

4.鉴别诊断 需与Ⅱ孔型房间隔缺损、室间隔缺损相鉴别。

（三）治疗原则

1.手术适应证

（1）部分型心内膜垫缺损:症状轻微及检查病变不显著者可择期手术。症状重、心影增大者宜尽早手术。

（2）完全型心内膜垫缺损:症状及体征均呈进行性发展,宜在2岁以内手术。

2.手术要点 胸骨正中切口,体外循环下经右心房切口行瓣膜成形术、以补片闭合房间隔原发孔缺损及室间隔缺损。修补房、室间隔缺损时,应注意传导束位置。手术后可用心室内注水法或经食管超声心动图判断房室瓣的闭合情况。

五、室间隔缺损

先天性室间隔缺损是一种由心室间隔部位的异常交通,造成室水平血液左向右分流的先天性心脏畸形,约占先天性心血管畸形的12％～20％。

解剖分型:①膜部缺损（亚型:单纯膜部缺损;膜周型缺损;隔叶后型缺损）。②漏斗部缺损:位于圆锥间隔上（分为嵴内型、干下型两个亚型）。③肌部缺损:多位于心尖部和调节束后方,可多发。室间隔缺损按大小分为大室间隔缺损（其直径等于主动脉口的直径）;中等室间隔缺损（口径约为主动脉口径的1/3～2/3）;小室间隔缺损（其口径小于主动脉口径的1/3）。

当室间隔缺损伴肺动脉高压时,按肺动脉收缩压/主动脉收缩压（或周围动脉收缩压）之比值分为3级:①轻度肺动脉高压,其比值≤0.45。②中度比值为0.45～0.75。③重度比值为＞0.75。按肺血管阻力分为:轻度肺动脉高压＜7 Wood/m²;中度8～10 Wood/m²;重度＞10 Wood/m²。1 Wood＝80(dyn·s)/cm²。

（一）诊断标准

1.症状 因缺损大小和分流大小而不同。一般表现易上感、咳嗽、发热。大的室间隔缺损早期分流大,易合并肺炎、心衰、活动后心悸、气短、伴肺动脉高压,晚期产生双向或右向左分流则出现活动后发绀或持续口唇发绀、咯血、慢性右心衰表现。

2.体征　典型者在胸骨左缘第3～4肋间可闻及全收缩期喷射性杂音、伴震颤，P_2亢进。

3.辅助检查

(1)X线胸片(心脏远达位)：缺损直径小者，胸片心影正常，肺血不增加；缺损直径大，分流量大者，则有心影扩大，左心室扩大，主动脉结小，肺动脉段平直或突出，肺纹理增多。

(2)心电图：可正常。中等以上典型室间隔缺损多为电轴左偏，左心室肥厚。如合并重度肺动脉高压，心电图可为双室肥厚，乃至右心室肥厚。

(3)超声心动图：可以确诊。可了解室间隔缺损部位、大小，并可初步估测肺动脉压。

(4)心导管或造影：目前仅用于合并重度肺高压的患者。可准确提供心脏各部位的压力、血氧饱和度及分流量、肺动脉阻力等数据，还可发现合并的其他心内畸形。

4.鉴别诊断　应与肺动脉瓣狭窄、房间隔缺损、心内膜垫缺损、动脉导管未闭及主动脉-肺动脉间隔缺损等相鉴别。

(二)治疗原则

1.婴儿期手术　室间隔缺损直径大者，新生儿或婴儿期分流量大，合并顽固心衰和肺功能不全，危及生命，药物治疗无效时应及时手术治疗。

2.幼儿期手术　大的室间隔缺损反复肺部感染合并心衰，肺动脉压/体动脉压比值≥0.75，仍以左向右分流为主，2岁以内应及时手术治疗。

3.择期手术　对于缺损小、无症状或症状轻、无肺动脉高压、肺循环/体循环血流之比值2：1、超声心动图测定的室缺直径在0.3～0.5cm、位于三尖瓣隔叶后或膜部的患者，由于3岁以内部分患者有自然闭合的可能，可以定期观察。如3岁以后仍无变化或症状加重应手术治疗。

4.室缺合并重度肺高压　以动力性肺高压为主，安静时无发绀，活动后方出现，动脉血氧饱和度>85％，肺循环/体循环血流量比值(Qp/Qs)>1.5，超声心动图提示双向分流，以左向右为主。术前经扩血管药物治疗，吸氧2个月左右，心导管检查均提示全肺阻力下降，室水平左向右分流量增加，仍应手术治疗。

5.下列情况为手术的禁忌证

(1)休息时仍有发绀，杵状指，心前区杂音消失；P_2亢进，分裂。

(2)X线胸片(心脏远达位)：心影呈向心性缩小，肺动脉段突出。右下肺动脉鼠尾状改变，外带肺野纹理几近消失。

(3)右心导管示右向左分流为主，全肺阻力>10 Wood/m^2，肺循环/体循环阻力比值>0.75，血氧饱和度下降<90％。

6.手术要点　胸骨正中切口，体外循环下行室间隔缺损闭合术，心脏可以不停跳。也可采用左侧卧位右侧开胸小切口。膜部偏后的缺损可经右心房切口闭合，干下型缺损伴肺动脉扩张者可经肺动脉切口闭合，其余缺损均可经右心室切口闭合。

术中应注意仔细解剖游离缺损的边缘，三尖瓣隔叶与缺损的粘连部分必须分离显露清楚。根据缺损的大小及周边组织情况，决定直接缝合或补片闭合。一般较小缺损(直径小于5mm)可用数针褥式缝合闭合，较大缺损多宜采用补片闭合法。如伴有较重度肺动脉高压。可采用带有单向活瓣的补片修补室间隔缺损。

主要的术后并发症包括：室间隔残余分流、房室传导阻滞、主动脉瓣关闭不全及三尖瓣关闭不全等。

7.介入治疗　目前，一部分膜周部和肌部室间隔缺损可通过介入技术进行治疗。但存在一定的技术难度和并发症发生率，治疗费用较外科手术高，远期疗效有待观察，适应证选择应从严。

六、法洛四联症

法洛四联症(TOF)是我国常见的先天性心脏畸形之一，占先天性心脏病的12%～14%。其病理解剖特点是：高位室间隔缺损、主动脉骑跨、右心室流出道狭窄与右心室肥厚。目前认为法洛四联症是由特征性室间隔缺损和右心室流出道狭窄组成的一种特殊畸形。

（一）诊断标准

1.症状

(1)发绀多在出生后3～6个月出现，运动或哭闹后加重。

(2)呼吸困难和活动耐力差，缺氧发作时导致昏迷和抽搐，可危及生命。

(3)喜蹲踞。

(4)成人四联症可合并高血压（与肾缺氧致肾素分泌增加有关），可并发脑脓肿、脑栓塞、亚急性细菌性心内膜炎和肺结核。

2.体征　发育缓慢、杵状指（趾）、发绀，胸骨左缘第2～4肋间可闻及收缩期喷射性杂音，随着右心室流出道狭窄加重，杂音相应减弱。如肺动脉闭锁则杂音可消失。如胸骨左缘杂音最响，应怀疑左肺动脉缺如。胸骨左缘第2～3肋间的第二心音（主动脉瓣第二心音），在四联症往往不减弱反增强。

3.辅助检查

(1)X线胸片：靴形心，肺纹理细小。

(2)心电图：电轴右偏，右心室肥厚，常伴右心房增大，不完全性右束支传导阻滞，当左心室小时，V_5可无Q波。

(3)超声心动图：可直接观察室间隔缺损的部位、大小，主动脉的直径，前移程度及骑跨度，各心腔大小，右心室流出道(RVOT)狭窄程度，室上嵴及隔束、壁束肥厚情况；观察右心室壁厚度，主肺动脉瓣，漏斗部，主肺动脉直径，左、右肺动脉及开口大小，确定有无合并畸形。

(4)心导管与右心室造影：能明确诊断，了解室间隔缺损的位置、主动脉骑跨程度、肺动脉的发育情况、狭窄部位程度、冠状动脉畸形以及体肺动脉侧支循环的情况，为手术决策提供依据。

（二）治疗原则

1.手术适应证　单纯型四联症首选一期根治手术，适用于左心室发育好、肺动脉狭窄相对较轻的患者。反复缺氧发作且肺动脉发育良好的患儿可紧急手术。近年来对根治手术的时机选择，已明显趋向小龄化，强调及早手术。

若远端肺动脉狭窄严重、左心室发育差，可先做体肺动脉分流手术，待左心室发育改善后，二期进行根治手术。

（1）左心室发育情况的判断：可借助超声心动图测定的左心室舒张末期容积判断。

左心室舒张末期容量指数（LVEDVI）＝左心室舒张末期容积（mL）/体表面积（m²）

（2）远端肺动脉发育情况的判断：可采用 McGoon 比值和肺动脉指数（Nakata 指数）来判断。

McGoon 比值＝心包外两侧肺动脉的直径/膈肌水平的主动脉直径

Nakata 指数＝心包外左、右肺动脉横截面积之和（mm²）/体表面积（m²）

正常情况下，LVEDVI 的平均值为 55mL/m²，McGoon 比值＞2.0，Nakata 指数≥330mm²/m²。

四联症患者进行根治手术时，LVEDVI 必须≥30mL/m²，且 McGoon 比值须≥1.2 或 Nakata 指数≥150mm²/m²。

2. 术式选择

（1）单纯心内修复的适应证

①仅有漏斗部狭窄，或漏斗部与肺动脉瓣兼有狭窄。

②第三心室较大。

③肺动脉发育良好。

④嵴下型室缺。

（2）右心室流出道加宽补片的适应证

①多处肺动脉狭窄（包括漏斗部，肺动脉瓣及瓣环，和/或肺动脉干及其分支开口狭窄），绝大多数需跨越瓣环的右心室流出道补片。

②第三心室小。

③肺动脉下室间隔缺损。

（3）右心室－肺动脉带瓣管道的适应证

①一侧肺动脉缺如，合并肺动脉瓣及其瓣环狭窄。

②假性共同动脉干。

③冠状动脉畸形，特别是只有一支冠状动脉，大分支横跨右心室流出道者。

3. 手术方法

（1）体肺分流术：体循环动脉向肺动脉系统"分流"，形成"左向右"分流的手术。这类手术为姑息手术，对一些肺动脉发育不良的婴幼儿，能改善重度发绀、缺氧症状，促进肺动脉系统的发育，为二期根治手术打下基础。其中最常用的术式为锁骨下动脉－肺动脉吻合术（Blalock－Taussig 手术），目前多采用其改良术式（MBTS）。

（2）单纯流出道疏通术：仅疏通流出道，不修补室间隔缺损。

（3）根治手术：在低温（25℃以下）体外循环或深低温停循环下，修补室间隔缺损，彻底疏通右心室流出道，必要时进行跨肺动脉瓣环补片或植入右心室－肺动脉带瓣管道。

（4）复合（hybrid）手术：即侧支栓堵＋根治手术，适用于伴有巨大体肺侧支的患者。

（5）上腔静脉－右肺动脉分流术：适用于并发三尖瓣发育不良的患儿，及右心室流出道难以疏通又无法容纳心外管道的小婴儿。

4. 手术并发症　主要并发症包括：严重低心排或灌注肺、冠状动脉损伤、右心室流出道残余梗阻、严重肺动脉瓣关闭不全、室间隔残余漏、主动脉瓣损伤及房室传导阻滞等。

七、三尖瓣下移

三尖瓣下移又称为 Ebstein 畸形,在先天性心脏畸形中少见,占 1% 左右。其病理改变特征为:三尖瓣的瓣叶附着于其下方的心室壁内膜上,瓣叶分化障碍,相关的腱索和乳、头肌也变细缩短,甚至缺如;瓣叶附着部位朝右室心尖方向螺旋形下移,下移程度:隔叶＞后叶＞前叶;下移的三尖瓣将右心室分为两部分,房化右室和功能右心室;房化右心室扩张,伴有不同程度的肥厚和室壁变薄;右心房室交界(即正常的三尖瓣环位置)扩张;前叶冗长、穿孔、活动障碍,造成三尖瓣严重关闭不全。常伴有房间隔缺损,肺动脉瓣狭窄等畸形,15% 的患者可出现预激(Wolff－Parkinson－White)综合征。

Carpentier 根据病变程度将三尖瓣下移分为 4 型,A 型:功能右室容量足够,前叶活动良好;B 型:房化右室较大,右心室功能减弱,但前叶活动不受限制;C 型:前叶活动受限,致右心室流出道梗阻;D 型:房化右心室巨大,房化右心室和功能右心室仅以前隔叶交界的狭窄孔相交通。

(一)诊断标准

1. 症状　可出现心悸、气短、发绀、心力衰竭等。

2. 体征　口唇发绀、颈静脉怒张、肝脾肿大、腹水;P_2 减弱。胸骨左缘第 2～3 肋间收缩期杂音(3～4)/6 级。

3. 辅助检查

(1)X 线胸片(心脏远达位):心脏呈球形扩大,右心房扩大为主。

(2)心电图:可有多种心律失常。

(3)超声心动图:可提示三尖瓣下移程度,有无房间隔缺损及其他心内畸形。

(4)心血管造影:典型所见为巨大的心房与右心室自由沟通;有"风帆征"。

(二)治疗原则

1. 手术适应证　凡临床表现右心衰竭或发绀的三尖瓣下移者,皆为手术适应证。一经确诊即应进打手术治疗。

2. 手术方法:术前应给予强心、利尿等治疗,减轻右心衰症状后手术。

(1)紧急手术:适用于病情危重、严重缺氧、发绀,药物治疗无效病情进展迅速的新生儿。这类患儿中绝大多数存在功能性或真性肺动脉闭锁。

在体外循环下缝闭三尖瓣、扩大房间隔缺损,建立中心性体肺分流或改良 Blalock－Taussig 分流(又称为 Starnes 手术)。二期行 Fontan 手术。

(2)三尖瓣重建术(成形术):除了三尖瓣隔叶、后叶下降范围大,前叶重度发育不良的患者外,大多数患者适宜三尖瓣重建手术。在体外循环下,对房化心室壁进行水平折叠(Hardy法)或垂直折叠(Carpentier 法)与三尖瓣环缩术。注意防止传导系统损伤,房化室壁也可切除,以减少死腔与血栓。

(3)三尖瓣替换术:用于三尖瓣隔叶、后叶下降范围大,前叶重度发育不良的患者。在体外循环下,切开右心房用适当人工瓣膜(生物瓣或双叶机械瓣),缝于原位或房化位的瓣环上。

(4)上腔静脉－肺动脉端－侧吻合术:为姑息手术,适于功能右心室发育小,肺动脉瓣狭窄、发绀严重,不宜进行根治术的患者。

(5)合并预激综合征:可在术中标测预激点后切断,或以无水酒精注射或激光射频进行消融。

八、右室双腔心

右室双腔心占先天性心脏病的 1.5%,男女比为 1.4：1。病理改变是 1 个或数个异常肌束横跨右室腔,将右心室分隔为流入道的高压腔和流出道的低压腔,并引起血流梗阻。根据肌束形态、数目和排列位置,右室双腔心分为两型:肌膜隔型、肌束型。

(一)诊断标准

1.症状 轻者可无症状,重者有心悸、气短或伴有发绀。

2.体征 胸骨左缘第 3～4 肋间可闻及全收缩期喷射性杂音和伴收缩期细震颤,P_2 减弱。

3.辅助检查

(1)X 线胸片(心脏远达位):右心室增大,肺动脉段凹陷,肺纹理减少。

(2)心电图:右心室肥厚。

(3)超声心动图:右心室漏斗部下方的心室体部有异常的肌肉束引起狭窄,漏斗腔无狭窄。常见的合并畸形为室间隔缺损。

(4)右心导管检查:适用于合并其他心内畸形的患者。可发现室水平分流和右心室、第三心室、肺动脉连续压差。

4.鉴别诊断 应与肺动脉瓣狭窄、漏斗部狭窄、室间隔缺损、法洛四联症等相鉴别。

(二)治疗原则

1.手术适应证

(1)单纯右室双腔心,患者活动后症状明显,右心室内压差超过 40mmHg。

(2)合并其他需要手术治疗的心脏畸形。

2.手术要点

(1)右心室流出道切开后,切勿将右室双腔心的狭窄口,当作室间隔缺损加以修补。

(2)注意心外和心内探查,避免遗漏合并的心脏畸形。经右心房或肺动脉切口修补嵴下型或干下型室间隔缺损时,应常规探查右室流入道和流出道,以免遗漏并存的异常肌性狭窄。

(3)正常右室内有很多肌束。切除异常肌束是为了疏通右室窦腔至流出腔的通道,不要将所有肌束一一切除。

(4)切除异常肌束时注意避免损伤圆锥乳头肌、前乳头肌、三尖瓣腱索和主动脉瓣,应看清解剖结构,逐步切除。切除程度以疏通阻塞为宜,切勿将异常肌束提得过高,切除过深,避免切穿室间隔和右室前壁。

九、左位三房心

左位三房心指胚胎期肺静脉共干未能与固有左心房融合,左心房被一个肌肉纤维隔膜分为与肺静脉连接的副心房和有左心耳的与二尖瓣孔相连的真正左心房。本病约占先天性心脏病的 0.1%,男女比为 1.5：1。根据纤维肌隔的形态将三房心分为隔膜型、沙漏型和管道型 3 种。

(一)诊断标准

1.症状　本病的主要病理生理变化取决于副房和真性左心房之间的孔道狭窄程度。临床上可有心悸、气短、咯血,有的病例可出现发绀。副房和真性左心房孔道狭窄轻时,可无明显症状。

2.体征　心尖内上方可闻及舒张期隆隆样杂音。若伴房间隔缺损,于胸骨左缘第 2 肋间尚伴有收缩期杂音,肺动脉瓣第二心音亢进。

3.辅助检查

(1)X 线片(心脏远达位):显示右心房、右心室和肺动脉扩大,两肺淤血。肺野常呈毛玻璃样变。

(2)心电图:电轴右偏,右心房、右心室肥大。

(3)超声心动图:可见畸形隔膜将左心房分隔为二,副房位于后上方,接纳 4 个肺静脉引流;真性左心房与左心耳及二尖瓣口交通,隔膜中央有一狭窄孔道沟通副房与真正左心房,称为 A 型。有的病例 4 支肺静脉回流到扩张的冠状静脉窦而形成副房,通过房间隔缺损与真正左心房相交通,称为 B 型;副房无肺静脉回流,与真性左心房及右心房均有交通,称为 C 型。

(4)右心导管检查:可发现肺动脉及肺毛细血管楔压增高,也可观察肺静脉与副房的连接情况。

4.鉴别诊断　需与先天性二尖瓣狭窄、二尖瓣瓣上狭窄、左心房肿瘤等相鉴别。

(二)治疗原则

1.手术适应证

(1)典型三房心由于异常隔膜造成严重左心回流受阻,75%的病例在婴儿期就死亡。故一旦确诊应及早手术治疗。

(2)三房心合并房间隔缺损,或副房与右心房相通。虽可减轻肺静脉回流障碍,但出现大量左向右分流,也会导致进行性心功能不全,应及时手术。

2.术前注意事项　三房心常可导致婴幼儿时期即出现充血性心力衰竭和反复呼吸道感染,对这类患者术前要注意改善心功能和控制肺部并发症。

3.手术要点　在体外循环下手术。对婴幼儿尚可在深低温停循环下手术。手术关键在于隔膜的良好显露:应完整切除隔膜,残缘用细针连续缝合。

十、右心室双出口

右心室双出口(DORV)是指主动脉和肺动脉完全或几乎完全发自形态右心室,发病率约0.09%,占所有先天性心脏病的 1%～5%。其病理特征包括:①主动脉、肺动脉均全部出自解剖右心室。②室间隔缺损为解剖左心室的唯一出口。③两组半月瓣下均有肌性圆锥(双圆锥),主动脉瓣与二尖瓣的纤维连续中断,被肌性圆锥分隔。④两组半月瓣位于同一高度。

DORV 通常根据两大动脉的关系、室间隔缺损的位置和右心室流出道有无梗阻进行分类。根据室间隔缺损(VSD)的位置,DORV 分为 4 类:①VSD 位于主动脉瓣下;②VSD 位于肺动脉瓣下(又称 Taussig－Bing 畸形);③VSD 邻近 2 个大动脉开口(双邻近型);④VSD 远离 2 个大动脉开口(远离型)。

(一)诊断标准

1.症状　自幼出现心悸、气短、易患上呼吸道感染,生长发育受限,有发绀及杵状指。

2.体征　胸骨左缘第 2～4 肋间隙可闻 4/6 级以上收缩期杂音,并可触及细震颤。有漏斗部或肺动脉瓣狭窄者,类似法洛四联症。无肺动脉狭窄者,类似大型室间隔缺损伴肺动脉高压症。

3.辅助检查

(1)X 线胸片(心脏远达位):心影增大,有肺动脉狭窄者,肺纹理减少;无肺动脉狭窄者,肺纹理增多。

(2)心电图:常见右心室肥厚。

(3)超声心动图:主动脉位置前移,主动脉和肺动脉均起源于右心室,室间隔缺损为左心室的唯一出口,二尖瓣和主动脉瓣间被圆锥组织分隔开,无纤维组织连接。

(4)心导管检查:左、右心室压力相等,无肺动脉狭窄者,肺动脉压升高,右心室造影主动脉和肺动脉可同时显影。侧位片显示主动脉瓣和肺动脉瓣在同一平面。

(二)治疗原则

1.手术适应证

(1)2 岁以下儿童无肺动脉狭窄,伴有肺动脉高压者,可选肺动脉环缩术作为第一期手术以减轻肺动脉高压;而伴有肺动脉狭窄严重者,可做体－肺动脉分流术。目前多选择一期手术修补 VSD,即 VSD 与主动脉瓣建立内隧道。

(2)2 岁以上患者,如肺动脉阻力<10 Wood,或肺/体循环压力比<0.85,均做一期根治。

(3)对于肺动脉发育不良,或合并复杂畸形如房室瓣反流、三尖瓣骑跨的病例,多根据具体病理情况采用单心室修复或姑息手术,包括全腔静脉－肺动脉吻合术、上腔静脉－肺动脉端－侧吻合术、肺动脉环缩术等。

2.手术方法

(1)房室关系一致的右心室双出口

①主动脉瓣下室间隔缺损:如无肺动脉狭窄,按巨大室间隔缺损的手术治疗处理。如合并肺动脉狭窄,应进行心室内补片修补建立内隧道;切除漏斗部肥厚肌束,扩大形成流出道,严重者应用带瓣外管道连接右心室与肺动脉。

②肺动脉瓣下室间隔缺损(Taussig－Bing 畸形):目前临床上多采用心内补片,将 VSD 连接至肺动脉,然后进行大动脉调转手术(ASO)。

③双邻近型或远离型室间隔缺损:根治术多需进行心内补片,多数情况下需要植入右心室－肺动脉外管道。

(2)房室关系不一致的右室双出口:无论室间隔缺损的位置如何,以及有无肺动脉狭窄,手术方法均可经右心室闭合室间隔缺损,缝闭肺动脉瓣口或结扎肺动脉近端,然后植入右心室－肺动脉外管道。

十一、房间隔缺损合并肺动脉瓣狭窄

本病临床上较常见。过去曾称为法洛三联症,现已放弃该名称。其特征为房间隔缺损,合并肺动脉瓣狭窄和/或肺动脉狭窄与右室肥厚。

（一）诊断标准

1.症状　可有轻重不等的心功能不全，部分患者早期出现发绀；年龄大者往往有心衰症状，肺动脉瓣狭窄较重者，症状出现较早。

2.体检　右室肥大者可见胸前区隆起，并有抬举感。在肺动脉瓣区可闻及收缩期喷射样杂音并触及震颤，肺动脉瓣第二心音减弱或消失；肺动脉瓣狭窄轻、房间隔缺损较大时，肺动脉瓣第二心音可有亢进和分裂。

3.辅助检查

（1）X线胸片：肺血少。

（2）心电图：大多数示右心室肥大，心前区 V_1 导联 R 波显著增高，可有 ST 段改变，多有高尖 P 波。如出现不完全右束支传导阻滞，往往提示有较大的房间隔缺损。

（3）超声心动图：为确诊手段，可了解房间隔缺损部位、大小，右心室流出道的压差等。

（4）右心导管检查：右心室压力显著增高，右心室和肺动脉收缩压力阶差＞40mmHg。如肺动脉瓣狭窄严重，导管进入右心房后经房间隔缺损进入左心房，也可确诊。发绀患者的左心房压力往往低于右心房。肺动脉瓣狭窄较轻，房间隔缺损大的病例，右心房血氧含量及血氧饱和度则可高于上腔静脉的血氧含量及血氧饱和度。

（5）右心室选择性造影显示增厚和狭窄的肺动脉瓣和肺动脉干狭窄后扩张，也可显示漏斗部肌肉继发性肥厚的程度，以及是否合并狭窄环。

（二）治疗原则

1.手术适应证　一旦确诊，均应积极手术。患者症状明显或有发绀，右心室压力显著升高，应尽早手术。右心室肥厚或肺动脉瓣狭窄虽较轻，但房间隔缺损有较大分流者，也应手术。

2.手术方法　手术在体外循环下完成。在修补房间隔缺损之后，将肺动脉瓣狭窄切开，完全疏通右心室流出道。

3.注意事项　如需行右心室流出道加宽，不应过多切除漏斗部继发肥厚的心肌，以免影响右心室功能。可采用自体心包或涤纶片进行补片加宽。为避免涤纶编织物漏血之虞，近来倡用胶原化（免预凝）的人工血管片进行加宽。

十二、主动脉窦瘤破裂

由于先天发育缺陷，在主动脉血流压力下主动脉窦壁变薄呈现瘤样扩张而称先天性主动脉窦瘤，如破裂入心腔则称为主动脉窦瘤破裂。好发于右窦，其次为无窦，左窦极少见，破入部位以右心房、右心室最常见。往往合并 VSD，多位于膜部及动脉干下，患者常合并主动脉瓣关闭不全。

（一）诊断标准

1.症状　突发性剧烈胸痛、心悸、气短、呼吸困难、乏力，甚至心力衰竭。

2.体征　胸骨左（或右）缘第3～4肋间可闻及粗糙的（4～5）/6级双期或连续性杂音，收缩期增强，以收缩中期最响，向心前区广泛传导，伴震颤、P_2 亢进，脉压大（＞50mmHg），水冲脉、枪击音。

3.辅助检查

(1)X线胸片:未破裂的窦瘤,胸片正常,破裂后心脏进行性扩大,破入右心房时,右心房极度扩大;破入右心室时,双心室扩大明显,肺动脉段突出,主动脉结小,肺纹理增多。X线胸部透视可见肺门舞蹈。

(2)心电图:示右心室或左心室肥大劳损,以后者为多,如破入右心室。室间隔膜部位置的窦瓣压迫传导束产生完全或不完全右束支传导阻滞。

(3)超声心动图:可显示窦瘤破裂部位、大小,大多数情况下可替代心血管造影。

(二)治疗原则

1.手术治疗 手术是唯一的治疗手段。确诊的主动脉窦瘤破裂应尽早手术,伴心力衰竭者应及早甚至急诊手术。伴严重主动脉瓣关闭不全,应做好换瓣准备,术中一旦修复或成形失败应立即进行主动脉瓣替换术。灌注心脏停搏液时,应夹闭窦瘤的破口,或直接经冠状动脉口灌注,以确保心肌保护可靠。

2.手术入路与要点

(1)右心室:优点是显露好,操作方便,修补确切。缺点是易使主动脉瓣变形,瓣环扭曲,加重主动脉瓣关闭不全。心功能差时,右心室长切口可造成收缩力下降,导致术后低排综合征。

(2)主动脉根部:可准确修补。伴中等以上主动脉瓣关闭不全时,可同时进行瓣环成形或瓣膜置换术。

(3)右心房:窦瘤破入心房时,可采用切开房间沟至左或右心房手术。显露不满意时,可再切开主动脉根部。

(4)主动脉根部+右心室:适用于同时需要主动脉瓣成形和VSD(补片)修补的病例。

(5)肺动脉根部:适用于主动脉窦瘤破入肺动脉根部的情况。

十三、肺静脉异位引流

(一)部分型肺静脉异位引流

按异位引流肺静脉的分布情况,部分型肺静脉异位引流可分为:一侧部分、一侧全部、两侧部分和次全肺静脉异位引流4种类型。按异位引流的部位分型:以右心房或上腔静脉最为多见,而引流到下腔静脉或冠状静脉较少见。

1.症状 与房间隔缺损类似,如心悸、气急、反复呼吸道感染。但症状出现早,且更为显著。

2.体征 胸骨左缘第2~3肋间可闻及收缩期杂音,肺动脉瓣第二心音亢进。

3.辅助检查

(1)X线胸片:肺血多。

(2)心电图:与房间隔缺损难鉴别。

(3)超声心动图:可明确肺静脉开口及合并其他畸形等情况。

4.治疗原则

(1)手术指征:确诊后即应手术。

(2)手术方法:宜在低温体外循环下进行,婴幼儿亦可在深低温停循环下进行手术。本病患者多合并其他畸形,术中应仔细探查心内结构,通过补片将异常开口的肺静脉隔入左心房,同时修复其他畸形。

(二)完全型肺静脉异位引流

完全型肺静脉异位引流是指左、右全部肺静脉与左心房均不相通,而是直接或间接与右心房相通,使肺静脉的血液进入右心房,形成左向右分流。

1.分型　按病理解剖分 4 种类型。

(1)心上型:左、右肺静脉在心脏后方汇合形成总干,但不与左心房相通,肺静脉血流经左侧上行的垂直静脉,通过左无名静脉注入右上腔静脉,然后进入右心房,部分血流再通过房间隔缺损入左心房。此型最常见。

(2)心内型:左、右肺静脉血流经冠状静脉窦流入右心房,部分血流通过房间隔缺损流入左心房。

(3)心下型:左、右肺静脉与下腔静脉相通,肺静脉血流进入门静脉系统,再由下腔静脉回流至右心房,部分血流通过房间隔缺损流入左心房。此型较少见。

(4)混合型:为上 3 种类型的组合,更为罕见。

2.诊断标准

(1)症状:取决于肺静脉有无梗阻、房间隔缺损大小及合并的心脏畸形。常见临床表现为呼吸困难、发绀、发育迟缓等,常并发肺部感染。

(2)体征:胸前区隆起,胸骨左缘第 2 肋间可闻及收缩期喷射样杂音,P_2 亢进,左上胸部可闻及连续性杂音(为血液流经异位肺静脉所致)。可见发绀、杵状指(趾)、肝大。

(3)辅助检查

①X 线胸片:肺血多,肺静脉淤血,肺动脉段突出。心上型患者由于扩大的垂直静脉使心影呈"8"字形或"雪人征"。房间隔缺损小或心下型的患者,肺静脉淤血尤为突出。

②心电图:右心室肥厚或不完全右束支传导阻滞。

③超声心动图:右心房后壁的异常回波是扩张肺静脉干的典型特征。超声可探查出患者肺静脉开口情况。多数情况下超声心动图即可确诊。

3.治疗原则

(1)手术适应证:随年龄增大,患者会出现肺动脉高压或肺静脉梗阻性肺血管病变,故应及早手术。一旦发现肺静脉梗阻,应立即手术。若肺循环与体循环阻力比大于 0.75 应列为手术禁忌证。

(2)手术方法

①手术宜在低温体外循环下进行,婴幼儿亦可在深低温停循环技术下进行手术。

②心上型:手术入路有 2 种。一种为心内径路,将左心房后壁横切开直到左心耳处,必要时可切开部分左心耳,有时左心房右侧切口需延伸至右上、下肺静脉入口之间,然后用 5－0 Prolene 线将肺静脉总干及左心房切口吻合,吻合径不宜小于 3.5～4cm。另一种为心后径路,将心尖抬起,从心脏后方做吻合。

③心内型:切开右心房,显露扩大的冠状静脉窦开口;如开口不够大,需切开窦上侧与肺

49

静脉的间隔,以达到足够肺静脉回流口径;然后用补片闭合房间隔缺损,将剪开的冠状静脉窦开口隔向左心房。

④心下型:畸形变异较大,肺静脉干与左心房的沟通需根据具体的解剖情况设计。

对于心上型及心下型,均要结扎异位引流的垂直静脉。手术成功的关键是吻合口足够大,术中应注意避免吻合口狭窄及吻合口出血。

术后并发症主要包括:早期的肺动脉高压危象和晚期的肺静脉狭窄。再次手术的原因主要是吻合口狭窄和肺静脉狭窄。

十四、主动脉缩窄

主动脉缩窄是指动脉导管或动脉韧带附近的主动脉管腔狭窄,血流通过受阻,引起缩窄近端血压升高及远端血压降低。本病约占先天性心脏病的 5%～10%,我国的发病率低于欧美。

约 98%主动脉缩窄的部位在主动脉峡部和左锁骨下动脉分叉处,邻近动脉导管或动脉韧带,少数病例也可发生在左颈总动脉与左锁骨下动脉之间。根据病理情况,主动脉缩窄分为导管前型(又称婴儿型,指导管近端弥漫性狭长的缩窄)和导管后型(又称成人型,指动脉导管与主动脉连接区域的局限性狭窄)。常合并动脉导管未闭及室间隔缺损。

(一)诊断标准

1.症状　婴儿型主动脉缩窄表现为上下肢动脉搏动不一致,有差异性发绀。患儿常有呼吸困难、多汗、心衰等。成人型缩窄多无症状,但上肢血压升高,下肢缺血,可导致头晕、头痛、视力模糊、心悸、气急、下肢怕冷、麻木、间歇性跛行、胸闷等。

2.体征　上、下肢存在明显的压差,股动脉搏动减弱,婴儿型有差异性发绀。

3.辅助检查

(1)X线胸片(心脏远达位):左心室增大,缩窄段主动脉凹陷与上下段主动脉扩张形成"3"字征,扩大增粗的肋间动脉压迫肋骨后形成肋缘切迹(Roesler 征)。

(2)心电图:电轴左偏,左心室肥厚劳损。

(3)超声心动图:诊断敏感性高,可显示主动脉弓,判断缩窄的长度和部位,并发现心内合并畸形。

(4)右心导管及升主动脉造影:可确定缩窄的部位、范围、程度,显示主动脉峡部和弓部的发育情况、主动脉弓分支及侧支循环等,并诊断合并的心内畸形。

(5)CT 动脉成像及 MRI 动脉成像:亦可明确病变的位置、范围及侧支循环情况,在部分病例可替代心血管造影。

(二)治疗原则

1.治疗原则及适应证　一般而言,婴儿型缩窄病情重、发展快,应积极治疗并发症,争取尽早手术;成人型缩窄段两端的压差超过 30mmHg,或缩窄段直径小于正常管径的 50%,即为手术适应证。

治疗仍以外科手术为主。目前介入治疗发展迅速,部分患者可采用球囊扩张及支架植入治疗,创伤小、恢复快。

（1）婴儿期顽固心衰,内科治疗无效,应进行手术。无合并畸形的无症状患儿,可在 4～6 岁手术。

（2）患者 40 岁后,心电图提示心肌损害严重、威胁生命者应手术治疗。但手术危险性大,预后差。

（3）合并心内畸形者,可进行分期或同期手术,近年来倾向于一期修复缩窄及心内畸形。

（4）妊娠患者原则上不宜在主动脉缩窄矫治前妊娠。如已妊娠,4 个月内应终止妊娠。

（5）主动脉缩窄伴严重传导阻滞及心肌损害或主动脉发育不全,广泛粥样硬化或钙化者,为手术禁忌。

2.手术方法

（1）缩窄段切除端一端吻合术:适用于病变局限者,病变段切除长度不宜超过 2.0～2.5cm。

（2）楔形切除吻合术:适用于缩窄段短且位于侧壁的青年患者。

（3）缩窄段切除人工血管吻合术:适用于:①缩窄段长切除后无法对端吻合。②合并动脉瘤手术需一并切除。③主动脉壁退行性变。

（4）左锁骨下动脉翻转主动脉成形术:适用于婴儿及 10 岁以内儿童,易于吻合,术后主峡部仍可生长,再缩窄发生率低,减少了残余缩窄,但左上肢的血供受到了不良影响。

（5）主动脉分流术:适于成人患者。在缩窄段近,远端之间用人工血管行端一侧吻合,或升主动脉一腹主动脉人工血管转流术。

（6）主动脉缩窄补片成形术:阻断缩窄段近、远两侧的主动脉,纵切缩窄段动脉壁取相应大小补片修复,从而扩大主动脉内径。

十五、完全型大动脉转位

完全型大动脉转位(TGA)是指主动脉发自右心室、肺动脉发自左心室,血液路径完全反常,主动脉接受体静脉血液,临床出现发绀、低氧血症。患儿生命依靠心内并存的分流维持。此病占先天性心脏病的 7％～9％。

（一）诊断标准

1.症状　取决于体、肺循环血液在心内的混合程度。出生即出现发绀,可有心衰。

2.体征　随心内合并畸形而异,心前区可闻及柔和收缩期杂音。

3.辅助检查

（1）X 线胸片(心脏远达位):心脏阴影扩大常呈蛋形。肺动脉段平直,心底部狭小,肺血多。少数患者因伴有肺动脉狭窄而显示肺血减少。

（2）心电图:可有右心室肥厚,左心室肥厚及双室肥厚。可出现 ST－T 改变。

（3）超声心动图:有确诊作用。可明确两个大动脉位置关系,房室瓣、室间隔缺损、左心室流出道、冠状动脉分布及心肌发育等情况。

（4）心导管检查及心血管造影:属有创检查,除了确诊之外,可进一步了解肺动脉瓣及肺动脉发育及冠状动脉分布,对制订手术方案非常重要。

（二）治疗原则

1.新生儿诊疗原则　新生儿出生后即有严重发绀,或充血性心力衰竭,应首先考虑本病。

应静脉输入前列腺素 E1,维持动脉导管开放;尽早进行超声心动图或心导管及心血管造影检查。心导管检查中,为缓解症状,可行球囊房间隔造口术(BAS)。

2.姑息手术

(1)房间隔造口或切除术:适用于发绀缺氧严重,心内分流不足的患儿。可采用 BAS 及 Blalock-Hanlen 房间隔造口术,以增加心房内分流。目前已较少应用。

(2)肺动脉环缩术:适用于 TGA 伴肺血增多及肺动脉高压的患儿,如 TGA+室间隔缺损,可阻止肺动脉高压继续进展、防止肺血管病变,为以后根治手术创造条件。

(3)体-肺动脉分流术:适用于严重低氧血症或合并严重肺动脉狭窄,不能早期进行根治手术的患儿。最常用的是 Blalock-Taussig 手术。

3.矫治手术

(1)心房内调转:包括 Mustard 及 Senning 手术。Mustard 手术以自体心包或人工补片在心房内改道,使肺静脉血回流至心房后,经三尖瓣口→右心室→主动脉;上下腔静脉血回流经二尖瓣口→左心室→肺动脉。Senning 手术以右心房房壁作为板障,不采用心包或补片,可减少 Mustard 手术后腔静脉梗阻及房性心律失常的发生率。

(2)Rastelli 手术:适用于 TGA+室间隔缺损+肺动脉狭窄的患儿。以心内隧道使室间隔缺损与主动脉连通,保证左心室内血液按正常生理路径流向主动脉,然后以带瓣或不带瓣的外管道连接右心室与肺动脉。Rastelli 手术近期死亡率低,但远期并发症多,外管道不能随着患儿生长,需再次替换。

(3)Jatene 手术:目前已成为根治 TGA 的标准术式。通过大动脉的调转和冠状动脉移植,实现病理生理与病理解剖的彻底矫正。主要适用于 TGA 合并室间隔缺损的患儿。此类患儿的左心室功能对本手术适应较好,最适宜 2~4 周的新生儿。超过 2~4 周的患儿,如室间隔缺损较大伴肺动脉高压,可先进行肺动脉环缩术,促使左心室射血阻力增加,左心室扩大肥厚至一定范围,为后期进行大动脉调转创造条件(称为左心室训练)。

(4)Damus-Kaye-Stansel 手术:适用于右心室流出道或主动脉瓣下严重狭窄、限制型室间隔缺损,不适宜 Rastelli 或大动脉调转术的患儿。经右心室切口以补片闭合室间隔缺损,纵形切开升主动脉并横断肺动脉,将肺动脉近心端与升主动脉端-侧吻合,缝闭主动脉瓣口,然后在右心室切口与肺动脉远端之间植入带瓣或不带瓣的心外管道。

(5)Nikaidoh 手术:即主动脉易位+双心室流出道重建,适用于 TGA+VSD+左心室流出道梗阻的患儿。整块切除主动脉根部包括冠状动脉作为一个整体与原来的肺动脉瓣环所在位置进行吻合,切开右心室流出道做补片成形,将肺动脉与升主动脉端-侧吻合。

十六、三尖瓣闭锁

三尖瓣闭锁(TA)是指与形态右心室相连的房室瓣缺如或完全闭合,导致右侧心房的腔静脉血无法经三尖瓣流向右心室。此畸形必然合并房间隔缺损,使全部体、肺静脉血在左心房内混合,多伴有二尖瓣扩大及左心室肥厚。

三尖瓣闭锁是婴幼儿期除法洛四联症和大动脉转位外最常见的发绀型先天性心脏病。患病率占先天性心脏病的 0.3%~3.7%。一般出生后 6 个月内死亡率 50%,1 岁内死亡率

66％,10 岁前死亡率 90％。

（一）诊断标准

1.症状　1/2～2/3 的患儿在出生后 4 周出现症状,主要是低氧血症和充血性心衰;75％有发绀。

2.体征　2 岁以上有杵状指(趾)。可在胸骨左下缘闻及粗糙收缩期杂音。

3.辅助检查

(1)X 线胸片(心脏远达位):右心房和左心室增大,肺血减少或增多。

(2)心电图:心电轴左偏,右心房肥大和左心室高电压。

(3)超声心动图:可以确诊。提示右心室的房室孔缺如,有房间隔和室间隔缺损存在,右心室发育不良,左心室扩大及肺动脉的发育情况。

(4)右心造影:造影剂由右心房经房间隔缺损入左心房和左心室,再流入升主动脉;另一部分造影剂尚可经室间隔缺损进入发育不全的右心室后流入肺动脉。根据大动脉关系,将TA 分为 3 型:大动脉关系正常者属于 Ⅰ 型,大动脉右转位属 Ⅱ 型,大动脉左转位为 Ⅲ 型;每型又可根据肺动脉发育情况,分为 a(肺动脉闭锁)、b(肺动脉狭窄)和 c(肺动脉无狭窄),3 个亚型。

（二）治疗原则

1.三尖瓣闭锁患儿,一经确诊即应手术。大多数需在婴儿期或新生儿期进行姑息手术,为二期生理矫治手术做准备;少数患儿可存活到幼儿期或儿童期行一期改良 Fontan 手术。

2.患儿<3 岁时,进行 Fontan 手术死亡率较高。大多数需在婴儿期或新生儿期进行姑息手术,为二期生理矫治手术做准备。

(1)肺血少者:目前,改良锁骨下动脉-肺动脉分流术(MBTS)和上腔静脉-肺动脉端-侧吻合术(双向 Glenn 手术)为常用术式。

(2)肺血增多:可选择肺动脉环缩术,或 Damus-Kaye-Stansel＋双向 Glenn 手术/MB-TS。

(3)心内阻塞:房间隔切除或造口术。

3.Fontan 手术为治疗三尖瓣闭锁的传统术式,目前适用于单心室、大动脉转位、右心室双出口和左心发育不良综合征等复杂心脏畸形。对 Ⅰ 型患者多需在右心房与肺动脉之间植入外管道,而 Ⅱ 型或 Ⅲ 型病变可选择右心房-肺动脉直接吻合术。为防止心外管道远期栓塞,近年来主张采用不带瓣的人工血管。

过去,为保证 Fontan 手术的安全,选择病例须遵循 10 项严格的标准,包括:①年龄不小于 4 岁。②窦性心律。③腔静脉回流正常。④右心房容量正常。⑤平均肺动脉压≤15mmHg。⑥肺循环阻力<4Wood/m²。⑦肺动脉/主动脉直径≥0.75。⑧心室功能正常(EF≥0.60)。⑨左侧房室瓣功能正常。⑩前期分流无不良影响。其中肺动脉压、肺循环阻力、窦性心律及心室功能是绝对指标。

随着手术技术的进步,病例选择的标准有所放宽。目前认为肺动脉发育不良和肺血管阻塞仍为手术禁忌证,选择手术指征时,应严格遵循如下条件:McGoon 比值>1.8,肺动脉指数>250mm²/m² 及肺循环阻力<4 Wood/m²。

4.全腔静脉－肺动脉吻合术(TCPC):将上腔静脉与肺动脉吻合,下腔静脉通过右心房内的管道或右心房外管道引入肺动脉。这样可以建立较好的血液流场,血流动力学更合理,手术操作亦简便易行。TCPC对肺循环阻力和肺动脉压力的要求较高。

十七、单心室

单心室又称共同心室或双入口心室,是指心脏的一侧或两侧心室窦部和/或室间隔缺如,仅有1个心室腔,有或无流出腔(右心室漏斗部的残余部分),1个心室腔通过2个房室瓣口或共同房室瓣口同时接受右心房血。本病占先天性心脏病的1.5%～3.0%,占发绀型先天性心脏病的10%,男女之比为(2～4)∶1。

(一)诊断标准

1.症状 自幼出现发绀,活动后心悸、气短,生长发育缓慢。肺血少者以发绀为主,肺血多者为心衰为主。

2.体征 有肺动脉狭窄者,可有发绀、杵状指(趾),心底部可闻及喷射性收缩期杂音,伴震颤;如有肺动脉高压,可闻及肺动脉瓣第二心音亢进。

3.辅助检查

(1)X线胸片(心脏远达位):视心室腔和大动脉转位的情况而有不同表现。如为左心室右位主动脉,升主动脉向左突出,血管长,无肺动脉段,肺血流增多;伴肺动脉狭窄时肺血减少。

(2)心电图:胸前导联出现左心室占优势而电轴右偏或右心室占优势而电轴左偏,或在V_1～V_6出现固定型QRS波群。

(3)超声心动图:可发现左、右心房通过二尖瓣和三尖瓣,或共同房室瓣进入1个心室腔,无室间隔组织。

(4)心血管造影:是诊断单心室和分型的主要依据,单心室可分为4种类型。

A型:心室为左心室形态,并有残留漏斗部,占78%。

B型:心室为右心室形态,并残留有左心室腔,占5%。

C型:为中间型,左右心室肌各半,无室间隔,又称为共同心室,占7%。

D型:左右心室窦部及室间隔均未发育,占10%。

另外,根据主动脉位置又进一步分为3种亚型,即Ⅰ型:正常位;Ⅱ型:右位;Ⅲ型:左位。

4.鉴别诊断 应与法洛四联症、大动脉转位、三尖瓣闭锁、右心室双出口、永存动脉干、巨大室间隔缺损等相鉴别。鉴别主要靠超声心动图和心导管检查。

(二)治疗原则

1.手术方式的选择 对心功能差,发绀严重的婴幼儿,应采用姑息手术挽救生命,为今后二期手术打基础。肺动脉狭窄者,可采用体－肺动脉分流术。无肺动脉狭窄、肺动脉压力与阻力升高者,可采用肺动脉环缩术。

2.心室分隔术 主要适用于A型及C型患者。A型易发生传导阻滞,C型的成功率较高。具有2个独立房室瓣的患者方可进行该手术。心室分隔术时,补片应从两组房室瓣之间的后半部开始,沿心室后壁向前,向心尖,再向上与两组房室瓣之间的前半部汇合,可采用间断或连续缝合法;应把握进针深度,太浅会影响缝合的牢固性,太深则可能损伤冠状动脉分支及传导束。

3.Fontan手术 可减少心室分隔术相关的并发症,但血流动力学效果不如心室分隔术接近正常解剖状态。切开右心房,闭合房间隔及右侧房室孔(可用聚四氟乙烯或涤纶织片),切断肺动脉干起始部,缝闭近心端,将右心房与肺动脉干直接吻合或以外管道连接。

4.全腔静脉-肺动脉连接术 将上腔静脉及下腔静脉(后者可通过右心房或外管道)分别与肺动脉相连。

十八、冠状动脉瘘

冠状动脉瘘是冠状动脉的主干或分支直接与心腔、肺动脉、冠状静脉窦、上腔或肺静脉近心端的异常交通,可为先天性或获得性。占所有先天性心脏病的0.26%～0.4%。

(一)诊断标准

1.症状 半数以上患者可无症状,仅在体检时发现心脏杂音。左向右分流量较大者,可在体力活动后出现心悸、呼吸困难、心绞痛及心力衰竭等症状。

2.体检 心前区闻及柔和(2～3)/6级连续性杂音并伴有局部震颤。杂音最响部位取决于冠状动脉瘘流入心腔的部位。

3.辅助检查

(1)X线胸片(心脏远达位):心影稍大或正常。分流量大则可显示左心室增大,肺动脉圆锥突出,肺充血改变。

(2)心电图:多数心电图正常。分流量较大时可出现左心室肥厚、心肌缺血改变。

(3)超声心动图:二维超声、声学造影、彩色多普勒及多普勒频谱可以初步诊断。

(4)心导管检查:冠状动脉分流水平的血氧含量增加。

(5)心血管造影:逆行升主动脉或选择性冠状动脉造影有确诊意义,可显示出冠状动脉扩大、曲张,根据造影剂进入心腔的部位,可明确瘘口位置。

4.鉴别诊断 需与动脉导管未闭、主肺动脉间隔缺损、主动脉窦瘤、室间隔缺损合并主动脉瓣脱垂等相鉴别。

(二)治疗原则

1.本病可导致心肌梗死、细菌性心内膜炎、冠状动脉瘤甚至破裂等并发症,因此确诊患者均应手术。

2.瘘支动脉结扎,早年常采用非体外循环方式,但复发率高。近年来,多采用体外循环手术。

3.体外循环下冠状动脉瘘闭合术,常通过下列2种操作闭合瘘口,也可以2种操作同时进行。

(1)冠状动脉切开修复术:是最常用且显露最佳的手术方式,对于合并冠状动脉扩张或冠状动脉瘤的患者,可同时进行冠状动脉成形术。

(2)心腔内瘘口闭合术:经心腔内寻找瘘口,常以带垫片褥式缝合闭合瘘口。

4.近年来部分病例可进行介入治疗,但需严格掌握适应证。

十九、左心室出口狭窄

左心室出口狭窄是指主动脉瓣、瓣上或瓣下水平存在狭窄病变,导致左心室排血受阻的一组先天畸形。此类病变约占全部先天性心脏病的 5%～10%。

(一)诊断标准

1.症状　婴儿期常见呼吸困难或心力衰竭。呼吸困难常可持续至儿童、少年期。偶有晕厥、胸痛等。

2.体征　可见颈动脉搏动,胸骨右缘第 2 肋间可闻及粗糙的收缩期杂音,常伴有震颤。先天性主动脉瓣上狭窄患儿常有特殊面容:前额宽,眼距大,鱼尾纹鼻翼上翘,鼻孔朝天,人中长,唇厚,下颌尖,牙齿错位,称为 Williams 面容,是 Williams 综合征(由第 7 号染色体长臂 q11.23 基因细微缺失导致的邻近基因缺失综合征,以心血管病变如主动脉瓣上狭窄或肺动脉狭窄、婴儿期高钙血症、身高矮小、发育障碍等为主要特征)的组成部分。

3.辅助检查

(1)X 线胸片(心脏远达位):心脏轻度扩大,以左心室增大为主。透视可见主动脉搏动增强,偶见主动脉瓣钙化。

(2)心电图:正常或左心室肥厚或劳损,少数患者有双心室肥厚。

(3)超声心动图:二维超声心动图可通过不同的切面直接显示主动脉瓣膜、瓣上或瓣下狭窄,多普勒技术能确定狭窄主动脉瓣口的面积及跨瓣压差。

(4)左心导管及心血管造影:可测定主动脉和左心室的压力,显示狭窄的部位和范围,并观察主动脉瓣形态及功能的变化。

(二)治疗原则

1.手术适应证

(1)婴儿期心力衰竭者,应尽早手术治疗。

(2)各年龄组患者,X 线检查发现左心室增大,心电图示左心室肥厚或劳损,左心室－主动脉收缩压差超过 50mmHg 者,即应手术。

(3)狭窄程度轻,无明显症状,X 线检查未见左心室增大,心电图正常者,可延缓手术,但须定期随诊。

2.手术方法　手术在体外循环条件下进行。

(1)主动脉瓣膜部狭窄将融合的交界切开,必要时行瓣膜替换。主动脉根部过小时需进行瓣环扩大成形术(Nicks 手术或 Konno 手术)。

(2)主动脉瓣下狭窄

①隔膜型:经主动脉根部切口,牵开主动脉瓣叶,显露并切除瓣下狭窄的膜状组织。

②隧道型:经主动脉切口做狭窄部心肌切开术或心肌部分切除术。对伴有主动脉瓣环发育不良的隧道型病例,可选择主动脉心室成形术(瓣环扩大术)及主动脉瓣替换术。

(3)主动脉瓣上狭窄

①由纤维隔膜造成主动脉瓣上狭窄,经升主动脉切口切除纤维隔膜。

②主动脉口径缩小构成狭窄而狭窄段很短,可切除狭窄段,再进行主动脉端－端吻合。

③内膜纤维化增厚造成较长段的升主动脉狭窄,可选择切开补片或人工血管植入。

二十、主动脉－肺动脉间隔缺损

由于主动脉－肺动脉间隔的分隔不完全,使主动脉的血液向肺动脉分流,但两组半月瓣正常。本病极少见。分为Ⅰ型(缺损相对小,在左冠窦上方紧邻左冠状动脉开口),Ⅱ型(缺损位于升主动脉后壁和右肺动脉开口,与主肺动脉和右肺动脉同时交通),Ⅲ型(右肺动脉完全起自升主动脉右侧,主－肺动脉间隔完全缺损)。

(一)诊断标准

1.症状　类似粗大的动脉导管未闭,早期可出现心衰症状,如呼吸困难、气急、虚弱、喂养困难等。晚期可出现发绀。

2.体征　胸骨左缘第3肋间可闻及收缩期杂音,少数可闻及连续性杂音,伴震颤。肺动脉瓣第二心音亢进或分裂。脉压增大、有水冲脉及毛细血管征。

3.辅助检查

(1)X线胸片:双肺血多,心脏明显扩大,主动脉结不宽,肺动脉段突出,肺门影增宽。

(2)心电图:左心室肥厚或双心室肥厚。如有右向左分流,可出现右心室肥厚。

(3)超声心动图:主动脉－肺动脉壁扫描回声中断。

(4)右心导管及心血管造影检查:肺动脉压力和含氧量增高。导管从肺动脉直接进入升主动脉,即可证实诊断。升主动脉造影可以显示缺损大小和位置等。

4.鉴别诊断　需与动脉导管未闭、永存主动脉干等鉴别。

(二)治疗原则

1.手术适应证　一旦确诊,即应手术。

2.手术要点

(1)手术在中度低温体外循环下施行。体外循环开始后,阻断双侧肺动脉,以避免"灌注肺"发生。

(2)多采用主动脉切口。仅在缺损小、肺动脉无明显扩大时,才选择肺动脉切口。

(3)缺损较小,边缘距左冠状动脉口较远者,可用无创缝线双层连续缝合闭合缺损,或用带垫片褥式缝合法。缝合最后一针时注意排气。

(4)缺损>1cm或位置临近冠状动脉开口,需补片修复,补片应置于主动脉侧。

(5)经主动脉切口修复时,升主动脉插管位置应高,以便于显露。修复时应注意冠状动脉开口及左肺动脉开口。

二十一、永存动脉干

永存动脉干又称共同动脉干,主动脉－肺动脉共干。其特征是永存动脉干起源于2个心室腔,动脉干只有1组半月瓣,动脉干下有较大的高位室间隔缺损,肺动脉起自动脉干,左、右心室的血液通过共同动脉干灌注体、肺和冠脉循环。

本病发生率低,约占先天性心脏病的1%～3%。由于早期出现严重的肺动脉高压,患儿6个月内的死亡率65%,1岁内死亡率约75%。

（一）诊断标准

1.症状　出生后不久即发现心脏杂音,呼吸困难、喂养困难、生长发育迟缓,活动或哭闹时发绀明显。

2.体征　胸骨左缘第3～4肋间隙可闻及收缩期杂音或连续性杂音,可触及细震颤。相当多的患者为DiGeorge综合征,具有特殊面容(眼眶距离增宽,耳廓位置低且有切迹,上唇正中纵沟短颌小和鼻裂)。DiGeorge综合征是22号染色体q11区域缺失引起的多基因遗传性疾病,表现为第3和第4咽囊畸形,导致胸腺和甲状旁腺完全萎缩或部分性发育不全。T细胞免疫缺陷、低钙血症和易患感染为最常见特征。

3.辅助检查

(1)X线胸片(心脏远达位):双心室增大,左心腰凹陷,肺纹理增多或减少,主动脉阴影增宽。

(2)心电图:双心室肥厚。

(3)超声心动图:动脉干骑跨于室间隔缺损上方,无右心室流出道及单独肺动脉,肺动脉发自动脉干。

(4)心导管检查:导管由右心室或经室间隔缺损到动脉干,不能直接进入肺动脉,右心室和左心室内压力与动脉干压力相等。造影剂注入右心室可显示动脉干瓣下的室间隔缺损,扩大的左、右心室,永存动脉干及肺动脉在动脉干上的起源。根据肺动脉的起源,本病分为4型。

Ⅰ型:肺动脉干起自共同动脉干的左侧。

Ⅱ型:左、右肺动脉分别自动脉干的后方发出。

Ⅲ型:左、右肺动脉分别从动脉干的两侧壁发出。

Ⅳ型:肺动脉缺损,左、右肺动脉分别起自降主动脉。

4.鉴别诊断　无发绀者需与巨大室间隔缺损、动脉导管未闭、主动脉－肺动脉间隔缺损相鉴别;有发绀者需与三尖瓣闭锁合并大动脉转位、重度法洛四联症相鉴别。

（二）治疗原则

1.手术适应证　本病一经确诊,即应手术。出生后2～6周手术效果最佳。

2.手术要点

(1)体质极差,肺血流过多,无条件做根治术的婴幼儿可进行肺动脉环缩术。

(2)Ⅳ型永存动脉干早期出现肺动脉高压,术中需要处理主动脉弓中断,尚无理想的根治性手术,可先行肺动脉融合术。Ⅰ、Ⅱ、Ⅲ型的根治术包括:①补片闭合室间隔缺损,使共同动脉干单独与左心室相通。②游离出肺动脉,重建右心室至肺动脉血流。根据肺动脉在共同动脉干上的起源方式,可选择不同的方法。

Ⅰ型:将肺动脉于动脉干起始处切下,切断时应注意与之相邻的左冠状动脉开口,闭合动脉干切口,用带瓣外管道连接肺动脉与右心室。

Ⅱ型:将左、右肺动脉起始部分别或整块从共同动脉干上切除,动脉干的缺损用补片闭合,右心室与肺动脉以带瓣外管道连接(Rastelli手术)。

Ⅲ型:将动脉干两侧的缺损闭合,采用带分叉外管道连接左、右肺动脉与右心室。

二十二、血管环

血管环是由于主动脉弓发育异常引起的环状结构,造成对气管和食管压迫,常伴有血流动力学障碍和其他心脏畸形。比较常见的血管环如下:

①双主动脉弓:升主动脉分为两弓,一般左前弓较小,右后弓较大,在气管和食管两侧包绕经过,汇合形成降主动脉,两弓血流均通畅。

②右位主动脉弓:可有多种类型。最常见的是左锁骨下动脉起源于降丰动脉,在食管后绕向左侧,或动脉导管(或韧带)自左锁骨下动脉起延伸至左肺动脉时,形成血管环。

③左位主动脉弓伴分支畸形:常见类型有右锁骨下动脉异常,可出现食管压迫症状;左颈总动脉异常和无名动脉异常,可出现气管压迫症状。

(一)诊断标准

1.症状 可在任何年龄出现。不完全血管环压迫较轻,症状亦轻;完全性血管环压迫严重,症状明显,常在婴幼儿时期就出现呼吸和吞咽困难,并发呼吸道感染,严重者可发生发绀、晕厥。中年人出现症状,多为畸形动脉硬化、增粗、扩张所致。成年患者呼吸困难少见,主要是食管压迫症状,如吞咽困难、进食后呕吐等。

2.辅助检查

(1)X线胸片:常有局限性肺炎、肺不张。双主动脉弓者,可见两侧主动脉弓球形隆起阴影;右位主动脉弓者,仅在右侧见到隆起阴影,而左侧缺如。气管断层片显示气管壁受压。食管造影能显示食管被环状血管压迫造成的光滑充盈缺损影,可根据压迫的形态和走向判断环状缩窄的性质。

(2)CTA检查:是一种无创伤性的评价血管环的形态走行、病理瓣部的重要诊断方法。

(3)升主动脉造影:为最重要的诊断依据。可显示主动脉弓及其主要分支,明确血管环的病理形态。

(二)治疗原则

1.手术适应证 有呼吸困难或吞咽困难症状的确诊患者,均应手术。

2.手术要点 手术目的是将构成气管、食管压迫的因素解除。可以切断血管,或者将其移位后再吻合,以不影响正常血供为原则。

(1)双主动脉弓:应辨清双弓及其分支的确切情况,切断缝合其中细的左弓或右弓;若双弓等大,一般切断右弓。切除邻近紧缩的纤维组织,结扎切断动脉导管或动脉韧带,充分解除压迫因素。

(2)右位主动脉弓合并动脉导管:切断缝合动脉导管或动脉韧带,即可解除气管、食管的压迫。

(3)右锁骨下动脉异常:可在起源处切断缝合,并松解和游离食管。或将切断的血管断端充分游离,直接或用人工血管与升主动脉吻合。左颈总动脉和无名动脉异常的处理方法类似,可在异常血管起源处切断,再移植于主动脉弓。

(4)主动脉弓及其分支畸形:常伴气管软骨环发育不良或软弱,易在吸气时萎陷,因此术后应注意保持呼吸道通畅,术后机械通气的时间较长。

二十三、二尖瓣畸形

二尖瓣畸形是指二尖瓣装置的先天性发育异常,包括瓣上、瓣环、瓣膜、瓣下腱索和乳头肌的畸形,但除外心内膜垫缺损、左心发育不良和矫正型大动脉转位等涉及的二尖瓣畸形。

Carpentier 根据乳头肌情况将二尖瓣狭窄分为两组:①乳头肌正常组,包括乳头肌交界融合,过多的瓣膜组织和瓣上环。②乳头肌异常组,包括降落伞型二尖瓣(单一乳头肌),吊床形二尖瓣(多个乳头肌),单个或两个乳头肌缺如。二尖瓣关闭不全主要的原因包括瓣环扩大、瓣膜本身病变和瓣下腱索或乳头肌发育异常。如合并其他心脏畸形,可加重血流动力学障碍。二尖瓣狭窄患者症状出现较早。

(一)诊断标准

1.症状与体征　主要表现为气促、喂养困难、生长缓慢、反复肺部感染和心衰。心尖部可闻及舒张期隆隆样杂音或收缩期吹风样杂音,肺动脉高压者可闻及 P_2 亢进。

2.辅助检查

(1)X 线胸片:心影增大,可有肺淤血。

(2)心电图:可有左心房增大、右心室肥厚等。

(3)超声心动图:可明确诊断,显示瓣膜本身病变、瓣上隔膜样狭窄或瓣下腱索、乳头肌发育过长或断裂、瓣叶脱垂,以及二尖瓣关闭不全与反流程度等。

(4)心导管检查及左心室造影:可进一步明确二尖瓣结构的病变、发现其他畸形、决定手术方式。

(二)治疗原则

1.手术适应证　先天性二尖瓣狭窄患者预后极差,出现症状后诊断明确即应尽早手术。二尖瓣关闭不全患者如症状不明显,发育不受影响,可延缓手术,最好能在 6～7 岁后手术。

2.手术方法

(1)二尖瓣上膜样狭窄:经左心房切口,切除瓣上隔膜样狭窄组织。

(2)瓣膜交界融合型狭窄:切开融合的前交界和后交界至距瓣环 2mm 为止,切开瓣下融合乳头肌使其充分舒展。

(3)二尖瓣关闭不全:主要采用成形手术,根据具体的病理改变进行修复。

①瓣环扩张:可选用 Kay 交界缝缩术、De Vega 环缩术、Carpentier 环缩术。

②瓣膜穿孔:选择穿孔修补术。

③腱索异常:选择腱索缩短,腱索延长或腱索转移术。

④二尖瓣置换术:用于无法进行二尖瓣修复,或成形失败的患者。

二十四、房室连接不协调与先天矫正型大动脉转位

房室连接不协调是形态右心房连接形态左心室,形态左心房连接形态右心室的畸形。这种患者,心室动脉连接关系亦有变异,可以是不协调的,如先天矫正型大动脉转位(ccTGA),也可能是右心室双出口或左心室双出口(DOLV)。单纯房室连接不协调(不伴有 TGA、DORV、DOLV)非常罕见。

（一）诊断标准

1.症状　可由合并心内畸形引起不同症状。较常见的是心律失常,尤其是心动过缓。

2.体征　取决于合并心内畸形,如心前区收缩期杂音多数由房室瓣关闭不全所致。

3.辅助检查

（1）X线胸片（心脏远达位）:多数有心影异常。如合并大动脉转位者,肺动脉段弧消失。

（2）心电图:常有房室传导阻滞及异常Q波。

（3）超声心动图:可明确左、右房室瓣的形态、位置,有无骑跨、骑跨程度等,并观察主动脉、肺动脉的排列关系。

（4）心导管及心血管造影:能够确定诊断,测定肺动脉的压力流量并推算肺血管阻力,有助于发现心内合并畸形,明确房室瓣情况及心室动脉连接关系。

（二）治疗原则

1.手术适应证　合并室间隔缺损及重度肺动脉高压的婴幼儿应进行肺动脉环缩术。合并重度房室瓣关闭不全者,应尽早进行瓣膜成形,纠正瓣膜关闭不全。合并心室双出口和大动脉转位者,应择期进行根治性手术。

2.手术方法

（1）单纯心室反位:其血流动力学异常与完全性大动脉转位相同,但房室关系不协调的水平不同:TGA是房室关系协调但心室动脉关系不协调,本病是房室关系不协调但心室动脉关系协调。手术可采用Mustard或Senning手术,室间隔缺损可经右心房或右心室闭合。

（2）房室连接不协调合并矫正型大动脉转位:即为矫正型大动脉转位。由于两个水平上的不协调互相抵消,患者的血流方向在生理上得以矫正。手术仅需纠正心内并发畸形（如室间隔缺损）,须注意避开室间隔缺损前上方右侧的传导束。

（3）房室连接不协调合并心室双出口:手术方法与心室双出口类似,术式繁多。至今有些术式仍采用形态右心室担负形态左心室功能的策略。

二十五、主动脉弓中断

主动脉弓中断是指主动脉弓近侧弓、远侧弓和峡部任何两个节段之间完全失去解剖学上的连续性。约占先心病发病率的1%~2%。

Celoric和Patton根据弓中断部位,将本病分为如下3型:

A型:中断位于左锁骨下动脉与动脉导管之间的主动脉峡部。

B型:中断位于左锁骨下动脉与左颈总动脉之间。

C型:中断位于无名动脉和左颈总动脉之间。

（一）诊断标准

1.症状　合并室间隔缺损的患儿常有充血性心力衰竭。下半身血供依靠动脉导管,一旦导管关闭,将出现无尿和严重酸中毒。

2.体征　取决于合并心内畸形,如心前区收缩期杂音多数由合并室间隔缺损所致。

3.辅助检查

（1）X线胸片（心脏远达位）:常有心脏增大、肺部充血。

（2）心电图：常有左心室肥厚表现。

（3）超声心动图：可显示主动脉弓中断畸形和类型及其他合并心血管畸形。

（4）心导管及心血管造影：可以确定诊断。应在主动脉弓中断的近、远侧端均注入造影剂，以明确解剖关系。

（二）治疗原则

1.手术适应证　主动脉弓中断患儿自然死亡率很高，一旦确诊应立即手术治疗。合并心内畸形难以修复、肺血管已发生不可逆改变者，为手术禁忌。

2.术前准备　对合并严重心力衰竭和代谢性酸中毒的患儿，先给予药物治疗，待全身状态改善后尽快手术。

3.手术方法　目前倾向采用主动脉弓中断和其他心内合并畸形的同期修复的策略。

（1）单纯主动脉弓成形术：右侧卧位，经左胸后外侧切口，第4肋间进胸。游离降主动脉上端、动脉导管和近侧主动脉弓。若弓中断节段较短，可采用直接吻合术；若主动脉弓中断节段较长，可植入人工血管，同时将未闭的动脉导管结扎或切断缝合。

（2）中低温持续灌注体外循环手术：正中开胸，游离升主动脉及头臂血管、肺动脉干及左、右肺动脉、上下腔静脉及无名静脉，套阻断带，动脉灌注管以Y型接头连接2条动脉插管。肝素化后升主动脉与主肺动脉分别插入动脉管，降温减流量，将降主动脉上端与升主动脉端一侧吻合，同时切断缝合动脉导管的肺动脉端。

二十六、肺动脉闭锁

肺动脉闭锁是少见的发绀型先心病，发病率占先心病的1%～3%。按室间隔是否完整分为两类。

一是室间隔完整的肺动脉闭锁，包括肺动脉闭锁，不同程度的右心室和三尖瓣发育不良，患儿存活依赖动脉导管的开放，因此新生儿期死亡率相当高。

二是合并室间隔缺损的肺动脉闭锁，亦称法洛四联症合并肺动脉闭锁，分3种亚型：A型是原位肺动脉存在，肺血流由动脉导管供应，无体肺侧支血管；B型是原位肺动脉及侧支均存在；C型没有真正的肺动脉，肺血均由粗大的体肺侧支供应。

（一）诊断标准

1.症状　最常见症状为发绀和低氧血症。

2.体征　取决于合并心内畸形。

3.辅助检查

（1）X线胸片（心脏远达位）：肺血减少，心影接近正常或减小。

（2）心电图：右心室继发性肥厚。

（3）超声心动图：可明确心内畸形、肺血管发育情况、粗大的体肺侧支和冠状动脉畸形。

（4）心导管及心血管造影：提供血流动力学信息，明确体肺侧支的解剖。

（5）实验室检查：血氧饱和度降低，血红细胞数量增多。

（二）治疗原则

1.手术适应证　发现后应尽早手术。肺动脉闭锁合并室间隔缺损的患儿在手术前应评估肺血管发育情况,如 McGoon 比值>1.2,可行一期根治手术;如合并粗大体肺侧支,可先行介入栓堵治疗;如肺血管发育过差,可先行增加肺血手术,以改善肺血管发育,增加二期手术的安全性。室间隔完整的肺动脉闭锁新生儿的生存依赖于动脉导管,均需分流或右心室减压术。

2.手术方法

(1)合并室间隔缺损的肺动脉闭锁:一期根治术采用深低温停循环或低温低流量灌注,切开右心室漏斗部,修补室间隔缺损;无主肺动脉的病例,可在右心室和肺动脉之间植入同种血管,有主肺动脉残迹的病例,可用自体心包重建右心室流出道。对肺动脉发育差者,可先进行改良 Blalock—Taussig 等增加肺血的姑息手术,待肺血管发育改善后进行二期根治手术。

(2)室间隔完整的肺动脉闭锁:三尖瓣及右心室顺应性良好的病例,可选择球囊瓣膜造瘘来进行右心室减压。大多新生儿可先进行体-肺动脉分流或右心室流出道补片加宽;术后 6～18 个月,若三尖瓣发育至正常大小,且患儿血氧饱和度保持稳定甚至增加,体重增加,即可进行二期双心室修复或者 1 个半心室修复。

二十七、左心发育不良综合征

左心发育不良综合征是左心系统的复杂先天畸形,主要病变包括主动脉瓣、闭锁或严重狭窄,同时合并二尖瓣狭窄或闭锁,左心室、升主动脉及主动脉弓严重发育不全。

(一)诊断标准

1.症状 症状出现早晚和严重程度,常与心房间交通有无梗阻,动脉导管是否闭合有关;两处分流量决定了体、肺循环的血流量分配和血氧高低。出生后只有当动脉导管持续开放,患儿方可存活数周至数月。

2.体征 心脏明显扩大,心率快,奔马律,可闻及胸骨左缘收缩期杂音及动脉导管未闭的连续性杂音,均不响亮。

3.辅助检查

(1)X 线胸片(心脏远达位):右心增大,肺门影重,肺静脉显著淤血。

(2)超声心动图:升主动脉细小、主动脉瓣闭锁、左室腔小、二尖瓣活动不正常,可伴多种心脏畸形。

(二)治疗原则

1.手术适应证 患儿常于出生 1 个月内死亡,因此诊断一旦确定,应尽快手术治疗。一般建议先行 Norwood 手术。若升主动脉直径<2.5mm,心脏移植的效果可能更好。

2.Norwood 手术

(1)第 1 期手术目标是:使右心室到主动脉的体循环畅通无阻;调节肺动脉血流,使肺动脉压力降至正常或接近正常,保证肺血管正常发育;保证心房间有足够交通,以利于肺静脉回流。

(2)第 2 期手术第 1 期手术后 6～12 个月,根据肺血管阻力和右心室功能,决定进行一期Fontan 手术或分期 Fontan 手术。

第二节　后天性心脏瓣膜病

后天性心脏瓣膜病的原因在我国仍以风湿性病变多见,但比率逐年减少,退行性变、缺血性病变造成的二尖瓣病变发病率逐年增加。少见原因有感染性心内膜炎、心脏肿瘤、外伤,以及罕见的代谢疾病等。

一、二尖瓣狭窄

（一）诊断标准

1.症状　风湿性瓣膜病患者多有风湿热病史,但典型的临床症状如关节痛、低热、环形红斑、皮下结节等并不多见,往往被忽略或遗忘。女性多见。典型症状包括乏力,咳嗽、呼吸困难、发绀,严重者可有心衰、血栓栓塞及房颤等。

2.体征　典型患者有二尖瓣面容,心前区触及舒张期震颤,心界扩大,心尖部闻及舒张中晚期递增型隆隆样杂音;瓣膜病变严重时,杂音可呈递减性。并发房颤者脉搏不规律,心衰者可有胸腔积液及腹水、肝脏肿大及下肢水肿。

3.辅助检查

（1）X线胸片（心脏远达位）:左心房扩大,肺动脉段突出。右心室或右心房增大,双心房影,食管受压、移位及肺淤血。瓣膜钙化严重者见瓣环钙化影。

（2）心电图:二尖瓣型P波;房颤;右心室肥厚、传导阻滞等。

（3）超声心动图:典型表现有瓣叶增厚,回声增强,活动僵硬,瓣膜钙化,瓣膜交界处粘连,瓣口狭窄,跨二尖瓣口压差增大,流速加快。

（4）心导管检查:适用于症状体征与检查不相符或怀疑合并冠心病的患者。

（二）治疗原则

1.术前准备　风湿活动期应给予抗风湿治疗,心功能不全患者给予强心利尿等治疗,并注意抗血栓栓塞治疗,并行心律失常治疗。年龄超过50岁,或年龄不足50岁但临床怀疑冠心病的患者,应进行冠状动脉造影或冠状动脉CT成像（CTA）,以确定是否合并冠心病,根据检查结果决定是否需要同期冠状动脉旁路移植术。

2.治疗方法

（1）经皮球囊二尖瓣成形术（PBMV）。

（2）体外循环下直视二尖瓣成形术。

（3）二尖瓣置换术。

3.手术适应证

（1）经皮球囊二尖瓣成形术（PBMV）的适应证

①单纯的隔膜型或隔膜增厚型二尖瓣狭窄。

②超声证实左心房无附壁血栓,近3个月内无动脉栓塞。

③年轻,病史短,心功能2～3级,听诊有开瓣音。窦性心律,无栓塞史。瓣膜狭窄主要由交界融合引起,瓣叶活动度好,无明显钙化,左心房无血栓。

④某些情况如急性肺水肿、大量咯血、内科疗法无效、妊娠中期者。

(2)直视二尖瓣成形术的适应证

①病史较长,瓣膜交界粘连,瓣膜增厚、轻度钙化、瓣下结构融合粘连,但无明显短缩,二尖瓣整体活动好。

②长期房颤,左心房显著扩大,伴肺动脉高压与右心室肥厚劳损,特别是合并三尖瓣关闭不全,需做左心房折叠及三尖瓣成形术。

③合并左心房血栓。

(3)二尖瓣置换术的适应证

①病史长,年龄较大,瓣叶及瓣下结构有严重病变者,不适宜球囊扩张或直视成形术。

②闭式扩张、球囊扩张或直视成形术后再狭窄,交界区瓣下结构呈团块甚至钙化者。

③二尖瓣狭窄合并关闭不全,成形术无法修复;或合并主动脉瓣狭窄或关闭不全。

④换瓣术后感染性心内膜炎形成赘生物,穿孔及二尖瓣环硬化及老年性退行性病变。

4.手术禁忌证

(1)经皮球囊二尖瓣扩张术的禁忌证

①隔膜漏斗型或漏斗型狭窄。

②合并中度以上的二尖瓣关闭不全。

③左心房内有附壁血栓或近期内有动脉栓塞。

④合并其他严重的瓣膜病变,如中度以上主动脉瓣反流。

⑤合并感染性心内膜炎或处于风湿活动期。

(2)直视二尖瓣成形术的禁忌证

①风湿活动期。

②妊娠妇女,不适宜体外循环手术者。

(3)二尖瓣置换术的高危因素及相对禁忌证

①风湿性活动期,应在风湿控制后择期手术。

②近期脑栓塞与脑血栓形成。

③高危因素:左心室功能不全、心肌已高度纤维化及左心室明显扩大,EF<0.4者,需慎重考虑;肺血管阻力极大且不可逆病变者,应慎重考虑。

5.手术要点

(1)手术切口大多选择胸部正中切口,亦可采用胸壁侧切口。手术在体外循环下进行,心脏停搏或不停搏。

(2)显露途径主要有3种房间沟切口适用于左心房扩大的患者;右心房房间隔路径适用于左心房小、右心房大或三尖瓣须探查的患者;双房路径适用于左、右心房都小的患者。

(3)切除瓣膜,置换机械瓣或生物瓣,连续或间断缝合。

术后主要并发症包括:低心排综合征、左心室破裂、血栓栓塞、出血、人工瓣功能障碍、人工瓣心内膜炎、瓣周漏等。

以机械瓣替换二尖瓣后,需终身服用华法林抗凝,使凝血酶原时间的国际标准化比值(INR)维持在1.8~2.5之间。

二、二尖瓣关闭不全

（一）诊断标准

1.症状　早期可无症状，逐渐出现活动后心悸，气促和活动耐量下降。严重时可有反复肺部感染、呼吸困难、咯血，以及肺水肿、左心衰竭等。可有房颤及动脉栓塞等。

2.体征　心尖冲动向左下移位或弥散性搏动，心尖触及局限性抬举性冲动，伴收缩期细震颤。心界向左下扩大。心尖部闻及全收缩期杂音，并向左腋下及左肩胛间区传导，P_2 亢进。左心衰竭时可闻及舒张早期奔马律，双肺底湿啰音；右心衰竭时可有体循环淤血体征。

3.辅助检查

（1）X线胸片（心脏远达位）：可见肺纹理增粗，肺门影增大，肺动脉段突出，双心房影，食管受压移位及左心室扩大等。

（2）心电图：窦性或房颤心律，电轴左偏，左心房肥大及左心室肥厚。

（3）超声心动图：可见腱索乳头肌异常，如断裂、挛缩和冗长；瓣叶可有增厚。彩色多普勒可探及反流束。心内膜炎病例可见瓣膜穿孔、赘生物、腱索断裂和瓣膜脱垂，左心房、左心室扩大。

（4）心导管检查及心血管造影：适用于症状体征与检查不相符或怀疑合并冠心病等情况。

（二）治疗原则

1.保守治疗　早期及左心衰竭期以内科保守治疗为主，原则为强心、利尿、扩血管，改善心脏功能，同时给予抗风湿和抗心律失常治疗。

2.外科治疗

（1）二尖瓣成形术：除瓣膜严重钙化，破溃伴瓣下组织严重病变而不能修复外，大多数原因引起的二尖瓣关闭不全，如瓣环扩大、瓣叶缺损、腱索延长、乳头肌断裂及二尖瓣狭窄伴关闭不全，均可能通过成形手术得以纠正。

二尖瓣成形的技术种类繁多，主要包括：瓣环成形、矩形切除、腱索转移、腱索延长、人工腱索、人工成形环、双孔技术等。

二尖瓣成形手术的特殊风险包括：①术后早期和远期再次出现二尖瓣关闭不全，或二尖瓣关闭不全进行性加重，需再次进行二尖瓣修复，或进行二尖瓣替换。②术后发生严重的溶血性贫血，肾功能衰竭，需进行二尖瓣置换术。

（2）二尖瓣置换术适应证：凡不适宜做二尖瓣成形术者均可施行二尖瓣置换术。

三、主动脉瓣狭窄

（一）诊断标准

1.症状　男性多见。可有疲乏、运动后呼吸困难、头晕，重症者可出现运动后晕厥，心绞痛，左心衰竭，心源性猝死。

2.体征　脉搏细弱和收缩压降低，心尖冲动向左下移位，可触及抬举性搏动与震颤，心界向左下扩大。主动脉瓣区可闻及全收缩期杂音，以及相对性二尖瓣关闭不全的吹风样收缩期杂音。

3.辅助检查

(1)X线胸片(心脏远达位):可见升主动脉突出和扩张;心衰时可见左心室扩大和肺淤血。

(2)心电图:可见电轴左偏,左心室肥厚劳损,以及房室传导阻滞、左束支传导阻滞。

(3)超声心动图:可见主动脉瓣叶增厚、纤维化、钙化、僵硬,开放受限,主动脉瓣口狭窄,跨瓣压差增大,血流速度加快。

(二)治疗原则

1.保守治疗　轻度狭窄可进行内科保守治疗,定期严密随诊。

2.手术方式

(1)球囊扩张术:适用于中、重度狭窄,同时不伴有轻度以上反流的无症状年轻患者。现临床较少应用。

(2)主动脉瓣成形术:常不能获得满意效果,多数患者最终需进行主动脉瓣置换术。

(3)主动脉瓣替换术:适用于有症状的患者。对主动脉根部细小的病例,瓣膜替换时扩大根部的方法如下。

①改良 Nicks 法:沿无冠窦中点,切开主动脉瓣环,用人工血管片、自体心包片等做菱形加宽。可扩大主动脉瓣环 1cm,但不损伤二尖瓣前叶。

②Manouguian 法:沿左、无冠窦交界,切开主动脉瓣环,至二尖瓣前叶中点及左房壁。可扩大主动脉瓣环 2.5~2.8cm。

③Konno 法:沿左、右冠窦交界,切开瓣环、右心室和室间隔。可扩大到任意程度,但损伤大。适用于左心室流出道狭窄和主动脉瓣环弥漫性发育不良的患者。

(4)Ross 手术:将患者的自体肺动脉瓣移植到主动脉瓣位置,而用同种异体瓣膜替换自身肺动脉瓣。优点是无须抗凝,并可能生长;缺点是肺动脉瓣和同种瓣的远期坏损。适用于年轻患者(1~30 岁)及特定人群(职业、宗教等)。

3.手术适应证

(1)有症状患者,平均跨瓣压差大于 50mmHg,有效开口面积 1.0cm^2 以下,不论左心功能损害的严重程度如何,均应进行主动脉瓣替换术。

(2)无明显自觉症状或症状较轻的患者,瓣口狭窄明显,平均跨瓣压差超过 75mmHg 者,也应施行手术。

(3)平均跨瓣压差在 40~50mmHg 之间,瓣口面积小于或等于 0.8cm^2,心电图示左心室进行性肥厚或劳损,主动脉瓣严重钙化者亦应手术。

(4)左心室严重肥厚劳损,伴左心衰竭者应限期手术。否则会发生全心衰竭及不可逆的心功能损害,丧失手术机会。

(5)晕厥或心绞痛明显、频繁发作者,发生猝死可能性大,应尽早手术治疗。

(6)主动脉瓣中度狭窄合并严重冠心病者,应同期进行主动脉瓣替换和冠状动脉旁路移植术。

4.手术高危因素

(1)晚期病例合并重度左心衰竭,经内科长期治疗无效,心功能 4 级者,瓣膜替换风险极高,可考虑心脏移植。

(2)75 岁以上的高龄患者,严重的心力衰竭合并冠状动脉病变者。

四、主动脉瓣关闭不全

(一)诊断标准

1.症状　心悸、心尖搏动感及心前区不适、心绞痛,乏力进行性加重,反复肺部感染。左心衰竭时可有呼吸困难、咯血、端坐呼吸等肺水肿的症状;可表现为猝死。

2.体征　脉压增大,水冲脉、枪击音、毛细血管搏动征阳性。心尖冲动明显增强并向左下移位,触之有抬举感,心浊音界向左下扩大,主动脉瓣区舒张期可闻及向心尖传导的递减型吹风样杂音。左心衰时可闻及双肺底湿啰音。

3.辅助检查

(1)X 线胸片(心脏远达位):升主动脉增宽,主动脉结突出。可有左心房扩大和肺淤血。

(2)心电图:左心室肥厚、劳损,可伴缺血性 ST-T 改变。

(3)超声心动图:主动脉瓣增厚,钙化,活动僵硬,瓣膜关闭不全,左心房、左心室扩大,血流反流入左心室;逆行主动脉造影见主动脉瓣反流。

(二)治疗原则

1.主动脉瓣成形术　通常有 3 种方法:主动脉瓣折叠悬吊术,适用于主动脉瓣叶脱垂;瓣环环缩术,适用于主动脉瓣环扩大而造成的关闭不全;主动脉瓣瓣叶修补术。

主动脉瓣成形术后早期和远期可能再次出现主动脉瓣关闭不全,或主动脉瓣关闭不全进行性加重,需再次进行主动脉瓣重建手术,或进行主动脉瓣替换。

2.主动脉瓣置换术

(1)手术适应证

①出现心悸、气急、胸痛等症状,脉压增大超过收缩压的 1/2 以上,具有典型的枪击音、水冲脉等,胸片示左心室扩大,心电图显示左心室肥厚劳损者。

②主动脉瓣关闭不全合并狭窄,左心室舒张末期压力大于 12mmHg。

③合并感染性心内膜炎者,应在感染控制,心功能改善后手术。但如发热或急性心衰难以控制,或反复出现动脉栓塞,超声心动图检查有赘生物者,应紧急手术,但死亡率较高。

④临床症状轻微的患者,在随访过程中,心脏进行性增大,左心室核素造影及超声心动图证实心功能进行性下降者。

⑤无症状患者的心胸比超过 55%,超声心动图示左心室收缩末期直径>55mm,应施行手术;当左心室收缩末期直径等于 50mm 或 EF<40%,亦应手术。

⑥各种原因引起的急性主动脉瓣关闭不全,因左心室不能承受突然增加的容量负荷,可能发生急性左心衰,应尽早手术。

以机械瓣替换主动脉瓣后,需终身服用华法林抗凝,使 INR 维持在 1.8~2.2 之间。

(2)手术高危因素

①反复发生心力衰竭,主动脉瓣区反流杂音减弱,脉压不增宽,心电图电轴明显左偏(-30°),同时出现前外侧壁心肌梗死时,施行手术危险性极高。

②心功能 4 级,X 线示左心室极度扩大,超声心动图示左心室收缩末期直径＞70mm,左心室短轴缩短率＜30％,表明心功能已发生不可逆损伤,瓣膜手术效果不良,可考虑心脏移植。

五、风湿性联合瓣膜病

风湿性病变累及 2 个或 2 个以上的心脏瓣膜时,造成瓣膜的器质性损害,引起 2 个或 2 个以上瓣膜的狭窄或关闭不全,称联合瓣膜病。常见的联合瓣膜病有二尖瓣狭窄合并三尖瓣关闭不全、二尖瓣狭窄合并主动脉瓣狭窄或关闭不全,二尖瓣关闭不全合并主动脉瓣狭窄或关闭不全,以及二尖瓣、三尖瓣和主动脉瓣联合病变等。

(一)诊断标准

根据各瓣膜病变的临床表现。超声心动图、心电图、X 线表现基本可作出诊断。

(二)治疗原则

1.轻度多瓣膜病变和/(或)心功能代偿期者可进行内科治疗。

2.严重多瓣膜病变和心功能失代偿期,应手术治疗。常用的手术方式有二尖瓣置换＋三尖瓣成形、二尖瓣置换＋主动脉瓣置换、主动脉瓣置换＋二尖瓣成形、主动脉瓣置换＋二尖瓣置换＋三尖瓣成形/置换等。

3.二尖瓣病变继发显著三尖瓣关闭不全者,应同期处理三尖瓣病变,有益于术后早期右心功能的保护。尤其对于二尖瓣狭窄继发严重肺动脉高压的患者,进,行三尖瓣修复可以防止反流,有利于维护右心功能、平稳度过术后早期,降低手术死亡率,并改善远期生存质量和存活率。

4.三尖瓣关闭不全多为功能性,常因前叶和后叶瓣环扩大所致。三尖瓣成形术的常用方法有 De Vega 瓣环成形、Kay 成形等;当瓣环严重扩大时,可植入人工瓣环进行修复。常用人工成形环有 Carpentier 环或 Duran 软质环。

三尖瓣成形的风险包括:①术后早期和远期再次出现三尖瓣关闭不全,需要再次进行三尖瓣修复术,或进行三尖瓣置换术。②术后可能出现严重的心律失常,需植入永久起搏器。

由风湿病引起的严重三尖瓣关闭不全,应进行三尖瓣置换术。以机械瓣替换三尖瓣后,需终身服用华法林抗凝,使 INR 维持在 2.5～3.5 之间。

第三节　冠状动脉粥样硬化性心脏病

一、冠状动脉性心脏病

冠状动脉粥样硬化性心脏病(以下简称冠心病)又称缺血性心脏病,是由于冠状动脉粥样硬化病变引起冠状动脉的管腔狭窄或闭塞,导致心肌缺血缺氧,从而出现心绞痛、心肌梗死、心律失常、心力衰竭或猝死。心肌梗死可引起室间隔穿孔、房室瓣关闭不全、顽固心律失常、室壁瘤等严重并发症,危及生命。冠心病是中老年人的常见病,目前我国冠心病的发病率和死亡率有逐年增高的趋势,已成为严重影响生活质量和威胁生命的主要疾病之一。

（一）诊断标准

1.症状与体征

（1）心绞痛:稳定型心绞痛常在劳累后突然发生心前区绞痛或闷痛,也可出现上腹部闷痛。一般持续 2～3min,疼痛可向左肩及左臂放射,停止活动、休息,或口服硝酸甘油片后,可于数分钟内缓解。不稳定型心绞痛的发作与活动无明显关系,发作次数较多,持续时间延长,休息或口含硝酸甘油常不能缓解。

（2）急性心肌梗死:剧烈心绞痛持续时间较长,常伴恶心、呕吐、大汗淋漓、心律失常、血压下降,心衰或休克等表现,甚至可引起猝死。

（3）体检:通常无特殊体征。发作时部分患者可有房性奔马律。心肌梗死时,心音常减弱,心律不齐,血压下降;可听到心包摩擦音。

（4）并发症:心源性休克、室间隔穿孔、室壁瘤、二尖瓣乳头肌功能不全等可出现相应的临床表现和体征。

2.实验室检查　急性心肌梗死时,肌酸激酶同工酶（CK－MB）增高;肌钙蛋白Ⅰ和/或肌钙蛋白T升高,它们是心肌的特异蛋白,对心肌损伤的判断极敏感。

3.辅助检查

（1）X线胸片:可见左心缘较饱满,主动脉弓略增宽。心绞痛发作时,心脏搏动减弱。

（2）心电图:心绞痛发作时,有 ST－T 改变,ST 段异常压低或抬高,T 波倒置。急性心肌梗死时有异常 Q 波、ST 段抬高或缺血性 T 波。可伴有各种心律失常,特别是室性心律失常和传导阻滞。缓解期心电图负荷试验常为阳性。

（3）超声心动图:节段性室壁运动异常。存在心肌梗死合并症时,可有相应的发现。

（4）冠状动脉 CT 显像（CTA）:可用于冠心病的初步检查。冠脉 CTA 正常者,罹患冠心病的可能性不大;冠脉 CTA 异常者建议进行冠状动脉造影。

（5）选择性冠状动脉造影和左心室造影:是诊断冠心病的金标准。能清楚地显示病变的部位、范围和程度,病变远端的血管情况,反映心脏收缩功能,左心室射血分数及冠脉以外的病变,是手术适应证及手术方式的选择、预测手术效果的重要依据。

（6）放射性核素血管造影术:核素心肌灌注显像、心脏功能测定及心脏断层显像属于无创检查,可反映心肌缺血、心脏收缩功能,心室容积测定、室壁运动状况,有无合并症,有助于鉴别诊断。

（7）正电子发射体层扫描（PET）:用于检测心肌灌注尤其是心肌代谢,是评估存活心肌的可靠指标。

（8）磁共振成像（MRI）:可观察冠状动脉情况、评估心肌功能状况的无创检查,亦有利用 MRI 对冠状动脉进行解剖形态学诊断者。

（二）治疗原则

药物治疗和介入治疗是冠心病的重要治疗手段。外科治疗目的在于重建冠状动脉血流,为缺血心肌提供足量的氧合血,缓解心肌缺血缺氧,改善心功能、提高生活质量,延长生命。通常采用冠状动脉旁路移植术（CABG）。包括使用体外循环的 CABG（on－pump CABG）和不使用体外循环的 CABG（off－pump CABG,OPCAB 或 OP－CABG）。

1. CABG 的适应证

(1)有心绞痛症状,同时有如下条件:

①内科药物治疗不能控制的稳定性心绞痛,明显影响体力活动和生活质量。

②冠状动脉左主干或多支血管病变引起的稳定型心绞痛。

③短期内科治疗无效的不稳定性心绞痛,心电图有明确的心肌缺血改变。

④心肌梗死后又出现心绞痛,提示有新的心肌缺血区存在,并证实冠状动脉左主干或主要分支有明显狭窄/阻塞病变。

(2)冠状动脉病变情况

①冠状动脉左主干狭窄/阻塞病变大于50%者。

②冠状动脉左前降支近侧高位狭窄/阻塞病变>50%,不适宜做经皮冠状动脉腔内成形术(PTCA)者。

③临床症状明显,冠状动脉造影证实三支或多支病变,非广泛弥漫性狭窄病变者。

(3)急诊情况

①心肌梗死后心绞痛反复发作,经溶栓等治疗后病情仍不稳定,冠状动脉造影显示病变符合手术条件者,应争取在急性心肌梗死后 6h 内进行急诊 CABG,以改善梗死区心肌血供,缩小坏死面积。

②PTCA 时穿破冠状动脉导致出血,或斑块剥脱堵塞远端管腔,心电图有持续缺血改变或心绞痛加重者。

(4)PTCA 或支架植入术后出现再狭窄,症状复发。

(5)进行其他心脏手术之前未做冠脉造影检查。

(6)二次手术指征为症状再次加重,证实原血管桥闭塞或出现新的冠状动脉分支阻塞。

2. CABG 的相对禁忌证

(1)广泛、弥漫的冠状动脉阻塞性病变。

(2)冠状动脉狭窄远端血管腔过细(直径小于 1mm),或显影极差不通畅。

(3)左心室功能低下,左心室射血分数(LVEF)<25%,但无室壁瘤形成,左心室舒张末压(LVEDP)>20mmHg。

(4)合并严重肺或肾功能不全。

(5)药物难以控制的严重高血压、糖尿病、甲状腺功能亢进症等。

3. CABG 术式及要点

(1)旁路材料的制备

①大隐静脉:大隐静脉(GSV)作为血管旁路的远期通畅率低,10 年时约 75%左右。因此,游离大隐静脉时,应始终注意避免损伤。强调仔细解剖、操作轻柔,剪断、结扎其分支,明确无血管壁漏孔后,置于罂粟碱生理盐水或含肝素的液体中备用。

②乳内动脉:乳内动脉(IMA)的远期通畅率较大隐静脉高,带蒂的乳内动脉能根据生理需要调节血流量,为 CABG 时首选。一般选左乳内动脉做左前降支的旁路,右乳内动脉可做右冠状动脉主干的旁路。

游离乳内动脉时,连同伴行静脉、胸内筋膜及其周围组织做成一个带蒂血管桥:先在第 3

～4肋软骨平面游离,上至左锁骨下动脉起源处,下至第6肋间隙即乳内动脉分叉处。注意,切勿在全身肝素化之前切断乳内动脉的远端。以浸有罂粟碱溶液的纱布包绕血管蒂,防止乳内动脉痉挛。亦可使用不切取IMA周围的血管及其他组织,只游离出IMA,用剥光的乳内动脉作为旁路。

③桡动脉:桡动脉(RA)的缺点是容易发生痉挛。如能较好地预防痉挛,桡动脉作为血管旁路的远期效果优于大隐静脉。游离桡动脉时可将伴行静脉一并取下,用钙通道阻滞剂或罂粟碱溶液反复冲洗,浸泡。亦可只游离出桡动脉作为血管旁路。

术前除可通过超声检查了解桡动脉和尺动脉的血流和前臂侧支循环情况外,还应进行Allen试验。用双手同时按压桡动脉和尺动脉,嘱患者反复用力握拳和张开手指5～7次至手掌变白,松开对尺动脉的压迫,继续保持压迫桡动脉,观察手掌颜色变化。若手掌颜色在10s内迅速变红或恢复正常,表明尺、桡动脉间存在良好的侧支循环,即Allen试验阴性,可以切取桡动脉作为血管旁路;若10s时手掌颜色仍为苍白,则Allen试验阳性,表明手掌侧支循环不良,不宜选用桡动脉作为旁路。

在前臂内侧沿桡动脉走行做切口,切开肌鞘,钝性分离肌肉,完整取下桡动脉。注意防止损伤动脉内膜。

(2)体外循环下冠状动脉旁路移植术

①基本方法:在体外循环心脏低温停跳下,先将旁路血管与冠状动脉远端吻合,继而与升主动脉近端吻合,或使心脏复跳后部分阻断升主动脉,再将旁路血管与升主动脉近端吻合。心肌保护一般采用首剂顺灌冷晶体或含血停搏液,此后间断正灌或持续逆灌心脏停搏液。

②吻合技术:用7－0或8－0 Prolene线将大隐静脉近端与冠状动脉间断或连续吻合,冠状动脉切口直径一般为5～8mm。做大隐静脉－冠状动脉序贯吻合时,最远端用端－侧吻合,其他吻合口采用侧－侧吻合。

③桡动脉的吻合方法同大隐静脉,必须确保血管无张力和扭曲。

④使用乳内动脉时,冠状动脉切口直径一般为5～6mm。可用7－0或8－0或9－0 Prolene线做连续或间断吻合,在最后一针缝线技术引进之前,必须注意仔细排气。

⑤心脏复跳前/后,在主动脉壁上打孔,用5－0或6－0 Prolene与大隐静脉远端间断或连续吻合。

⑥注意事项:开放部分钳闭升主动脉时,静脉旁路必须彻底排气。停止体外循环前,必须注意旁路血管和吻合口有无漏血。对术前左心室功能严重受损或难以停止体外循环者,可植入主动脉内球囊反搏。

(3)非体外循环下冠状动脉旁路移植术(OPCAB):对使用体外循环有禁忌或高风险的患者,均适宜OPCABG。

①OPCABG所需的特殊器械为固定器,可将病变冠状动脉吻合口的部位加以固定,使术者在吻合部位相对静止的状态下进行吻合。

②手术中心脏搬动较大,一般先将血管旁路与左前降支吻合,然后根据需要可顺行或逆行吻合其他冠状动脉旁路。

(4)胃网膜动脉－冠状动脉旁路移植术:目前使用较少。在全动脉化CABG时,胃网膜动脉(GEA)主要用做右冠状动脉主要分支、回旋支及后降支的旁路。

将胸部正中切口向腹白线延长5~7cm,在胃大弯中部始,向两端游离出胃网膜右动脉血管蒂,近端至胃、十二指肠起始部。注意保留十二指肠上动脉。必须待全身肝素化后再切断远端,腹腔内止血要彻底,以防术后腹腔内出血。血管蒂一般经胃后方从小网膜囊引出,再经肝左叶前方,穿过膈肌顶进入心包腔。吻合方法与乳内动脉相同,必须确保血管蒂无张力和扭曲。

(5)冠状动脉内膜剥脱术:常用于冠状动脉远端包括分支近端的完全闭塞,旁路血管与冠状动脉吻合有困难者。在冠状动脉主干或分叉部位纵行切开,显露出淡黄色内膜斑块,用特制剥离匙将内膜斑块从动脉中层钝性剥离,游离出阻塞的栓子。剥离内膜斑块时注意避免损伤动脉后壁。剥离完毕后应检查远端是否畅通。最后将冠状动脉切口与旁路血管吻合。

(6)胸部小切口CABG:包括左、右侧小切口,胸骨下段小切口、剑突下小切口等,需使用专门的手术器械。

(7)Hybrid(复合)手术:对某些特定病例,可采用胸部小切口与介入治疗(PCI)相结合的治疗方法。例如,经小切口行前降支CABG+其他病变血管的PCI。

二、室间隔穿孔

室间隔急性穿孔常发生于心肌梗死后2周内,由透壁性心肌梗死所致,多发于室间隔前尖部,发生率约占心肌梗死患者的1‰~2‰。室间隔穿孔后产生大量左向右分流,心功能迅速恶化,1周内死亡率可达50%。

(一)诊断标准

1.症状及体征 急性心肌梗死后心功能迅速恶化,心前区听到广泛收缩期喷射性杂音伴收缩期震颤。

2.超声心动图 具有确诊作用。可见心室水平由左向右分流,确定穿孔部位和大小。

(二)治疗原则

1.手术适应证

(1)一经确诊应积极手术。手术修补穿孔是唯一有效的方法。但因心肌坏死、质地脆,修补难度大,术后低心输出综合征发生率和死亡率均较高。

(2)少数病情稳定的患者,可延迟到穿孔2周后再手术。此时坏死区室间隔有瘢痕形成,易于修复。

2.手术禁忌证

(1)已发生脏器功能衰竭。

(2)后间隔穿孔伴严重心功能衰竭。

(3)广泛心肌缺血,大面积室间隔穿孔。

3.手术要点

(1)尽量维持循环稳定,迅速建立体外循环,并加强心肌保护。

(2)在透壁性心肌梗死部位做左心室切口,充分显露室间隔缺损。

(3)缝合线应置于能抗张力的心肌组织,以防止缝合口延迟性破裂。

(4)检查二尖瓣的乳头肌,如有完全断裂,同时替换二尖瓣。

(5)用补片闭合室间隔穿孔,缝线必须穿过健康心肌组织,并用垫片固定。前间隔的小穿孔可采用直接缝合法。

(6)适当延长辅助循环时间。难以脱离体外循环者,应及时植入主动脉内球囊反搏或左心转流泵或左心室辅助装置。

(7)根据具体情况,决定是否同期进行 CABG 术。

三、室壁瘤

急性心肌梗死后约有 10%～38%的存活患者于 2～8 周后形成室壁瘤,90%以上是左前降支或右后降支闭塞的结果。解剖学上室壁瘤可分为 2 种类型,如下。

①真性室壁瘤:壁薄,分界清楚,其中 50%有附壁血栓形成。

②假性室壁瘤:因梗死心肌破裂与心包粘连,出血机化包裹形成,自发破裂危险性更大。另有一类功能性室壁瘤,心肌缺血范围大,界限不清,心肌与纤维组织交错。手术效果差不宜手术切除。

室壁瘤形成后常有反常运动,左心室壁受累达 10%以上即可使 LVEF 下降,切除反常的室壁瘤可改善心脏功能。室壁瘤患者 5 年自然存活率为 10%～24%。

(一)诊断标准

1.症状　表现为左心功能不全。可有心绞痛及心肌梗死病史。

2.辅助检查

(1)X 线胸片:心影向左下扩大,心尖膨隆,透视下左心缘活动减弱并有矛盾运动。

(2)心电图:可有 ST－T 改变,异常 Q 波及室性心律失常。

(3)超声心动图:左心腔扩大,左室壁活动减弱,室壁瘤处反常运动及、附壁血栓,左心室射血分数明显下降。

(4)冠状动脉及左室造影:冠状动脉闭塞或严重狭窄,左心室病变部膨出及反常运动。

(二)治疗原则

1.手术适应证

(1)心绞痛:室壁瘤切除后,心脏负荷减轻,耗氧量下降,心绞痛可缓解。

(2)充血性心力衰竭:切除室壁瘤可消除左心室矛盾运动,提高射血分数。

(3)顽固室性心律失常:与室壁瘤与心肌交界区域异常电活动有关。

(4)血栓栓塞症状或证实有左心室附壁血栓。

(5)假性室壁瘤:自发破裂可能性大。

应尽可能在心肌梗死发生 3 个月后手术切除。此时室壁瘤边界清楚,易于缝合修复。3 个月内手术死亡率较高。

2.手术高危因素和相对禁忌证

(1)严重心衰伴其他脏器功能衰竭。但 LVEF 低不是室壁瘤切除的绝对禁忌证。

(2)室壁瘤巨大,占左心室游离壁 50%以上。

(3)累及二尖瓣乳头肌。

(4)慢性室壁瘤伴心肌病可利用放射性核素左心室显像鉴别。

(5)功能性室壁瘤可利用放射性核素左心室显像鉴别。

3.手术要点 主要术式包括:闭式折叠(Bailey)、标准线性修复(三明治法,Cooley)、左心室几何重建(Jatene)及心室内环形补片成形(Dor 法)。

三明治法使用 2 块毡片将室壁瘤组织夹于其内缝合;Dor 法先做左心室成形,然后再用 2 块毡片加固瘤壁组织,缝闭心室切口。

(1)手术在低温体外循环下进行。心脏停搏后,分离室壁瘤与心包间粘连。近来也有在心脏空跳状态下切除室壁瘤,而不阻断冠脉循环的方法,可能对心肌保护有利。

(2)正确判断室壁瘤范围,彻底清除附壁血栓,同时注意防止损伤乳头肌,尽量保留前降支。

(3)如室壁瘤范围不大,可用"三明治法"。用 2 条涤纶毡片放在切口缘外侧,第一层用 2－0 线间断褥式缝合,第二层连续缝合。严密缝合切口,防止术后出血。

(4)如心室扩大,室壁瘤范围较大,可用"Dor 法"。在心室内用 2－0 Prolene 线于心肌坏死区和存活区分界处做环缩,使左心室容积缩小,然后用 Prolene 线从心室内闭合心肌坏死区,或在心室内正常与坏死心肌之间做补片,使成形后的左心室形态更接近正常左心室,最后用 2 条涤纶毡片放在切口缘外侧,第一层用 2－0 Prolene 线间断褥式缝合,第二层连续缝合。

(5)若需同期 CABG,则在室壁瘤切除后进行。对于不在室壁瘤范围内的血管,可先行 CABG,再做室壁瘤切除。

四、缺血性二尖瓣关闭不全

心肌缺血和心肌梗死可影响左室乳头肌、腱索断裂、松弛延长都会引起二尖瓣关闭不全。由于前乳头肌的血供侧支多于后乳头肌,后乳头肌缺血比前乳头肌多 3～5 倍。

(一)诊断标准

1.症状 有二尖瓣关闭不全或心肌梗死后左心功能不全表现。

2.体征 心尖部闻及收缩期杂音或收缩期咯喇音。

3.辅助检查

(1)X 线胸片(心脏远达位):心影向左下扩大,左心房向后突出。

(2)心电图:可有心肌缺血、心肌梗死的改变,电轴左偏,左心室高电压。

(3)超声心动图:可明确诊断,确定腱索或乳头肌断裂、乳头肌功能障碍及二尖瓣反流程度。

(4)冠状动脉及左心室造影:可明确诊断,确定冠状动脉阻塞、二尖瓣反流及左心室功能状态,并与心肌梗死后室间隔穿孔相鉴别。

(二)治疗原则

1.手术适应证

(1)心肌梗死后急性二尖瓣关闭不全,左心功能恶化,常需紧急手术。

(2)发生急性二尖瓣关闭不全后病情稳定者,可推迟 1～2 个月后手术。

(3)缺血导致的慢性二尖瓣关闭不全,中度以上反流。

2.手术禁忌证

(1)重度心源性休克。

(2)多脏器功能衰竭。

(3)大面积心肌梗死急性恶化期。

3.手术要点

(1)急诊手术者,宜在主动脉内球囊反搏辅助下,迅速建立中低温体外循环。

(2)采用房间沟或右房－房间隔切口显露二尖瓣。

(3)手术方法:手术尽量采用二尖瓣成形术,难于修复时再选择瓣膜替换术。

单纯瓣环扩大,可加用人工瓣环(目前推荐用硬质全环);单个乳头肌断裂,特别是在心肌梗死2周后手术者,可采用断裂乳头肌修复术;如断裂的乳头肌难以修复,则采用二尖瓣置换术。

第四节　主动脉疾病

一、胸主动脉瘤

由各种原因造成的主动脉局部或多处向外不可逆性的扩张或膨出,形成的"瘤样"肿物,称之为主动脉瘤。量化标准为:动脉管径扩张或膨出超过其正常管径的1.5倍以上。

主动脉瘤的常见病因包括:动脉壁中层囊性坏死或退变、遗传性疾病(Marfan综合征、血管型Ehlers－Danlos综合征及Loeys－Dietz综合征)、动脉粥样硬化、主动脉夹层、创伤、感染及先天性主动脉瘤。

根据动脉瘤的部位分类,胸主动脉瘤包括主动脉根部、升主动脉、主动脉弓、降主动脉、波及膈下的胸腹主动脉瘤及腹主动脉瘤。其中,胸腹主动脉瘤病变范围广、手术治疗复杂。Crawford按照病变累及范围将其分为5型,Ⅰ型:病变累及胸降主动脉全程,肾动脉以上;Ⅱ型:病变累及胸腹主动脉全程;Ⅲ型:病变累及远端胸主动脉(第6胸椎平面以下)及腹主动脉全程;Ⅳ型:病变累及腹主动脉全程,包括内脏动脉(膈肌平面以下);Ⅴ型:病变累及下段胸降主动脉(第6胸椎平面以下),肾动脉以上(图2－1)。

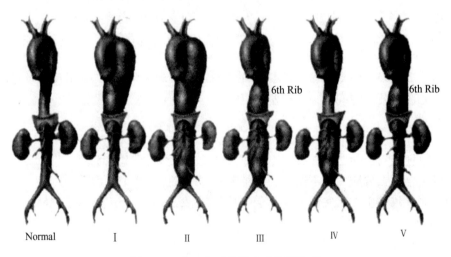

图2－1　Crawford胸腹主动脉瘤分型

（一）诊断标准

1.临床表现　除急性主动脉破裂或夹层形成外,早期多无明显症状。常在体检或因其他疾病就诊时偶然发现。随着瘤体增大,才出现疼痛、压迫及心功能不全与心绞痛等症状。

（1）疼痛:以降主动脉瘤多见,多为钝痛或刺痛,可呈持续性,可随呼吸或活动而加剧。疼痛可向右肩胛区、上肢或颈部放射,或为胸骨后疼痛。疼痛原因可能是动脉壁内神经因动脉壁扩张被动性牵拉或交感神经节受到动脉瘤压迫。

（2）压迫症状:动脉瘤刺激和压迫气管常常出现咳嗽和呼吸困难,严重时可引起肺不张、支气管炎及支气管扩张。压迫上腔静脉,出现上腔静脉阻塞综合征的表现。压迫喉返神经而产生声音嘶哑或失音。压迫食管出现吞咽困难,破入食管或气管出现咯血或呕血,引起窒息或失血性休克而死亡。

（3）心功能不全与心绞痛:多与严重主动脉瓣关闭不全有关。

2.体征

（1）胸廓畸形,如漏斗胸、鸡胸等,胸廓膨出,搏动性肿块。

（2）上腔静脉阻塞综合征、颈静脉和胸静脉怒张、面颈肿胀和青紫。

（3）声音嘶哑时,喉镜检查可见一侧声带麻痹。

（4）胸前区异常浊音区、心浊音区增大、主动脉瓣、二尖瓣区杂音。

（5）严重主动脉瓣关闭不全者,可闻及主动脉瓣区舒张期杂音,伴脉压增大及周围血管征。

（6）压迫颈交感神经节可出现 Horner 综合征。

3.辅助检查

（1）X 线胸片:可显示胸腔或纵隔内的异常包块影像,和受动脉瘤压迫所出现的心脏与气管、支气管和肺部变化。

（2）超声心动图:可显示升主动脉的形态,动脉瘤的大小,主动脉瓣和二尖瓣的结构,瓣叶活动状态,以及左心室的大小和收缩舒张功能情况。经食管超声心、动图有助于升主动脉瘤和主动脉根部瘤的诊断,能精确地显示瓣膜、瘤体和心脏功能,是否合并主动脉夹层。

（3）主动脉 CT 成像（CTA）和磁共振成像（MRA）:可精确显示心血管的形态学变化,左心室、主动脉瓣及主动脉瘤大小、范围及头臂血管的情况,并确定主动脉夹层内膜破口的位置,是可靠的无创诊断方法,对手术方式的选择具有指导意义。

（4）主动脉造影或数字减影血管造影术（DSA）:属有创伤检查,目前多数情况下已被 CTA 和 MRA 所替代,目前主要用于腔内治疗及存在合并症或并发症的情况。

4.鉴别诊断　包括纵隔肿瘤、主动脉夹层、主动脉假性动脉瘤等。后者是指主动脉壁全层结构破坏或内膜中层破坏、仅残留主动脉外膜,血液溢出血管腔外,被周围组织包裹,其动脉瘤壁已经没有主动脉壁的 3 层结构,为主动脉周围组织或仅残存主动脉外膜。

（二）治疗原则

1.手术适应证　当主动脉瘤体直径>5cm 时,动脉瘤破裂机会较大,故确诊病例不论有无症状,在无全身其他器官的手术禁忌证时,即应进行手术治疗。合并的病变如冠心病、瓣膜病、头颈动脉阻塞病变等均应同时进行相应检查,准备同期手术处理。

2.手术禁忌证　心、肺、肝、肾功能严重损害,不允许手术者为禁忌。

3.手术要点

(1)手术方法:包括外科手术、腔内修复和复合手术3类。

①外科手术:通过开胸将瘤体切除,并行人工血管替换。

②腔内修复术:用于胸降主动脉瘤的治疗。在瘤体部位植入覆膜支架,将瘤体封闭。

③复合手术:对于某些主动脉弓部瘤,可先进行弓部血管转流术,再进行腔内修复术。

(2)手术注意事项

①主动脉弓部手术可采取深低温停循环、上腔静脉逆行灌注或右腋动脉插管顺行脑灌注管进行脑保护。

②胸主动脉降部手术应尽量保留脊髓血供,最大限度地保留肋间血管,特别是根大动脉。可采用左心转流或部分体外循环辅助。

③严格控制感染,尽可能消灭感染灶;及时处理术后出血情况;要特别注意心、肺、肝、肾功能的状态与变化。

二、主动脉夹层

主动脉夹层系指各种原因造成的主动脉壁内膜破裂,血液经内膜撕裂口将中层分离形成夹层,夹层沿主动脉壁纵向和环形扩展,扩展范围可局限或广泛,广泛者可自升主动脉直至腹主动脉分叉处。主动脉夹层一旦发生,死亡率很高。

(一)分型

1.国际分型　目前国际上应用最广泛的主动脉夹层分型方法是 DeBakey 分型和 Stanford 分型(图 2-2),主要依据是夹层累及的范围和内膜破口位置。

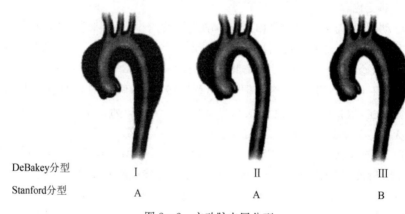

| DeBakey分型 | Ⅰ | Ⅱ | Ⅲ |
| Stanford分型 | A | A | B |

图 2-2　主动脉夹层分型

DeBakeyⅠ型:内膜破口位于升主动脉近端,夹层累及升主动脉和主动脉弓,范围广泛者可同时累及胸降主动脉和腹主动脉。

DeBakeyⅡ型:内膜破口位于升主动脉,夹层范围局限于升主动脉。

DeBakeyⅢ型：破口位于左锁骨下动脉开口以远，升主动脉和主动脉弓未受累。

Stanford A 型包括 DeBakeyⅠ型和 DeBakeyⅡ型。Stanford B 型即 DeBakeyⅢ型。

2.孙氏细化分型　孙立忠教授在 Stanford 分型基础上，根据主动脉夹层部位和弓部的病变，提出了主动脉夹层的孙氏细化分型，有利于制定主动脉夹层个性化治疗方案、确定手术时机、决定手术方式和预后评估。

（1）Stanford A 型主动脉夹层的细化分型

①主动脉根部病变的细化分型　根据主动脉窦部管径、主动脉瓣交界撕脱及程度、主动脉瓣关闭不全及程度，将 Stanford A 型夹层细化分为 3 种亚型（图 2—3）。

 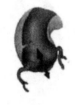 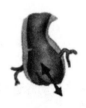

A1　窦管交界及近端正常型　　A2　累及冠脉开口和/或轻中度　　A3　窦管交界及近端
　　　　　　　　　　　　　　　　主动脉瓣关闭不全　　　　　　　　严重受累型

图 2—3　Stanford A 型主动脉夹层的孙氏细化分型

A1 型：窦部正常型，窦管交界和其近端正常，无或仅有 1 个主动脉瓣交界撕脱，无主动脉瓣关闭不全。

A2 型：主动脉根部轻度受累型，主动脉窦部管径<3.5cm，夹层累及右冠状动脉导致其开口处内膜部分或全部撕脱，有 1 个或 2 个主动脉瓣交界撕脱，轻度或中度主动脉瓣关闭不全。

A3 型：主动脉根部重度受累型，窦部管径 3.5～5.0cm；或>5.0cm，窦管交界结构因内膜撕脱破坏，重度主动脉瓣关闭不全。

②基于主动脉弓部病变的细化分型

C 型：复杂型（complex type，C），符合下列任意 1 项情况。

a.原发内膜破口位于弓部或其远端，夹层逆向剥离至升主动脉或近端主动脉弓部。

b.弓部或其远端有动脉瘤形成（管径大于 5.0cm）。

c.头臂动脉有夹层剥离或动脉瘤形成。

d.病因为 Marfan 综合征。

S 型：单纯型（simple type，S）原发内膜破口位于升主动脉，不合并上述 C 型任何病变。

诊断根据实际情况排列组合分型，如 A1C 型、A2S 型等。

（2）Stanford B 型主动脉夹层的细化分型

①根据胸腹主动脉扩张部位和程度，将 Stanford B 型主动脉夹层分为 3 个亚型（图 2—4）。

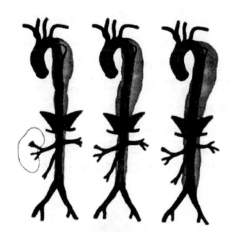

图 2-4　Stanford B 型主动脉夹层的细化分型

B1 型:胸降主动脉近段型,主动脉无扩张或仅有胸降主动脉近段扩张,中远段无扩张或管径接近正常。

B2 型:全胸降主动脉型,整个胸降主动脉扩张,腹主动脉无扩张或管径接近正常。

B3 型:全胸降腹主动脉型,整个胸降主动脉和腹主动脉均有扩张。

②根据夹层是否累及主动脉弓的细化分型

C 型:复杂型(complex type,C),夹层逆向累及左锁骨下动脉开口或远端主动脉弓部。

S 型:单纯型(simple type,S),远端主动脉弓部未受累,夹层位于左锁骨下动脉开口以远。

诊断根据实际情况排列组合分型,如 B1C 型。

需要注意的是夹层近端逆向累及和范围决定是 C 型或 S 型,而远端累及范围不影响细化分型。

(二)诊断标准

1.临床表现　胸骨后及背部突发剧烈疼痛,疼痛呈撕裂割切样,止痛剂不能完全缓解。主要特点是伴有明显的高血压,即使末梢循环呈现休克样表现但血压仍较高。另一特征是疼痛突发与集中在胸腹部中线。

2.体征　不同部位的主动脉夹层可出现不同主动脉分支受压和阻塞的症状及体征。

3.辅助诊断

(1)X 线胸片:可提供一些间接征象,不能区别真腔假腔及内膜破口,诊断无特异性。

(2)主动脉造影或 DSA:为有创检查,现今除了在主动脉夹层介入治疗过程中应用外,已基本被无创的 CTA 或 MRA 所替代。

(3)超声心动图:多普勒二维超声检查尤其是经食管超声,可明确夹层的范围,内膜撕裂部位及真、假腔,以及心脏与瓣膜的功能状态,并准确显示主动脉瓣反流、心包积液和冠状动脉开口受累情况,对主动脉夹层诊断的敏感度和特异度可达 95%。但对主动脉的某些节段显示不清。

(4)CT 和 MR 主动脉成像(CTA 和 MRA):二者对主动脉夹层诊断的特异度和敏感度接近 100%,为诊断的"金标准"。CTA 可显示主动脉夹层的征象(内膜片、真腔和假腔、内膜破口和再破口等)及分支血管受累情况,并且检查速度快,更适宜急性主动脉夹层患者的检查。MRA 可提供多平面多序列影像,对软组织、积液、出血及血管壁的显示更敏感,同时能进行功能评价;但检查耗时长,不利于急性和重症患者检查,也不能对主动脉钙化和冠状动脉进行评价。

(三)治疗原则

1. 处理原则

(1)一经确诊断应立即给予循环监护,维持生命体征稳定。

(2)内科治疗核心是解除疼痛和降低血压,特别是减小主动脉壁所受压力;减小血压波动范围,降低脉压和左心室搏动张力。心率控制在 60～80 次/min,收缩压控制在 100～120mmHg,平均压 60～70mmHg。

(3)生命体征稳定后,应进行超声心动图或 CTA,确定治疗方案。

(4)Stanford A 型主动脉夹层及有并发症的 Stanford B 型主动脉夹层,应急诊手术;大部分无并发症的 Stanford B 型主动脉夹层可采用腔内修复或内科治疗。

2. 急诊手术指征

(1)急性 Stanford A 型主动脉夹层。

(2)药物不能控制疼痛或不能控制血压的急性主动脉夹层患者。

(3)有重要器官(心、脑、肾)供血障碍持续加重的症状与体征。

(4)出现破裂或有破裂先兆的 Stanford B 型主动脉夹层。

3. 外科手术方式

(1)Stanford A1 型夹层:Miller 式式,即单纯升主动脉人工血管替换术。

(2)Stanford A2 和 A3 型夹层:易出现急性左心功能衰竭和冠状动脉受累导致急性左心缺血等并发症,应急诊手术。

①A2 型窦部病变轻,主动脉瓣反流量少者,可进行窦部成形＋主动脉瓣交界悬吊。

②窦部病变重,主动脉瓣有少量至中等量反流,可进行 David 手术(即保留主动脉瓣的主动脉根部替换术),或部分主动脉窦部置换＋主动脉瓣成形。

③主动脉根部手术适用于伴主动脉瓣中到大量反流的 A2 和 A3 型主动脉夹层。

Bentall 手术,即带瓣管道行主动脉瓣及升主动脉替换＋冠状动脉再植于带瓣管道。

Cabrol 手术,为 Bentall 手术的改良方法,即带瓣管道行主动脉瓣及升主动脉替换＋冠状动脉经人工血管再植于带瓣管道,用直径 8mm 或 10mm 人工血管两端分别与左、右冠状动脉开口做端－端吻合,再与带瓣管道侧－侧吻合。

Wheat 手术,即主动脉瓣替换＋升主动脉替换,但保留主动脉窦部。

(3)主动脉弓部处理:对 Stanford A 型夹层累及主动脉弓的情况,采用四分叉人工血管全主动脉弓替换＋支架象鼻植入术(即孙氏手术,图 2－5)。孙氏手术的适应证如下。

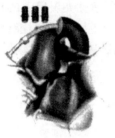

（1）值入支架血管

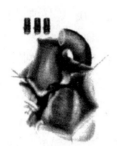（2）释放支架血管

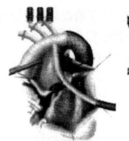（3）吻合四分叉主血管远端，恢复远端灌注

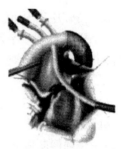（4）吻合左颈总动脉开始复温

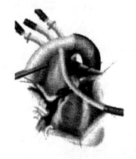（5）吻合四分叉主血管近端

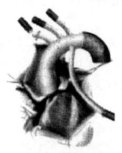（6）吻合左锁骨下动脉恢复心肌灌注

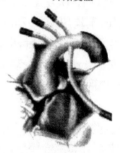（7）吻合无名动脉

图 2-5　孙氏手术示意图

①累及主动脉升弓降部的胸主动脉瘤。

②原发破口位于主动脉弓和降主动脉的 Stanford A 型主动脉夹层。

③头臂血管严重受损的 Stanford A 型主动脉夹层。

④Marfan 综合征合并 Stanford A 型主动脉夹层。

（4）Stanford B 型夹层

①B1S 型应首选腔内血管覆膜支架植入，亚急性期（发病后 1～2 周）是介入治疗的最佳时机。

②部分 B1C 型（特别是老年病例），即夹层累及头臂动脉，可以进行头臂动脉转流术加腔内修复术，所谓复合手术。

③不适合介入治疗的 B1C 和 B1S 型夹层，可以进行部分胸降主动脉替换术或部分胸降主动脉替换术加短支架象鼻手术。

④B2 型可以进行部分胸降主动脉替换术加远端血管成形术。

⑤B3 型可以进行全胸降主动脉及腹主动脉人工血管替换术。

三、主动脉壁内血肿

主动脉壁内血肿（IMH）是主动脉夹层的一种特殊类型或先兆病变，亦称为"没有内膜破口的主动脉夹层"。多数认为主动脉壁内血肿是由于主动脉壁内滋养血管自发破裂出血，引起主动脉壁环形或新月形增厚。高血压、动脉硬化是最常见的病因，通常合并主动脉溃疡。其分型参照主动脉夹层，累及升主动脉为 Stanford A 型，未累及升主动脉为 Stanford B 型。

（一）诊断标准

1. 临床表现　与主动脉夹层非常相似，表现为突发的胸背部剧痛。

2. 辅助检查

（1）超声心动图：主动脉壁增厚。

（2）CTA 和 MRA：可以确诊，并明确是否合并溃疡。影像学诊断主动脉壁间血肿的主要依据是主动脉壁呈环形或新月形增厚，其厚度≥5mm，没有内膜破口或真假腔血流交通；主动脉腔内缘表面光整。

（二）治疗原则

合并溃疡的壁内血肿要积极手术，Stanford A 型壁内血肿进行人工血替置换，Stanford B 型选用腔内修复术。

未合并溃疡的壁内血肿可以保守治疗，但如合并以下情况，要积极手术：①受累主动脉最大管径≥60mm。②主动脉管径和血肿厚度增大。③出现溃疡样病变增大。④出现主动脉破裂。

四、穿透性动脉粥样硬化性溃疡

穿透性动脉粥样硬化性溃疡（PAU）是在主动脉粥样硬化斑块基础上形成的溃疡。其特征性病理改变是粥样硬化斑块破裂形成溃疡，溃疡可穿透内弹力层并在动脉壁中层内形成血肿，血肿范围不等，往往是局限的或者只延伸数厘米，但不形成假腔。PAU 多数发生于胸降主动脉中远段和腹主动脉，少数也可发生于升主动脉或主动脉弓。高血压、高龄和全身动脉粥样硬化是 PAU 的最主要诱因。

（一）诊断标准

1. 临床表现　常以其他心脑血管疾病就诊（脑卒中、冠心病和周围血管病），多数患者就诊时有高血压。平均发病年龄 65 岁（56～79 岁），明显高于主动脉夹层和主动脉壁间血肿的发生年龄。部分患者有类似典型主动脉夹层的急性胸痛或胸背痛的临床表现。

2. 辅助检查　影像学主要表现是广泛主动脉壁粥样硬化和突出于主动脉腔的溃疡（或龛影），而没有内膜片和夹层。

（1）CTA：显示特征性弥漫性主动脉壁粥样硬化改变，即主动脉壁不规则增厚和钙化，并伴有单发或多发溃疡样病变（即龛影）。PAU 周围可伴有不同程度的主动脉壁内血肿，其范围可局限或弥漫。CTA 可显示 PAU 的并发症，包括假性动脉瘤和主动脉破裂等。

（2）MRA：可显示增厚主动脉壁特征性病理改变，包括主动脉粥样硬化斑块、IMH 和附壁血栓等；可评价 PAU 伴血肿的病程，即新鲜出血或陈旧性血栓。但不能显示内膜钙化斑块。

（二）治疗原则

1. 高龄和手术治疗风险大的患者，建议选择保守治疗，严格控制血压，密切临床随访。

2. 如果患者出现持续或反复的疼痛、血流动力学不稳定，或有形成假性动脉瘤或主动破裂的征象,则需急诊外科手术。但手术治疗的并发症和死亡率也较高。

3.腔内修复术适用于溃疡发生在胸降主动脉和不适应外科手术的患者。溃疡发生于主动脉弓部的患者也可采用复合手术治疗。

五、主动脉外科遗传综合征

(一)Marfan综合征

Marfan综合征(MFS)是由患者第15号染色体长臂上编码原纤蛋白-1的基因(FBN1)突变导致的染色体显性遗传性结缔组织疾病,弹力纤维减少,易于出现退行性变和坏死,累及中胚叶的骨骼、心脏、肌肉、韧带和结缔组织。其家族遗传率80%,人群发病率为0.04‰~0.10‰,男女发病率相等。

患者骨骼畸形最常见,全身管状骨细长、手指和脚趾细长呈蜘蛛脚样。眼可有晶状体半脱位、视网膜剥离等。心血管系统异常占40%~60%,包括由于主动脉中层弹力纤维发育不全,中层囊样坏死而引起的主动脉瘤样扩张,主动脉壁变薄而形成主动脉瘤、主动脉夹层,累及主动脉瓣环而发生主动脉瓣关闭不全。二尖瓣脱垂、二尖瓣关闭不全亦属重要表现。

MFS的主要危害是心血管病变。特别是当合并主动脉瘤时,主动脉扩张到一定程度以后,将造成主动脉破裂死亡。本病预后较差,可发生猝死。心血管并发症占已知死因的92%,主要死因为:主动脉根部扩张—升主动脉瘤—主动脉夹层破裂和充血性心力衰竭。

1.临床诊断

(1)症状:大多数幼儿及儿童并无症状,首次诊断MFS大多是由于心血管以外的表现。成年患者的主诉,除体格异常与关节松弛外,主要是心脏功能不全及升主动脉瘤压迫导致的症状,出现急性主动脉夹层时则出现相应症状如心前区痛等。

(2)体征

①一般体征:躯体形态异常,蜘蛛趾(指);高度近视或眼晶状体移位,眼裂窄;胸骨畸形(扁平胸、鸡胸),韧带松弛。

②心血管征:脉压增宽,血压高,血管周围征阳性,心脏增大,主动脉区有双期杂音,心尖部有吹风样收缩期杂音。

(3)实验室检查:红细胞沉降率增快,血丙种球蛋白和碱性磷酸酶增多,血黏蛋白减少,尿胱氨酸增加等。

①心电图:可出现心电轴左偏,左心室肥大及劳损,各导联的ST段有不同程度降低,少数有心律失常如房性或室性早搏。

②X线胸片:纵隔影增宽。心影增大,呈主动脉型,主动脉根部及升主动脉增大。主动脉弓迂曲延长。

③超声心动图:升主动脉形态梨样。可见主动脉瓣窦瘤样扩大,主动脉瓣关闭不全。

④CT与MRI:是诊断MFS心血管病变的无创伤检查。

2.诊断标准与鉴别诊断　Marfan综合征的诊断现采用2010年修订Ghent诊断标准。此标准以主动脉根部瘤和晶状体脱位为主要参考指标,可对伴有家族史和无家族史的患者作出诊断。

需与 MFS 鉴别的遗传性疾病包括 Loeys－Dietz 综合征、血管型 Ehlers－Danlos 综合征和 Shprintzen－Goldberg 综合征等。

3.治疗原则　Marfan 综合征确诊后,推荐每 6 个月进行一次超声心动图,测量主动脉根部和升主动脉直径,确定主动脉扩张的速率。如主动脉直径趋于稳定,影像学检查可延长至每年 1 次;若主动脉最大直径≥4.5cm,或主动脉直径增长加快,影像学检查的间隔应该缩短。

目前尚无特殊治疗方法,内科治疗以休息、预防感染、对症支持为主,减少主动脉破裂的机会,延缓主动脉扩张的速度。

(1)手术适应证:MFS 患者在主动脉直径较小时即有发展为主动脉夹层的趋势,所以当主动脉根部或升主动脉外径达到 50mm 时,应考虑外科手术。当主动脉直径扩张速度大于 5m/y,在主动脉直径小于 50mm 时有发生主动脉夹层的家族史,伴有严重的主动脉瓣反流时,在主动脉外径小于 50mm 时也可考虑手术。

(2)手术要点

①对于主动脉根部瘤,常用的手术方法为 Bentall 手术,即带瓣人工血管替换升主动脉及主动脉瓣＋左右冠状动脉再植。也可采用 Cabrol 手术。

②对合并二尖瓣关闭不全的患者,同期进行二尖瓣成型或二尖瓣置换术。

③对于发生 Stanford A 型或 B 型主动脉夹层累及弓部的患者,推荐进行积极的全主动脉弓置换＋支架象鼻植入术(孙氏手术)。

(3)手术禁忌证:Marfan 综合征患者的主动脉壁较为脆弱,腔内支架植入后,支架锚定区的主动脉壁易于发生扩张和形成内漏,因此 MFS 患者发生主动脉夹层,不推荐进行介入支架治疗。

(二)血管型 Ehlers－Danlos 综合征

血管型 Ehlers－Danlos 综合征(vEDS)是一种少见的常染色体显性遗传病,是由编码Ⅲ型胶原组装蛋白的 COL3A1 基因突变导致,但约 50％患者由新的突变引起。vEDS 常表现为易于挫伤、皮肤菲薄(苍白、半透明、可见皮肤的小静脉动脉)、关节活动度大、特征性面容和动脉/子宫/胃肠道破裂。胃肠道的破裂常先于动脉破裂发生,大部分患者在胃肠道破裂后幸存。动脉破裂在此病的致命并发症中占有很大比例,大部分患者死于累及胸、腹主动脉的夹层或动脉破裂。平均寿命约 48 岁。

vEDS 应与 Loeys－Dietz 综合征和 Marfan 综合征进行鉴别。Loeys－Dietz 综合征更多地表现为动脉褶曲、动脉瘤和悬雍垂裂等。而 Marfan 综合征的心血管病变主要集中在主动脉,体格检查也可鉴别。

对 vEDS 无针对性的治疗。药物治疗主要用于控制血压(收缩压<120mmHg)和减少动脉粥样硬化高危因素。对于 vEDS 患者优先考虑使用非侵入性的血管影像学检查,预防性手术的效果不佳。当 vEDS 患者出现主动脉夹层或者主动脉根部瘤时,不建议腔内介入治疗,精细操作和使用垫片加固吻合口,可达到较为满意的外科疗效。

(三)Loeys－Dietz 综合征

Loeys－Dietz 综合征(LDS)为由转化生长因子受体 1 或受体 2(TGFBR1/2)基因突变导致的常染色体显性遗传病,主要累及心血管系统、骨骼系统、面部和皮肤临床表现可概括为:

动脉曲张、主动脉以外的动脉瘤或动脉夹层及悬雍垂裂三联征。

心血管系统主要表现为主动脉扩张和主动脉褶曲。主动脉根部(尤其是窦部)扩张是最为重要的表现。确诊时约 2/3 的患者已发生主动脉根部瘤。所有患者最终都会进展为主动脉根部扩张,平均寿命 26 岁。53％的发生远离主动脉根部的动脉瘤,仅使用超声检查主动脉根部是不够的,建议每年进行 1 次自头至骨盆水平的 MRI 或 CT 血管成像。

骨骼系统表现与 MFS 重叠较多,LDS 患者中关节松弛、漏斗胸和脊柱侧凸亦较常见;Marfan 患者中较为常见的细长指(趾)在 LDS 患者中较为少见。此外,MFS 患者眼裂窄,而 LDS 患者眼裂宽。与 vEDS 的临床鉴别可依据悬雍垂裂这一特征。

对 LDS 患者进行积极的外科治疗效果较好,目前推荐患者在主动脉直径较小时进行手术治疗;标准为经食管超声心动图测定主动脉外径＞42mm 或 CTA/MRA 测定的主动脉外径≥46mm。不建议行主动脉腔内治疗。

六、锁骨下动脉窃血综合征

锁骨下动脉窃血综合征是椎－基底动脉供血不全为主而导致的一组症状与体征。由于远离脑部的血管即锁骨下动脉或无名动脉近心端阻塞,导致脑血流经 Willis 动脉环,再经同侧椎动脉虹吸引流,使部分脑血流逆行灌注患侧上肢,从而引起脑局部缺血。

(一)诊断标准

1. 临床表现

(1)脑局部缺血(基底动脉供血不足)头晕、眩晕、头痛、发音困难、平衡失调、共济失调、晕厥、神经错乱、局灶性癫痫、幻嗅和脑卒中发作。椎－基底动脉供血不足通常为一过性,并反复发作,但也可发生永久性神经系损害。

(2)患体上肢缺血、运动不全、易倦、凉冷、感觉异常、指尖坏死等。

2. 体征

(1)可有一侧上肢血压下降或无脉。

(2)锁骨上窝可闻及血管杂音。

3. 辅助检查

(1)患肢运动试验、颈动脉压迫试验、时间法双侧同测量血压与脉搏、眼底动脉压力测量法等检查均可提示此病,但不能确诊。

(2)动脉造影和数字减影检查可以确诊。

(3)多普勒超声、CT 及 MRI 确诊率较高,可为手术疗效及远期随访提供方便、简单的手段。

(二)治疗原则

1. 介入治疗 尽管此方法较简单,但存在动脉内膜破碎,血栓脱落而致脑栓塞危险和易于再发狭窄,有一定失败率,应采取慎重的态度。

2. 手术治疗

(1)经胸恢复椎动脉正向血流的手术 经胸切口施行动脉内膜血栓切除附加或不附加动脉补片成形术、转流术或人工血管移植手术是常用的手术方法。对于无名动脉右锁骨下动脉与右颈总动脉,胸骨正中切口可提供满意的显露,但对于左锁骨下动脉则由于解剖关系显露不佳。

(2)经胸外切口恢复椎动脉正向血流的手术为避免开胸手术的创伤,有许多经胸外切口的手术方法,如经颈部椎动脉结扎术,锁骨下动脉或无名动脉内膜切除术,或椎、颈动脉侧一侧吻合术,颈总动脉锁骨下动脉移植转流术,以及锁骨下动脉-锁骨下动脉或腋动脉-腋动脉人工血管移植转流术。

七、主动脉弓分支阻塞征

主动脉弓分支阻塞征是指由于无名动脉、颈动脉、锁骨下动脉、椎动脉的腔内狭窄和闭塞或腔外压迫所致的一组症状与体征。

(一)诊断标准

1.临床表现 临床症状决定于阻塞分支血管的部位、程度和数量,以及有无侧支循环和侧支循环是否充分。一般分为两大类。

(1)脑缺血引起的中枢神经系统的症状及体征。

(2)患侧上肢缺血,导致上肢无力、易倦、感觉异常及患肢运动障碍。

2.辅助检查

(1)多普勒超声:用于检查两侧颈动脉及脑血管情况,了解动脉内血流速度、流量及管腔狭窄程度,协助诊断及治疗。

(2)CT 及 MRI:有重要诊断价值。MRI 对于脑缺血更敏感。

(3)动脉造影和数字减影术(DSA):属有创检查,有助于术式选择。

(二)治疗原则

1.腔内球囊血管成形术 适用于锁骨下动脉近心端的阻塞,特别是已有锁骨下动脉窃血综合征者,此时发生脑栓塞的概率减小。

2.激光腔内成形术和球囊血管成形术 利用激光使斑块汽化而解除阻塞,绝大多数病例在用激光汽化后,再继以球囊扩张。

3.内膜剥脱和补片成形术 适用于颈总动脉、无名动脉、颈内动脉、锁骨下动脉及椎动脉的阻塞。

4.胸外血管转流术 包括锁骨下动脉-颈动脉转流术、锁骨下动脉-锁骨下动脉转流术或腋动脉-腋动脉转流术,适用于单纯颈总动脉或锁骨下动脉阻塞者。

5.胸内血管转流术或斑块内膜剥脱术 可避免多根血管在胸廓出口处被压而影响疗效。但对于老年人特别是心、肝功能受损者,仍应选择胸外手术。

第五节　心包及其他心脏疾病

一、急性化脓性心包炎

急性化脓性心包炎是致病菌侵犯心包引起的急性炎症。病原菌通常为葡萄球菌、链球菌等。感染途径有:①邻近器官的感染扩散。②血源性感染。心包遭受急性感染后,其浆膜层充血水肿,大量白细胞浸润及浆液纤维素性渗出,积聚在心包腔内。如增长过速,可使心包腔内压力骤然升高导致心脏压塞。

(一)诊断标准

1.多为继发性感染所致,原发感染灶可能为肺炎、膈下感染、化脓性骨髓炎和败血症等。

2.有胸痛、高热、胸闷、气短等症状。

3.不同程度的心脏压塞征象。

4.X线胸片示心影向两侧扩大,心缘弧度消失。

5.心电图示 QRS 波低电压,T 波倒置。

6.超声心动图示心包腔积液征象。

7.心包腔穿刺抽出脓性积液,脓液涂片或培养有化脓菌生长。

(二)治疗原则

1.治疗目的　控制感染,排出脓液和引流心包,尽快解除心脏压塞,避免因治疗不及时或不彻底而形成的慢性缩窄性心包炎。

2.手术指征　化脓性心包炎诊断明确,经内科治疗(包括穿刺术),中毒症状仍无缓解,应考虑心包切开引流术;如病史长,脓液稠厚,引流不畅,心包粘连或肉芽形成,有形成缩窄性心包炎趋势时,应进行心包部分切除术。

3.手术方法

(1)麻醉:局部麻醉或气管插管静脉复合麻醉。

(2)心包切开引流术:经剑突下横切口,撑开腹直肌,切除剑突,沿胸横筋膜进入心包腔。切开心包排脓后,应注意用手指轻柔分离粘连心包,温盐水或加抗生素冲洗,在心脏膈面放置多孔引流管。也可经胸骨左缘第5或第6肋软骨床,进行心包切开引流术。术中注意防止纵隔胸膜破损,以免造成脓胸;分离心包粘连时不可用力强行分离,以免心肌撕裂。

(3)心包部分切除术:多采用左胸前外侧切口。根据探查情况切除左侧或同时切除右侧大部分心包。彻底冲洗,左胸放置闭式引流管。

二、慢性缩窄性心包炎

慢性缩窄性心包炎是一种常见的心包疾病,由于心包缩窄,心脏受压,使心排血量下降,静脉系统淤血。它多由结核性心包炎发展而来。

(一)诊断标准

1.临床表现

(1)发病缓慢隐匿,可有结核或化脓性心包炎病史,活动后乏力,气短,心悸和腹水。近年来,由于放射性治疗的增加,临床上放射性心包炎有增加趋势。

(2)体征:肝大,腹水,静脉压升高,颈静脉怒张,有时可有发绀、奇脉;心尖冲动减弱或消失,心音远而弱,脉压小,部分患者肝颈静脉回流征阳性。

2.辅助检查

(1)X线及CT:心影正常偏小或轻度扩张,弧度变直,部分病例可见心包钙化。上腔静脉影增宽。CT 检查可显示心包增厚及钙化的程度。

（2）心电图：QRS 波低电压，T 波低平或倒置。

（3）超声心动图：心包增厚，可见心包钙化，心脏搏动幅度明显减弱。

（4）心导管检查：早期右心室舒张压明显升高，右心房压也显著升高，心排血指数低于正常。有时需与心肌病相鉴别。

（5）磁共振：用于缩窄性心包炎与限制型心肌病的鉴别。

（二）治疗原则

1.手术适应证

（1）部分心包切除或心包剥脱术是有效的治疗方法。确诊后应及早行手术。

（2）全身情况差，内脏功能受损重者，应积极治疗准备，待病情稳定或改善后手术。

（3）危重患者经积极治疗仍不改善，应进行抢救手术。

（4）有活动性肺结核或全身性结核感染者，应进行正规抗结核治疗后手术。

（5）高龄或有严重内脏功能不可逆性损害者，不宜手术。

2.手术要点

（1）术中严格控制液体输入，不宜多输血。严格记录出入量。

（2）麻醉诱导力求平稳，防止缺氧、低血压或心脏停搏。

（3）一般选用胸骨正中切口。

（4）剥离心包应从心尖部开始，依次为左心室面、右心室和肺动脉，最后松解上、下腔静脉入口。剥离范围要求两侧到膈神经，上方到大血管根部，下至膈面心脏。需视患者情况、心肌功能状况而定。心肌萎缩者，剥离范围宜减少。

（5）剥离心包困难时可采用孤岛式留置，严禁强行剥离，防止冠状血管损伤、心肌撕裂和膈神经损伤。也可在体外循环辅助下进行心包剥脱。

（6）左心室松解后即静脉注射洋地黄类药物，并给予利尿药物。注意限制液体入量，监测血清电解质。

（7）术后处理强调维持血流动力学稳定，慎用降压药物。

三、感染性心内膜炎

感染性心内膜炎是病原微生物感染导致的心内膜炎症。病原以细菌、真菌为多见。分为急性和亚急性 2 种，临床以亚急性感染性心内膜炎为多见。病原菌以草绿色链球菌和金黄色葡萄球菌为主。

（一）诊断标准

1.临床表现　多数患者无前驱病史，部分有心脏手术、器械检查或感染史。起病多缓慢而无特异性。

（1）全身症状：绝大多数有发热、热型不规则，伴恶心、呕吐、食欲减退、全身酸痛、精神状态差。舌干燥、苔厚腻。部分患者有脾肿大、杵状指。

（2）心脏病变：多数有心脏杂音，可表现为主动脉瓣区的双期杂音，二尖瓣区舒张期隆隆样杂音或收缩期吹风样杂音，以及瓣膜穿孔产生的相应杂音。还可出现充血性心力衰竭的症状。

（3）皮肤黏膜改变：表现为淤点、指甲下出血、Janeways 结、Osler 结等。

（4）栓塞及血管损害：脑栓塞可引起偏瘫、失语、头痛、呕吐等症状；肾栓塞导致腰痛、血尿；脾栓塞引起左上腹剧痛，随体位改变而加重；肢体动脉栓塞表现为肢体苍白、发绀、发凉、疼痛和脉搏消失。

2. 实验室检查

（1）血培养：血培养阳性具有确诊意义。如反复血细菌培养阴性，而临床表现典型者，应考虑真菌感染可能。

（2）血常规：半数患者呈正常细胞和正色素性贫血。白细胞计数轻度增多或正常。

（3）红细胞沉降率：多数患者红细胞沉降率增快。

（4）血清免疫学检查：半数患者乳胶试验阳性或类风湿因子效价增高。多数患者免疫复合物阳性，可出现高丙种球蛋白血症和低补体血症。

3. 辅助检查　超声心动图可显示各瓣膜受损情况，以及心内赘生物大小和形态，了解心腔扩大程度和心脏功能受损情况，有助于判断预后和确定手术适应证。

（二）治疗原则

1. 外科治疗适应证

（1）心功能逐渐恶化或心力衰竭者，若药物治疗难以控制，应急诊手术。

（2）应用抗生素治疗无法控制感染者。

（3）发生体循环动脉栓塞，或者超声心动图发现赘生物直径＞2.5cm，赘生物随时有脱落危险。

（4）引起瓣周脓肿或心肌脓肿，或出现心脏传导阻滞、主动脉窦瘤破裂或室间隔穿孔等并发症。

（5）出现或遗留瓣膜功能障碍，或继发于需要手术治疗的先天性心脏病。

（6）真菌性心内膜炎。

（7）人工瓣膜替换术后早期心内膜炎经药物治疗 5～7d 无效。

（8）人工瓣膜替换术后心内膜炎，出现瓣膜赘生物、瓣膜穿孔、瓣膜坏损、心力衰竭或反复发作者。

2. 手术禁忌证　严重的心力衰竭，心源性休克和重要脏器功能障碍不能耐受手术。

3. 术中要点

（1）麻醉诱导期、体外循环中及术毕，必须静脉用大剂量抗生素。术后需持续使用抗生素 4～6 周。

（2）建立体外循环的操作要轻柔，防止赘生物脱落，引起栓塞。

（3）二尖瓣、主动脉瓣心内膜炎者，如瓣膜或瓣周组织炎症明显，甚至发、生瓣周脓肿或心肌脓肿，必须彻底清除感染病灶。局部用碘伏擦洗，以大量生理盐水冲洗。妥善处理遗留的缺损，再进行瓣膜替换术。最好选择自体肺动脉瓣或同种主动脉瓣替换术，以增强局部的抗感染能力。要特别注意，缝合环应固定牢固，以防术后并发瓣膜穿孔。

（4）对二尖瓣、三尖瓣或肺动脉瓣心内膜炎，如病变局限，仅出现瓣叶破损或穿孔或腱索乳头肌断裂,且全身感染在术前已基本控制或治愈,可进行瓣膜成形术。

(5)人工瓣膜替换术后并发心内膜炎,均应进行再次瓣膜替换术。特别要注意彻底清除瓣周感染灶和坏死灶,牢固地固定缝合环,防止感染复发和瓣膜穿孔。

(6)先天性心脏病并发心内膜炎,除彻底清除病灶外,应尽量少用人工编织物修补缺损。动脉导管未闭并发的心内膜炎,宜在体外循环下闭合动脉导管,以避免结扎导管时发生破裂大出血。

(7)先天性心脏病直视修复术后并发心内膜炎者,应拆除原补片或人工血管,彻底清除病灶,重新修复。补片宜用自体心包片。

(8)二尖瓣或主动脉瓣心内膜炎手术时,应注意探查其他瓣膜,以避免其他瓣膜同时存在心内膜炎。

四、心脏黏液瘤

心脏黏液瘤是原发于心腔内最常见的一种肿瘤,起源于心内膜下间叶组织,长大后向心腔内突出。可发生于各个房室腔,最常见的是左心房黏液瘤。

(一)诊断标准

1.症状

(1)最常见的症状是血流阻塞,常有心悸、气短、端坐呼吸、晕厥、咯血等症状,特别是上述症状与体位有明显关系。

(2)左心房黏液瘤可引起体循环血管栓塞,有时可发生脑血管意外;右心房黏液瘤可引起肺动脉栓塞,产生肺动脉高压等表现。

(3)全身表现有反复发热、关节或肌肉疼痛、纳差、体重减轻等症状。

2.体征　可闻及房室瓣区舒张期和(或)收缩期杂音,随体位而变化。伴肝大、腹水及下肢水肿等。

3.辅助检查

(1)X线胸片及心电图:无特异性表现。

(2)超声心动图:是简便可靠的确诊方法。二维超声可显示肿瘤的大小及范围;多普勒超声可显示肿瘤引起瓣膜狭窄和关闭不全的程度,对黏液瘤的确诊率很高。

(3)CT 及 MRI 检查:组织学分辨率高,可显示肿瘤情况及其与周围结构的关系。

(4)实验室检查:可有红细胞沉降率增快,血清蛋白电泳改变等。

(二)治疗原则

1.手术适应证

(1)确诊后应及时进行肿瘤切除术,以改善症状和避免严重的并发症及猝死。

(2)肿瘤部分阻塞二尖瓣口,引起急性心力衰竭与急性肺水肿,经短时治疗病情不好转者,立即进行气管插管辅助呼吸,施行急诊手术。

(3)黏液瘤碎片脱落,引起脑血管或周围血管栓塞,发生偏瘫或肢体栓塞时,经积极治疗待患者意识清醒,病情稳定后,应及早手术。

2.手术禁忌证　重要器官严重损害,不能耐受手术。

3. 手术要点

(1)麻醉诱导平稳,尽量避免体位变动。

(2)建立体外循环过程中避免搬动或挤压心脏,防止黏液瘤阻塞二尖瓣口或引起动脉栓塞。

(3)不必置入左心房引流管,防止瘤体破碎,引起栓塞。

(4)可同时做左心房和右心房切口。显露瘤体后,在卵圆窝中点做纵切口。必须整块切除瘤蒂和部分房间隔。

(5)切除和取出肿瘤时,严格防止瘤体破碎,取出后检查冲洗左房,防止残留瘤组织。

五、肥厚性梗阻型心肌病

肥厚性梗阻型心肌病(HOCM)又称特发性肥厚型主动脉瓣下狭窄,其病理特征是肌部室间隔非对称性肥厚,肥厚肌块向左心室腔凸出,多伴有收缩期二尖瓣前向运动(SAM),导致左心室流出道排血受阻,左心室腔变小,左心室舒张功能受损。

(一)诊断标准

1. 症状　与左心室舒张功能受损及左心室流出道梗阻程度有关,常见有呼吸困难、心绞痛、晕厥、猝死、心悸、心力衰竭。

2. 体征　双峰脉搏,心尖波动左下移位、范围扩大、强而有力,胸骨左缘及心尖部收缩期杂音,为流出道狭窄和二尖瓣反流所致。

3. 辅助检查

(1)X 线胸片(心脏远达位):心脏多为中间型,心衰时出现肺淤血和间质性肺水肿。

(2)心电图:改变常早于临床症状,多为左心室肥厚,少部分患者有异常 Q 波及各种室性心律失常。

(3)超声心动图:为确诊手段,可显示室间隔肥厚部位及程度,SAM 征,二尖瓣反流程度,左心室流出道狭窄程度及压差大小。

(4)左心导管和左心室造影:适用于超声诊断有疑问,或可疑冠心病需做冠状动脉造影的病例。

(二)治疗原则

1. 药物治疗　包括 β 受体阻滞剂,钙通道阻断剂,胺碘酮等药物。

2. 介入治疗

(1)心脏起搏治疗:植入永久起搏器,起搏点位于右心室心尖部,使室间隔提前收缩以减轻流出道梗阻。

(2)化学消融治疗:经皮穿刺置入导管至前降支的第一间隔支,注入酒精使局部坏死,消除流出道梗阻。可导致室间隔穿孔、室颤、Ⅲ°AVB 等并发症。

3. 外科治疗　疗效可靠、比较安全,是治疗肥厚性梗阻型心肌病的主要方法。

(1)经主动脉肥厚肌肉切除术:经主动脉切口,单纯室间隔切开或切除部分肌肉,可有效解除流出道梗阻,比较常用。

(2)改良 Konno 手术:适用于梗阻较深或肥厚肌肉切除后残余梗阻者。

（3）二尖瓣置换术：二尖瓣置换可消除 SAM 征，解除流出道梗阻。

六、肺动脉栓塞

肺动脉栓塞是指肺动脉或其分支管腔内机械性阻塞。阻塞物通常是血栓栓子，多来自下肢深静脉。按病程可分为急性和慢性，慢性肺动脉栓塞又称慢性血栓栓塞性肺动脉高压。

（一）诊断标准

1. 症状　根据栓子大小的不同，急性肺动脉栓塞造成的血流动力学障碍及临床症状差异甚大，自轻度气急、胸痛，到呼吸困难、虚脱、休克，直至全心搏骤停。慢性肺动脉栓塞的特征为进行性呼吸困难，最终死于呼吸衰竭。

2. 体征　无特异性体征。

3. 实验室检查　低氧血症，D－二聚体增高。

4. 辅助检查

（1）心电图：常见有 SQT 征、电轴右偏、右束支传导阻滞、T 波倒置及各种心律失常。

（2）超声心动图：急性肺动脉栓塞导致右心后负荷突然增加，产生一系列肺源性心脏病的表现，如右心扩大、右心室壁运动幅度减低、室间隔运动形态异常等。慢性肺动脉栓塞有肺动脉扩张。

（3）肺血管 CT 造影：直接显示肺动脉干至肺段的血管、管腔及腔内血栓的部位、形态、范围、血栓与管壁的关系，以及内腔受损情况。

（4）肺动脉造影：是诊断肺动脉栓塞的金标准，也是介入治疗的手段。

（二）鉴别诊断

肺动脉栓塞需要与急性心肌梗死、急性主动脉夹层相鉴别。

（三）治疗原则

1. 急性肺动脉栓塞的手术指征

（1）严重呼吸、循环功能障碍或因肺动脉栓塞突发心搏骤停。

（2）溶栓治疗无效或有禁忌。

（3）肺动脉造影示肺动脉阻塞范围超过 50％。

2. 急性肺动脉栓塞的手术禁忌证　诊断不确立，尤其是无法与急性心肌梗死鉴别者。

3. 慢性肺动脉栓塞的手术指征

（1）严重慢性进行性呼吸衰竭症状，低氧血症与低碳酸血症，经抗凝治疗 6 个月无效，心功能 3、4 级。

（2）肺动脉平均压＞30mmHg。

（3）肺动脉造影示阻塞范围＞50％，血栓位于肺段以上动脉手术能及者，位于肺动脉主支或肺叶动脉近端者。

4. 慢性肺动脉栓塞的手术禁忌证

（1）弥漫的远端肺小动脉栓塞，无法取除。

（2）严重右心衰竭。

（3）合并其他脏器严重疾患等。

5.手术方法

（1）急性肺动脉栓塞：采用肺动脉栓子摘除术。时间允许时可在体外循环辅助下，切开肺动脉取出栓子；紧急情况下可在常温下阻断循环，取出肺动脉栓子。

（2）慢性肺动脉栓塞：采用肺动脉血栓内膜剥除术。常规体外循环切开肺动脉壁至右肺动脉分叉处，以剥离子分离出机化栓子与管壁的间隙，直至全部血栓内膜整块剥除，可见血液自切口逆流涌出。

第六节　心脏创伤

一、心脏挫伤

所有因钝性暴力所致的心脏创伤，一般无原发性心脏破裂或心内结构损伤，统称为心脏挫伤。心脏挫伤是闭合性心脏损伤中比较常见，最易被忽略的一种损伤。

（一）诊断标准

1.临床表现

（1）有胸部外伤（多为钝性）或腹部挤压伤。

（2）可伴有胸部软组织、肋骨、胸骨、脊柱损伤。

（3）多数有心前区疼痛，类似心绞痛。

（4）可有心律失常，如心房颤动、房性或室性心动过速、传导阻滞等。

（5）可伴有心脏压塞及血气胸体征。

2.辅助检查

（1）心电图监测可有 ST 段和 T 波变化。

（2）放射性核素示踪扫描可对心肌损伤区定位。

（3）肌酸磷酸激酶及同工酶作为诊断手段，需动态观察，多发伤存在时可出现假阳性。

（二）治疗原则

主要为非手术疗法。卧床休息 2～4 周，严密监护；对症处理包括恢复血容量，给氧，必要时机械辅助通气；处理心功能不全或各种心律失常。可能出现心包积液，或形成室壁瘤，破裂造成心脏压塞，甚至导致死亡。出院后必须定期随访，注意后期处理。

二、心脏破裂

心脏破裂可在外伤后立即发生。也可于 1 周内由于挫伤区软化坏死而发生延迟或继发性破裂。

（一）诊断标准

1.有胸部外伤或锐器刺伤史，在心脏投影胸壁可见创道。

2.伤后可立即出现失血性休克，血液进入胸腔可出现血胸征象。

3.心脏出血积存于心包腔内，可出现急性或慢性心脏压塞。

4.异物存留于心脏，B 型超声及 X 线检查时，可见随心跳而搏动的异物影。

5.心电图示心肌损伤改变。

（二）治疗原则

紧急开胸、解除急性心脏压塞和修补心脏裂口是抢救心脏破裂惟一有效的治疗措施。

1.心脏裂伤一般可在全身麻醉下直接缝合。但大的室壁破口或左心室后壁的心脏裂伤，特别是邻近左房室沟部位者，常需在体外循环和心脏停搏下进行修复。

2.某些心脏裂伤需在体外循环下修复，但无体外循环装置时，可游离上下腔静脉并绕以阻断带，或应用无创血管钳短暂钳闭腔静脉阻断回心血流，或应用除颤电极诱导心室纤颤以控制出血，争取在1～2分钟内缝合心脏裂口。

3.心脏闭合性损伤可能是全身多发损伤的一部分，要注意作出全面诊断，或一面抢救，一面注意检查它处有无合并损伤，以防漏诊。

4.伤情危重，心脏濒于停搏时，可在急诊室或监护室进行抢救手术。

三、急性心脏压塞

严重的心包和心脏损伤，如心包裂口大，出血流入胸膜腔内，伤员可立即死于急性失血性休克。如心包裂口小，血液在心包腔内积聚，心包腔内压急剧增高，影响心脏充盈，心输出量下降，冠状动脉灌注不足，心肌功能受抑制，形成恶性循环。

（一）诊断标准

1.有胸部外伤或胸部手术史。

2.面色苍白，皮肤湿冷，烦躁不安。

3.脉快而细弱，有奇脉，血压下降，静脉压增高，颈静脉扩张，心音远弱，心浊音界扩大。

4.超声心动图见心包腔有液平面。

5.心包腔穿刺抽出血性积液。

（二）治疗原则

1.适应证

（1）胸片或超声心动图示中等量以上积液，无吸收征象或出现血流动力学障碍时，如脉压窄，心动过速或低血压，是进行心包穿刺术的指征。

（2）心包穿刺术抽不出积血时，仍有急性心脏压塞症状，应立即做心包开窗探查术。

（3）若发生于心脏手术后，考虑心包腔内有活动性出血，应立即开胸探查。

2.禁忌证 心包少量积血，伴心脏扩大，禁忌做心包穿刺及开窗探查术。

3.手术要点

（1）除紧急情况外，心包穿刺术最好在超声心动图或胸部X线透视引导下定位穿刺。

（2）心包开窗术经切口伸入示指推开两侧胸膜时，应紧贴胸壁分离，以免刺破胸膜。

（3）在切开剑突部分膈肌时，不要切穿膈肌，防止进入腹膜腔。

四、外伤性室间隔破裂

在闭合性心脏创伤中，室间隔破裂比较少见，诊断较容易。一般认为室间隔破裂是在心脏舒张晚期或等容收缩期，当心腔充盈时，突然遭受强烈外力挤压所致。

（一）诊断标准

1.有胸、腹部外伤史（多为严重挤压伤）。

2.外伤后胸骨左缘第 3～5 肋间出现全收缩期粗糙杂音，多伴有细震颤；当有严重心衰或心源性休克时，杂音也可延迟至伤后数天才出现。

3.小的缺损，症状较轻，可为体表创伤症状所掩盖。较大的缺损有心悸、气短、咳嗽及乏力，多数立即出现，并迅速发展为急性心功能不全而死亡。

4.超声心动图可显示室间隔穿孔部位及分流程度，能够确立诊断。一般无须行右心导管检查或心血管造影检查。外伤性室间隔缺损可有多个，且多位于肌部室间隔靠近心尖处。

（二）治疗原则

1.手术适应证

（1）若分流量小，无症状或症状轻，可用药物控制者，应观察 3～6 个月。在此期间，小的室间隔穿孔可能自行闭合。观察 6 个月后室间隔缺损尚不闭合，则应进行手术治疗。

（2）用药期间仍出现充血性心力衰竭或心力衰竭加重，需及早手术。

（3）室间隔破裂修复的最好时机是在伤后 2～3 个月。此时创伤反应逐渐消失，破口边缘有瘢痕形成，手术比较安全。

2.手术要点

（1）伤后需要立即进行修复手术的，常常由于有心肌挫伤或合并损伤的存在，增加了手术复杂性和危险性，必须注意检查有无合并伤存在，并及时处理，以防漏诊。

（2）做左心室切口时注意不要损伤冠状动脉。切口不宜过大，以避免影响冠脉循环。

五、心脏瓣膜损伤

心脏瓣膜损伤常为严重的心脏损伤一部分，单纯损伤很少见。各瓣膜的损伤发生率依次为主动脉瓣、二尖瓣和三尖瓣。

（一）诊断标准

1.有胸部、腹部或下肢创伤史。

2.常伴有心悸、气短等症状，并可因进行性心功能不全而迅速死亡。

3.损伤瓣膜区出现相应的收缩期杂音，伴受损瓣膜关闭不全的征象。

4.超声心动图可显示受损瓣叶撕裂或腱索和乳头肌断裂造成的瓣叶脱垂，探及彩色反流血流，从而确定诊断，一般无须行心导管检查或心血管造影检查。

（二）治疗原则

1.手术方法　心脏瓣膜成形或替换术。

2.手术时机

（1）手术前应积极治疗和改善心功能状态，手术时机取决于创伤性瓣膜关闭不全的严重程度和临床表现。

（2）若反流轻，病情相对稳定，可等待创伤反应和心肌挫伤恢复后手术，较为安全。

（3）外伤后出现心功能不全进行性加重，应尽早手术处理。

（4）手术应考虑创伤反应的处理。

六、心脏异物

心脏异物多由盲管性火器伤所致,也有少数为刃器或异物沿周围静脉被血流带到心脏者。异物可位于心包腔或心腔内,也可嵌入心肌。心脏异物存留既有直接危害,如引起心肌破溃、感染和栓塞;也可有间接危害,如:造成沉重的精神负担。

(一)诊断标准

1.有火器伤或锐器伤史,特别是胸部盲管伤,胸壁有创道;也有少数异物沿周围静脉被血流带到心脏者。

2.临床表现主要为心脏压塞,出血和休克;异物还可引起心肌破溃、感染和栓塞;小的异物可无症状。

3.若异物柄露于体外,并随心跳而摆动,可立即确诊。

4.常见的异物有子弹、弹片、金属针及导管头等。胸部透视或 X 线胸片可发现异物在心影内或随心跳摆动。

5.术前应进行双相或多体位 X 线胸片、CT 及二维超声心动图等检查,协助异物定位。

(二)治疗原则

1.手术适应证　应根据异物大小、部位和有无症状等因素综合考虑。异物细小,无症状者可不予以处理;心脏、心包和大血管上的异物应择期手术摘除,多主张在伤后 1 周左右,待心肺功能恢复后进行手术比较安全。

2.术中要点

(1)刀刃或木桩类插入心腔异物,异物柄露于体外,并随心跳而摆动者,应立即进行手术。此类异物插在心腔有暂时的止血作用,在未开胸或未备好止血措施前,切勿轻易将异物拔出,否则会立即引起大出血而导致死亡。

(2)插入心腔的异物可随时松脱,造成心脏压塞和心脏停搏。麻醉诱导时,要准备好复苏措施。

(3)异物有游走倾向者,应在手术室摆好体位后,再行拍摄床旁胸片定位。

(4)心包腔内局部粘连和感染灶,可作为寻找心脏异物的标志。

第七节　心律失常的外科治疗

一、室上性心动过速

室上性心动过速(SVT)主要包括预激综合征、房室结折返性心动过速及异位性房性或室性心动过速及频发早搏等。

(一)预激综合征

预激综合征又名伍-帕-怀三氏综合征,主要是由于心脏房室传导间存在异常或附加的传导组织旁道,致使部分心室肌在室上性激动通过正常房室传导组织之前已先激动,造成异常的心室激动顺序(图 2-6)。阵发性室上性心动过速(占 50%～70%),并且可以合并心房颤动或者心房扑动(占 15％～39％)。预激综合征的产生可能和胚胎发育至 6 个月时,心房与心室肌未完全断离所致,也可能由先天性心脏病发育不全所致。

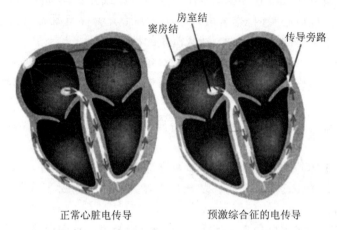

图 2－6　预激综合征的电传导通路

1. 心电图特点　预激综合征的心电图主要特征:P－R 间期＜0.12s;有△波;QRS 宽大畸形＞0.11s;P－J 间期正常＜0.26s;继发性 ST－T 改变(图 2－7)。

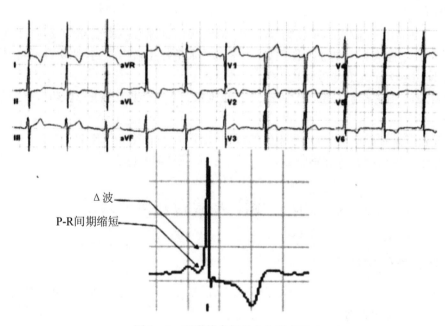

图 2－7　预激综合征的心电图表现

2. 手术适应证　对于以往心动过速发作频繁,严重影响正常生活和工作,或产生明显血流动力学影响的患者都可考虑手术治疗。

3.手术禁忌证

(1)无症状。

(2)药物治疗和射频消融治疗有效者。

(3)合并的心脏病失去手术时机者。

4.手术要点

(1)胸骨正中切口:常规建立体外循环,可在插管后进行心外膜电生理标测。

(2)左侧游离壁附加旁路者:经房间隔或房间沟左房切口显露二尖瓣,在二尖瓣环 2mm 切开左房后壁,切割深度达心外膜与左心房和左心室附着处,广度则从二尖瓣前交界到后交界,特别要注意切割左心室游离壁附着的脂肪垫。也可以使用射频消融技术在同样的位置进行射频消融。

(3)右侧游离壁附加旁路:在心外膜与右心房交界处做切口,经房间沟到右心室分离脂肪垫,然后再在三尖瓣前叶和后叶与隔叶交界之间,也可在相同位置进行射频消融。

(4)后间隔附加旁路:转流后经平行房室间沟的右心房切口,在确定为后间隔附加旁路后,做心内膜标测房室结和希氏束。继续分离直至左心室后上角的二尖瓣环,在后室间隔间隙切断所有穿过后室间隔的组织。也可在相同位置进行射频消融。

(5)前间隔附加旁路:未建立体外循环之前,将右心耳翻向右侧,切开左侧心房侧心外膜,向右心室漏斗部分离脂肪垫至心外膜与右心室漏斗部肌肉的交界。如心外膜标测证明尚未切断,则在体外循环心脏停搏后经右心房行前间隔切割。也可在相同位置进行射频消融。

(二)房室结折返性心动过速

房室结折返性心动过速(AVNRT)是室上性行动过速中较常见的一种形式,主要由于房室结内或者周围存在传导速度不同的 2 条径路造成的折返激动所致,在多数患者中并不伴有器质性心脏病。多见于成年人,尤其是女性中多见。AVNRT 的发生主要由于房室结内和房间隔下部的结周组织内存在折返环路所引起。按照折返前传、逆传径路的不同分为:慢快型(S-F,占 90%,慢径前传,快径逆传);快慢型(F-S,占 6%,快径前传,慢径逆传);慢慢型(S-S,占 4%,慢径前传,另一慢径逆传)3 种(图 2-8)。目前的手术方法主要在直视下对房室结周围进行冷冻消融。

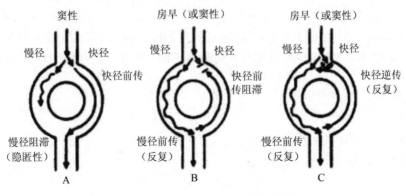

图 2-8　S-F 型 AVNRT 折返机制

1.心电图特点

(1)S-F型:节律规整,频率150～250bPm;属于窄 QRS 心动过速;无逆传 P 彼,提示折返激动的前传速度≈逆传速度,心房心室同时除极;假性"S"波,提示前传速度＞逆传速度,心室除极先于心房除极,Ⅱ、Ⅲ、AVF 导联明显 RP'＜P'R,RP'≤70ms;表现为阻滞型的 QRS 波群,多为 RBBB 型,心动过速的频率(R-R 间期)并不减慢,反而增快,证明是室内差异性传导。

(2)F-S型:窦性心律下不能显示双径现象;心动过速时 RP'＞P'R,P'波多在下一 QRS 波前,RP'＞70ms;常呈无休止发作;心动过速可合并 AVB;兴奋迷走神经可减慢或终止心动过速。

(3)S-S型:频率相对较慢;心动过速时 RP'≤P'R,RP'＞70ms;可合并 AVB;兴奋迷走神经可减慢或终止心动过速。

2.手术适应证　呈反复发作或有晕厥史,或同时合并需要手术治疗的心脏病;经内科治疗无效或不能忍受长期药物治疗,特别是射频消融治疗失败者。

3.手术禁忌证

(1)无症状。

(2)药物治疗和射频消融治疗有效者。

(3)合并的心脏病失去手术时机者。

4.手术要点

(1)最好在常温体外循环和心脏跳动下施行手术,并用示波检测 AV 间期。

(2)当示波 AV 间期延长至200～300ms,应停止消融与切割,避免产生心脏传导阻滞。

(3)细致操作,精确解剖,防止误伤房室结和希氏束。

(三)异位性房性心动过速

异位或自发性房性心动过速是由于心房某一部分(正常窦房结区以外)的自律性病理性增高,使该部位成为一种激动的起源病灶,自发的发出快速冲动所形成的一种室上性心动过速。大多表现为心悸,晕厥前症状,晕厥或充血性心力衰竭的症状。

1.心电图特点　突发突止;节律快而规则;频率160～250bpm 之间;QRS 波群形态一般正常。

2.手术适应证　对于内科治疗无效,导管射频消融失败,不能忍受抗心律失常药物治疗的副作用,对症状承受能力差,已引起心室功能障碍和充血性心力衰竭的患者,应考虑外科手术治疗。

3.手术禁忌证

(1)无症状。

(2)药物治疗和射频消融治疗有效者。

(3)合并的心脏病失去手术时机者。

4.手术要点

(1)术前电生理标测,若证实异位兴奋灶在左、右心耳或右心房游离壁,则可在体外循环下手术。

（2）切开心包后,应尽可能进行心外膜电生理标测定位。

（3）处理异位兴奋灶的方法有切除心耳、手术切割缝合隔离、冷冻隔离、射频消融等。

（4）术毕尽可能进行心外膜电生理标测或者药物刺激实验。

二、室性心动过速

室性心动过速对于患者危害大,较室上性心动过速较为严重,发生室颤和心脏骤停的比例高,常常危及患者生命。实行心动过速一般和缺血性心脏病有关,其他可见心脏肿瘤、先天性左右心室发育不良、法洛四联征修补术后的是室壁瘢痕等。

1. 手术适应证

（1）反复室性心动过速,药物治疗无效或不能耐受长期药物治疗。

（2）可在电生理检查中诱发室性心动过速。

（3）左心室功能基本正常。

（4）施行冠状动脉旁路移植术或室壁瘤切除术时。

（5）合并其他心脏病需行手术治疗时。

2. 手术禁忌证

（1）左心室功能明显受损。

（2）心外膜探查不能测得延迟激动。

（3）应用程序电刺激技术不能诱发和终结室性心动过速。

（4）急性心肌梗死不稳定期不宜手术。

3. 手术要点

（1）最好在常温体外循环下进行手术,转流前尽可能进行心外膜和心内膜电生理标测,术毕重新标测和诱发室性试验。

（2）切除范围要适当,主要是梗死灶,纤维化病灶,室壁瘤内膜纤维与正常心肌交界区。切除范围过大,会明显影响术后心功能。也可用射频消融代替切开技术。

（3）术毕要严格止血,特别是左室切口。可以放置心外膜起搏导线。

（4）术中尽可能进行心外膜标测。不宜行心内膜切除者,可植入埋藏式自动除颤起搏器。

三、心房颤动

心房颤动（房颤）是临床上主要表现为心房不规律收缩的一种室上性心律失常,影响着全球总人数的 $1\%\sim2\%$,而且房颤的患病率随年龄的增加而增加。Framingham 研究表明,在 $50\sim60$ 岁、$60\sim70$ 岁及 $70\sim80$ 岁的房颤发病率分别为 0.7%、3.5% 和 6.6%,而在 >80 岁人群中发病率高达 16.3%。房颤的主要并发症为脑卒中和充血性心衰,而且发生缺血性脑卒中的风险是正常人的 $2\sim7$ 倍,房颤患者的死亡率是正常心率患者的 2 倍。通常房颤的病理生理学改变主要是心房纤维化和心房肌的减少。组织学发现房颤患者的心房组织切片中异常的心肌纤维化组织并存在普通的心肌纤维中,这导致了心房传导的非匀质性。瓣膜疾病、高血压、心力衰竭或者是冠状动脉粥样硬化都会引起心房扩大造成心肌纤维化,从而引发房颤。

虽然很难判断心肌纤维化是由房颤引起还是由于合并的器质性心脏病引起,但是心肌纤维化在房颤最初发生就产生了,是房颤发生的组织学基础。现在根据是否合并其他心脏器质性疾病,将房颤患者分为合并器质性心脏病的房颤和单纯性房颤。目前对与合并器质性心脏的房颤患者,主要采取的为直视手术;而对于单纯性房颤患者,可以采取微创外科技术进行治疗。

1.手术适应证

(1)口服胺碘酮治疗无效或无法耐受胺碘酮治疗,内科射频消融治疗无效、不适合进行电复律治疗的患者。

(2)房颤患者心室率控制不满意或者患者有强烈的不适感。

(3)脑栓塞危险性增加,或者已经发生脑栓塞,或者发现左心房血栓。

(4)基础心脏病本身需要手术治疗,可同期手术治疗心房颤动。

(5)新近发现的心房颤动提示原发病加重,需要根据病情综合考虑是否近期手术治疗。

2.手术禁忌证

(1)合并复杂心律失常的心肌病。

(2)病态窦房结综合征。

(3)左心房明显扩大,心功能 4 级合并肝、肾功能损害。

3.手术方法

(1)左心房隔离手术:由 Williams 教授于 1980 年提出目的是将左心房与心室完全隔离,体外循环下经房间沟切口切开左心房,切口两极分别向二尖瓣环方向延伸,在距离瓣环数厘米处停止。切口与瓣环之间的组织传导用冷冻、超声或者射频消融的方法阻断。此方法左心房依旧颤动,而且为消除血栓栓塞的风险;并且左心血流动力学并未纠正,远期存在充血性心衰风险。目前这种方法已经被淘汰(图 2-9)。

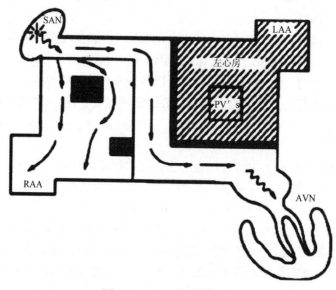

图 2-9　左心房隔离手术

（2）希氏束消融手术：由 Scheinman 教授于 1982 年提出，手术方法为直视下经导管消融希氏束，并在置入心室永久起搏器。此方法使患者心律规整（起搏室率），但是由于心房心室分开跳动，严重影响心脏血流动力学，而且存在血栓风险（图 2－10）。

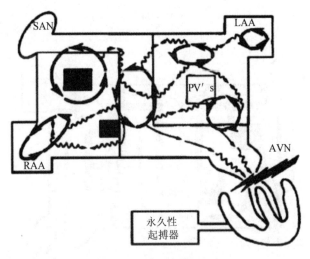

图 2－10　希氏束消融手术

（3）走廊手术：由 Guiraudon 教授于 1986 年提出，将左心房游离壁与房间隔完全隔离，同时将大部分右心房游离壁及大部分房间隔与窦房结、房室结，以及连接两者的狭窄房间隔通道相隔绝，形成走廊（图 2－11）。

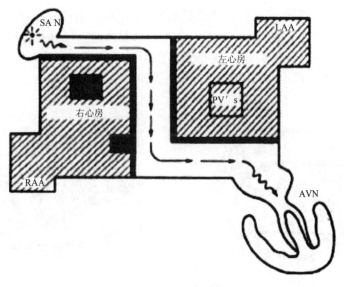

图 2－11　走廊手术

（4）迷宫手术：由 Cox 教授于 1987 年提出，包括切除两侧心耳，在保留窦房结到房室结主要通道的同时，隔离肺静脉区，从而在心房内形成多个传导盲区。迷宫手术可以完全切断造成心房颤动和发生的电位折返环；控制心房异位起搏点，使窦性激动与整个心房同步，保持心房的排血功能（图 2—12）。目前迷宫手术已经由原来的 I 型发展到目前的 IV 型，不仅减少了术后起搏器置入的并发症，而且简化手术，易于操作。

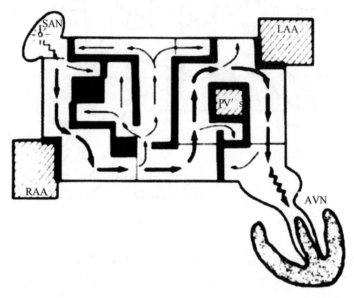

图 2—12 迷宫手术

（5）改良迷宫手术：目前由于各种消融能量和新的消融设备的使用，使得消融方式更加易于操作，目前改良的迷宫手术在全球各中心逐渐开展起来，主要消融能量包括冷冻、激光、微波、射频。主要操作包括肺静脉隔离，左心房后壁消融、峡部消融以及切除左心耳（图 2—13）。手术不仅能完成经典迷宫手术的隔离经线，而且减少了手术创伤，缩短了手术时间。

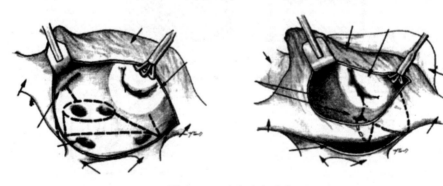

图 2—13 改良迷宫手术

（6）外科微创迷宫手术：随着腔镜技术的发展以及外科消融设备的改良使得外科消融技术创伤进一步减小。目前外科消融技术不仅能够应用于合并器质性心脏病的房颤的治疗，而且由于手术创伤小，使得微创外科消融技术也能用于单纯性房颤的治疗。目前各种微创治疗方法对阵发性、病史较短的持续性房颤都有较好的疗效（图2－14）。

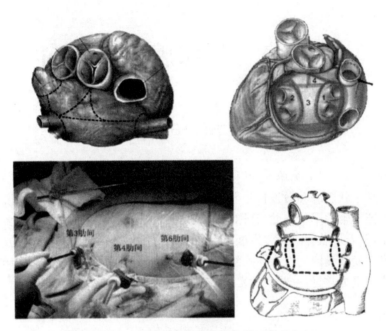

图2－14　各种外科微创技术消融线设置及手术入口

第三章　甲状腺外科疾病

第一节　甲状腺肿

甲状腺肿(goiter)可分为单纯性甲状腺肿和结节性甲状腺肿两类,根据发病的流行情况,又可分为地方性甲状腺肿和散发性甲状腺肿。单纯性甲状腺肿一般指甲状腺代偿性肿大而不伴明显的功能异常的甲状腺肿,又称为非毒性甲状腺肿。结节性甲状腺肿多由突眼性甲状腺肿演变而来,随着甲状腺肿病程发展,扩张和增生的滤泡集结成大小不等的结节,继而发生变性、坏死、囊性变和囊内出血。坏死组织也可逐渐纤维化或钙化,形成多结节性甲状腺肿,此类型在临床中更为常见,一般女性发病率比男性高。

一、病因

(一)甲状腺激素原料(碘)的缺乏

这是地方性甲状腺肿发病的主要原因。由于原料碘的缺乏,碘摄取量减少,甲状腺不能生成和分泌足够的甲状腺素,血中浓度明显下降,通过负反馈作用,刺激腺垂体 TSH 分泌增多,促使甲状腺代偿性增生和肿大。这种肿大实际上是甲状腺功能不足的表现。

(二)甲状腺激素需要量的剧增

青春期发育、妊娠、哺乳期或绝经期妇女,或某些疾病、中毒和外伤等,均可使机体代谢旺盛,甲状腺素的需要量激增,以致体内碘相对不足,引起腺垂体 TSH 分泌过多,导致甲状腺代偿性肿大。

(三)甲状腺激素生物合成和分泌障碍

常为散发性甲状腺肿的发病原因。

1.长期服用抗甲状腺药物或食物

如硫脲类、磺胺类、过氧氯酸钾、保泰松、对氨基水杨酸、硝酸盐、萝卜、木薯、卷心菜、大豆等均可抑制甲状腺激素的合成,使 TSH 分泌增加而致甲状腺肿大。

2.隐性遗传和先天性缺陷

如甲状腺素合成酶的缺乏(过氧化物酶或脱碘酶)可影响甲状腺素的合成;蛋白水解酶缺乏可使甲状腺素与甲状腺球蛋白的分离受阻,血中游离甲状腺素减少,经负反馈作用使甲状腺肿大。

二、病理

单纯性甲状腺肿最显著的病变为滤泡高度扩张,泡内充满滤液,而滤泡壁细胞变为扁平,局部有代偿性增生,这种增生实际上是有柱状细胞所组成的、突入滤泡腔的乳头状物。大多数病例没有甲状腺功能亢进的病理表现。形态方面,单纯性甲状腺肿可分为弥漫性和结节性两种。前者多见青春期,甲状腺呈均匀弥漫性对称肿大,扩张或增生的滤泡均匀地散布于腺体内,腺泡充满胶体,滤泡壁上皮由柱状细胞所组成。后者多见于流行区,扩张的滤泡集成一个或多个大小不同的结节,结节周围有不完整的纤维包膜。结节的组织形态可分为胚胎型、胎儿型、胶样型、滤泡型、乳头状型、嗜酸细胞型、透明细胞型,也可有混合型。

三、临床表现

(一)甲状腺肿大

病程早期为弥漫性甲状腺肿大,增大速度较缓慢,肿大程度轻重不等。弥漫性肿大时两侧腺叶常对称,保持正常甲状腺形状。查体可发现甲状腺表面光滑,质软,随吞咽运动上下活动度正常,无血管杂音及震颤。在青春期、妊娠期或哺乳期,甲状腺肿大可明显加重。如病程较长出现结节性甲状腺肿时,甲状腺内可出现大小不等多个结节,质地不一。结节性肿大的腺体常在一侧较显著,结节囊性变或囊内出血时,可在短期内突然增大,并伴疼痛。如甲状腺肿大较快,甲状腺结节质地变硬,活动度受限,应警惕癌变的可能。

(二)压迫症状

1.压迫气管　比较常见,常向一侧压迫,气管向对侧移位或弯曲,也可有两侧压迫,气管变为扁平。由于气管内腔受压狭窄,可出现呼吸困难。气管壁长期受压可发生软化,严重者可引起窒息。

2.压迫食管　少见。较大的胸骨后甲状腺肿可能压迫食管,引起吞咽不适感,一般不会引起梗阻症状。

3.压迫喉返神经　可引起声带麻痹,声音嘶哑,多为一侧。如双侧受压可出现失声和窒息。

4.压迫颈深部大静脉　引起头颈部血液回流障碍,多见于胸廓上口或胸骨后甲状腺肿。患者颜面浮肿,呈青紫色,颈胸部浅表静脉扩张。

5.压迫颈部交感神经节　可引起 Horner 综合征,极少见。

(三)结节性甲状腺肿

可伴发甲状腺功能亢进症或发生恶变。

(四)甲状腺功能测定

血液 T_3、T_4 和 TSH 多数正常,少数患者 TSH 可升高。

(五)甲状腺 B 超

可明确甲状腺有无结节,了解结节数量、大小、性质及有无囊性变。

(六)甲状腺同位素扫描

早期可见甲状腺弥漫性肿大,放射核素分布均匀。结节性甲状腺肿时可见放射核素分布不均匀,一般显示为温和凉结节,囊性变结节可表现为冷结节。

(七)颈部 X 线检查

可发现气管有无因甲状腺肿大而移位及软化,可发现胸骨后甲状腺肿并了解其位置、大小。

四、诊断

具有地方流行性甲状腺肿大的特点,诊断一般不难,继发甲亢时可伴有甲亢症状。位于甲状腺峡部的结节或甲肿,应注意与甲状舌骨囊肿相鉴别。胸骨后或胸内甲状腺肿应与纵隔肿瘤相鉴别。

五、治疗

(一)非手术治疗

青春发育期的弥漫型单纯性甲状腺肿多属于生理性肿大,多能自行缩小,不需特殊治疗。此时手术治疗可妨碍甲状腺功能,影响生长发育,且术后复发率高。对此类患者可给予小剂量甲状腺素治疗。甲状腺素片每日 60～120mg,或左旋甲状腺素片每日 50～100μg,连续 3～6 个月,需要时可至 12 个月,以抑制腺垂体 TSH 分泌,减少对甲状腺的刺激。

(二)手术治疗

1.单纯性甲状腺肿　如有压迫症状或巨大甲状腺肿影响正常生活和工作者,应行手术治疗。

2.结节性甲状腺肿　原则上应行手术治疗,特别是:①多结节性甲状腺肿,结节巨大影响生活和工作或引起压迫症状者。②结节性甲状腺肿合并甲亢者。③结节性甲状腺肿可疑结节恶变者。④对于单发或小的结节,试用甲状腺素治疗无效,或结节增长速度加快者。

3.胸骨后或胸内异位甲状腺肿　应行手术治疗。手术一般采用受累甲状腺叶次全切除或大部分切除术。

第二节　甲状腺功能亢进的外科治疗

原发性甲状腺功能亢进症(简称甲亢)治疗方法有内科治疗与外科治疗及同位素碘治疗。每个患者都需要选择恰当的治疗方法。每种治疗方法各有其优缺点。若能获得良好的治疗效果,内科治疗最好。当今,欧美、日本及我国治疗甲亢都施行甲状腺次全切除术,其最大理由系内科治疗难以获得永久缓解。甲状腺肿对患者带来诸多不便,此类甲亢病例最适合手术。美国几乎都采用同位素碘治疗甲亢,这是因为同位素碘治疗甲亢价廉易行,而选择外科治疗需高额费用,对手术并发症持严厉批判态度。实际上注意手术操作,完全可以预防手术并发症。内科治疗需要时间长而无法缓解的病例,选择外科治疗可获得确实效果,提高患者生存质量。

一、原发性甲状腺功能亢进症治疗历史

应用抗甲状腺药物治疗与同位素碘治疗研制开发之前,切除甲状腺肿是治疗甲亢确实有

效的唯一方法。19 世纪后半期 Billroth,Kocher 等人对甲亢均施行手术治疗。1909 年瑞士人 Theodor Kocher 获得诺贝尔医学奖时,获奖的演讲题目"轻度甲状腺疾病状态"之中,施行4000 例甲状腺手术中,甲亢手术为 155 例,其死亡率为 2.5%,取得优秀的治疗成绩。Kocher获此成绩时供职于瑞士的伯尔尼大学外科。当时瑞士为缺碘地方甲状腺肿流行地区。其论文中作为甲亢病例含有现在称为中毒性结节性甲状腺肿。当时,甲亢手术最大并发症是术后甲状腺危象,死亡率高。中毒性结节性甲状腺肿多为轻度功能亢进。不管怎样,呈甲状腺功能亢进状态手术发生甲状腺危象可能性很大。1923 年美国 MAYO 诊所的 Plummer 报告使用碘剂后可以安全地进行甲亢手术。1942 年 Hamilton 发现[131]I 于甲状腺内聚集,从而将其应用于甲亢治疗。1943 年 Astwood 用硫氧嘧啶治疗甲亢,因硫氧嘧啶毒性大,以后广泛应用带丙基的硫氧嘧啶。同时期研制开发他巴唑,才开创甲亢内科治疗。美国广泛应用同位素碘治疗甲亢以来,似乎甲亢外科手术成为过时的治疗方法。但是用抗甲状腺药物治疗甲亢缓解率很低为 40%～50%,为了获得缓解多数患者需要长时间服药。也有用抗甲状腺药物治疗使甲状腺肿越来越大。美国用同位素碘治疗甲亢 50 余年,日本有 40 余年,中国也有 30 余年,从历年的经验来看,已经否定其致畸性与对性腺影响,否定发生白血病与癌的可能性。因而广泛应用同位素碘治疗甲亢。但对妊娠者当属禁忌,近期妊娠女性也不合适。

关于放射线对甲状腺影响,众所周知婴幼儿时期颈部照射 X 线可能成为发生甲状腺癌的因素。Belarux 报告切尔诺贝利核电站的核泄漏事故后发生很多小儿甲状腺癌病例。可能系放射性碘为主要发病因素之一。关于同位素碘治疗后发生甲状腺癌与甲状旁腺癌的频率还没有结论。Holm 等人报告 10552 人同位素碘治疗后调查结果胃癌发生率上升。而美国所有年龄组甲亢患者均为同位素碘治疗对象。

二、甲亢手术适应证

1. 年轻者。结婚希望妊娠者。对于中年或高龄者用侵袭不大的同位素碘治疗为好,本人希望手术的病例也适合手术。某些眼球突出非常严重病例适合手术。

2. 用抗甲状腺药物治疗不能获取永久缓解的病例。用抗甲状腺药物几年也无法定期到医院检查治疗者。控制甲亢需要大剂量的抗甲状腺药物的病例不如做手术为好。每日服用他巴唑 90mg 以上,甲状腺功能难以达到正常化的病例,需同时服用碘剂地塞米松暂时将甲状腺功能达到正常就施行手术。

3. 因抗甲状腺药物副作用。使其无法继续服用抗甲状腺药物的病例。服用抗甲状腺药物最严重并发症是颗粒细胞减少症,大约 500 例中可有 1 例发生此症。对于年轻患者发生颗粒细胞减少症时即使甲状腺肿小也需要劝其手术治疗。如发生其副作用如皮疹、关节痛、肝功能障碍无法使用抗甲状腺药物的病例需要考虑手术治疗。

4. 甲状腺肿大超过 40g 以上,或 TRAb(促甲状腺激素受体抗体)呈高值为 60% 以上者。因甲状腺肿比较大,应用抗甲状腺药物多数难以缓解,或多次复发。甲状腺肿大即使应用同位素碘治疗也不容易缓解。

5. 只有手术才能治疗的病例,如甲亢合并甲状腺恶性肿瘤。甲亢合并有潜在性分化癌的频率高。为手术适应证的恶性肿瘤均为显性癌。合并甲状腺良性肿瘤体积比较大者也是手术对象。

6.可以说社会性适应情况,希望早期缓解拒绝同位素碘治疗病例,如到医疗机构不发达的国家或地区工作,或无法定期到医院复查的病例也是手术对象。从美容角度看劝其手术治疗。患者自身熟知甲亢病态也多数希望手术治疗。

三、甲状腺次全切除术

(一)手术目的

甲状腺大部分切除,使甲状腺刺激发生反应的甲状腺滤泡细胞数目减少,使分泌甲状腺激素保持正常状态。

(二)术前准备

如前所述甲亢手术主要使甲状腺功能恢复正常。如果甲状腺功能正常的话,那么完全不用担心术后发生甲状腺危象。通常使用抗甲状腺药物可使甲状腺功能正常化。当其药物疗效差,副作用强无法继续服药时可用如下方法使甲状腺功能正常化,即只用抗甲状腺药物;抗甲状腺药物＋碘剂;抗甲状腺药物＋碘剂＋肾上腺皮质激素;抗甲状腺药物＋碘剂＋肾上腺皮质激素＋心得安;只用碘剂;碘剂＋肾上腺皮质激素;碘剂＋肾上腺皮质激素＋心得安;只用心得安。

大剂量碘剂有抑制甲状腺激素分泌与合成的作用。一般轻度或中度甲亢者待甲状腺功能恢复正常时需要服用复方碘溶液,每次 10 滴,每日 3 次,连服 7～14d 后手术,服用碘剂 3 周以上出现逃逸现象失去作用。

即使应用碘剂甲状腺功能仍呈高功能状态可并用肾上腺皮质激素。肾上腺皮质激素促进 T_4 向反 T_3 转换以减少血中 T_4,使代谢正常化。应用地塞米松、倍他米松 6～8mg,4～6d 口服。如脉搏频数时可并用心得安。也有单用心得安作术前准备的方法。因术前术后心得安的剂量不好掌握,术后 1 周继续口服心得安。有少数患者术后发生甲状腺危象。

(三)甲状腺次全切除手术操作要点

为了获得确实治疗效果,应该施行并发症少的手术方式。现在一般广泛施行甲状腺次全切除术。为了保护喉返神经及甲状旁腺,手术开始时不要触及甲状腺背侧。尽可能保留甲状腺后方被膜。也有确认喉返神经后再施行甲状腺次全切除。当甲状腺肿比较大或甲状腺与周围组织粘连密切病例,确认喉返神经很困难。一般甲状腺残留量两侧为 4～6g。Feliciano 认为甲亢手术的新进展,即:①保留甲状腺下动脉可确保上甲状旁腺的血液循环。②保留喉上神经外支。③完整切除锥体叶。④甲状旁腺自家移植。⑤置放持续吸引的引流管。

(四)手术步骤

1.切口与颈前肌群显露。切开皮肤及颈阔肌,显露胸锁乳突肌,胸骨甲状肌的前面。

2.手术入路。一般常用正中与侧方手术入路,可用正中颈白线纵行切开,直达甲状腺峡部,用于甲状腺瘤非常小,可以很好地观察甲状腺左右叶。如图 3-1 所示的侧方手术入路充分显露甲状腺上下动静脉,喉返神经与甲状旁腺。当锥体叶大时难以处理。于胸锁乳突肌前缘切开筋膜剥离胸骨舌骨肌与胸骨甲状肌间隙,直达甲状腺表面。

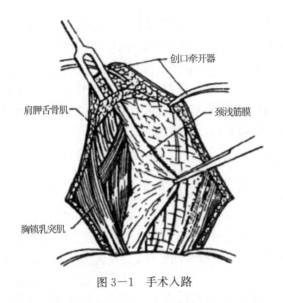

图 3-1 手术入路

3. 显露甲状腺上动静脉。以甲状腺钳子挟持甲状腺上极附近,将甲状腺向前下方牵引,仔细剥离显露甲状腺上动静脉分支,通过止血钳子。

4. 结扎切断甲状腺上动静脉。于甲状腺上动静脉分支的头侧通过结扎线行双重结扎。紧贴甲状腺上极结扎甲状腺上动静脉的前支、外侧支,保留背支。

5. 结扎切断甲状腺中静脉,向正中方向夹持甲状腺,显露甲状腺侧方的甲状腺中静脉,双重结扎。

6. 显露甲状腺下动脉,喉返神经。靠近颈总动脉,牵引甲状腺侧方,使甲状腺下动脉紧张,剥离其周围组织,确认喉返神经,此图中系喉返神经位于甲状腺下动脉主干之下处。

7. 确认喉返神经与甲状旁腺。如图 3-2 所示喉返神经位于甲状腺下动脉分支间或外侧,各占 20%,余下 10% 系甲状腺下动脉,不发达难以确认。

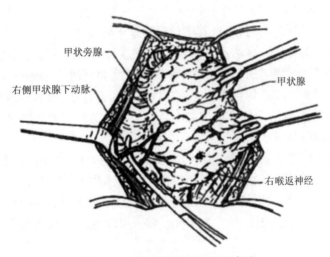

图 3-2 确认喉返神经与甲状旁腺

8.结扎切断甲状腺下动脉。结扎甲状腺下动脉,术后甲状旁腺功能减退症发生率不增高。注意不要将甲状腺下动脉与喉返神经一起结扎。数针缝合甲状腺峡部的实质遮断对侧叶的血流。为了保护后方甲状腺与甲状旁腺按甲状腺后方缝合结扎一周。

9.切除甲状腺侧叶。首先切断峡部锐性剥离气管与甲状腺之间隙,应用手术刀切除甲状腺,其断端缝合止血。一般先切除右叶,同样操作切除左叶,两叶残留量合计 6～8g。距离创口数厘米处插入硅胶引流管,24～48h 拔引流管。

四、甲状腺超次全切除术(栗原手术)

(一)甲状腺次全切除术后有 10%～20%患者甲亢复发

日本国栗原英夫教授首创甲状腺超次全切除术。指甲状腺组织残留量为 2g 的甲状腺切除手术。施行此手术可使原发性甲状腺功能亢进症百分之百缓解而治愈。其理由系一般的甲状腺次全切除不能完全去除甲状腺刺激抗体,患者认为手术是唯一最好治疗措施术后不应复发;当甲状腺组织残留量 2g 以下术后无复发病例;术后发生甲状腺功能减退可应用甲状腺激素补充疗法调整治疗;甲状腺组织残留量 1.5g 至 2.0g 时患者没有正确服用甲状腺激素呈潜在性甲状腺功能减退症,但不会呈现严重甲状腺功能减退状态。

(二)手术要点

1.需特殊准备的器械 为了确认游离甲状旁腺与喉返神经准备一个手术用放大镜与几把小蚊式钳子,甲状腺钳子或二齿式宫颈钳子;甲状腺组织残留量模型用黄铜制造,由 1～6g 等 6 个模型。

2.为了完成此术式需要研习

(1)甲状旁腺及甲状腺游离手术技术。

(2)确认喉返神经方法。

(3)关于 Berry 韧带周围的局部解剖等。

3.游离甲状旁腺的方法如下进行 将覆盖甲状腺表面的外科被膜剥离开,去显露甲状旁腺,需将支配甲状旁腺的血管分支与甲状腺交通支一支一支地仔细处理,将其向外侧游离。发现甲状旁腺有血液循环障碍时,应将其细切后移植于胸锁乳突肌内。

4.确认喉返神经的方法 多数术者喜欢应用喉返神经与甲状腺下动脉交叉部位判断确定。一般从外侧游离甲状腺在第 1、第 2 气管软骨高度的所谓 Zuckerkandl 结节背部,Berry 韧带外侧可见喉返神经。本法优点在于此部位肯定有喉返神经,因为喉返神经不贯穿甲状腺与 Berry 韧带,故在甲状腺表面仔细地游离不会损伤喉返神经。如果错误地将一侧喉返神经切断时,应对端缝合神经,对于正常生活没什么妨碍。

5.甲状腺残留量问题 游离甲状旁腺,确认喉返神经,在左右 Berry 韧带周围只留下 1g 甲状腺组织,甲状腺残留组织位于喉返神经前内侧。手术中于甲状腺背面游离甲状旁腺非常困难时,可将附有甲状旁腺的甲状腺组织残留量大小为 1～2g 而对侧叶全切除。也可将甲状旁腺向背外侧游离确认喉返神经,使左右 Berry 韧带周围各留下 1g 甲状腺组织。

(三)手术步骤

1.切口与显露甲状腺 皮肤切口位置在胸骨上缘 1～1.5 横指处,沿着皮肤皱纹作 Kocher 切口。如需延长皮肤切口尽量延向侧方,避免沿颈部纵向切开(图 3—3)。与皮肤切开的同一线上切开游离颈阔肌。用组织钳子将皮下组织与颈阔肌一同夹持上提,在颈阔肌下面向上方游离到可触及甲状腺上极,向下方游离到可触及锁骨上缘为止。将皮瓣在上方固定二处,下方在中央与皮肤缝合固定。显露出覆盖有颈浅筋膜的胸骨舌骨肌,显露甲状腺有三种方法(图 3—4,图 3—5,图 3—6)。当甲状腺肿小时可行正中切开,一般行颈前肌群于两方外侧切开加横行切断颈前肌群;甲状腺肿大时再加肩胛舌骨肌也横行切断,能触及左右甲状腺上极为止。颈前肌群横行切断时,先将胸骨舌骨肌的上下两侧的肌肉全层缝合结扎切断,即在胸骨舌骨肌背面插入两把 Kocher 钳子在两钳子之间以电刀切断。再将胸骨甲状肌也双重结扎其间切断。因为胸锁乳突肌,胸骨舌骨肌与胸骨甲状肌以各自筋膜覆盖,且三者之间血管穿通支很少均为疏松地结合。将颈前肌横行切开时,很容易用手指剥离开颈前肌的间隙。

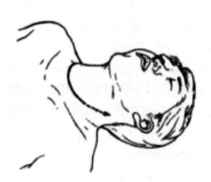

图 3—3　皮肤切口

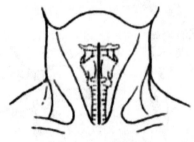

图 3—4　正中切开

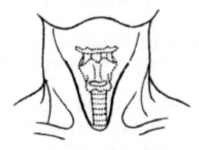

图 3—5　双外侧切开

113

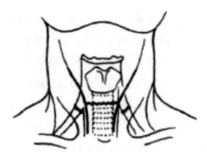

图3-6　颈前肌群横行切断

2.游离甲状腺

(1)因甲状腺与胸骨甲状肌之间有小血管穿通支,应当一支一支地仔细钳夹止血进行剥离。甲状腺肿比较大时,游离胸骨甲状肌的外侧,尤其是上方充分剥离后处理甲状腺上极就容易多了。游离外侧时因血管多必须慎重剥离。这样制止出血可顺利地将甲状腺暴露出来。

(2)从峡部上方游离甲状腺及锥体叶需紧贴甲状腺,结扎切断甲状腺上动脉前支外侧支如图3-7,为了保留甲状旁腺血液循环,不能切断甲状腺上动脉的背支,甲状腺上极背侧不要剥离很深、避免损伤甲状旁腺。从外侧向背部平行剥离不会损伤喉上神经外支。

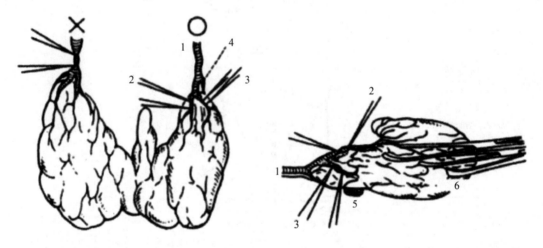

游离上极时,保留甲状腺上动脉背支,保留上甲状旁腺血循,左图不要像X那样集束结扎。只结扎甲状腺上动脉的前支与外侧支。

1.甲状腺上动脉主干;2.前支;3.外侧支;4.背支;5.甲状旁腺;6.甲状腺右侧叶

图3-7　游离甲状腺的术式

(3)在游离甲状腺外侧与下极时,应用甲状腺钳子或组织钳子将甲状腺向内侧牵引,切断结扎甲状腺中静脉,继续游离一直到甲状腺后被膜处,此时应将覆盖于甲状腺表面的薄薄的纤维性被膜(外科被膜)用蚊式钳子剥离。将与甲状腺之间疏松结缔组织用剪刀锐性剥离将甲状腺向前方游离起来。当处理甲状腺动静脉时尽可能靠近甲状腺被膜处结扎切断,并不损伤甲状旁腺血液循环。当甲状腺残留量小时,甚至气管,食管以至甲状腺上动脉向甲状旁腺的侧支循环也减少,故不结扎甲状腺下动脉主干可保留甲状旁腺的血液循环。

3.游离甲状旁腺　一般行甲状腺次全切除时,即使甲状旁腺位于前方也不会损伤甲状旁腺。当甲状腺切除很多时两叶总残留量为2g以下,为了保留甲状旁腺血循必须将甲状旁腺从甲状腺上游离下来移向背外侧,将黄色物体全部留下。

如图3-8所示按点线作切断面不会损伤甲状旁腺。

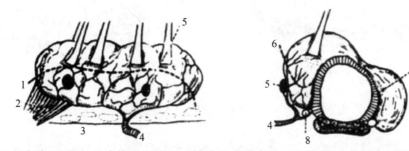

1.切断线;2.喉头;3.食管;4.甲状腺下动脉;5.甲状旁腺;6.切断面;7.气管;8.喉返神经
图3-8　游离甲状旁腺的术式

施行甲状腺超次全切除时,残留甲状腺组织非常小,多数情况下必须将甲状旁腺游离移动到后被膜处。在游离甲状旁腺时,为了保留其血液循环尽可能远离甲状旁腺而靠近甲状腺处结扎切断血管,如图3-9中的点线为甲状腺切断面,位于Berry韧带处的残留甲状腺组织重量约1g。

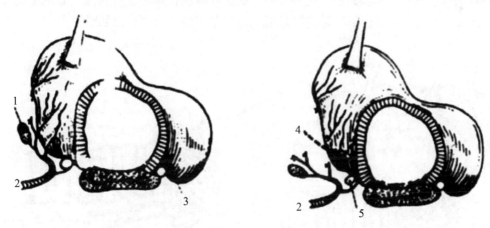

1.甲状旁腺;2.甲状腺下动脉;3.Berry韧带;4.切断面;5.喉返神经
图3-9　甲状腺超次全切除术

游离移动甲状旁腺处理血管时,尽可能距甲状腺近,离甲状旁腺远些。点线为切断面,甲状腺残留量为1g。

如图3-10所示,将甲状腺向前内方向边牵引,边将甲状腺由外侧向背部纵深进行剥离。

在第 1、第 2 气管软骨高度可见甲状腺呈半球状隆起部分称为 Zuckerkandl 结节。

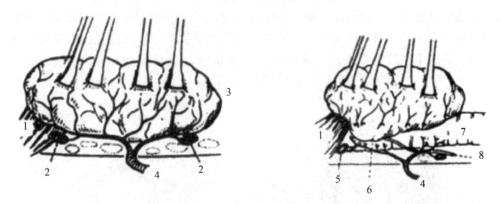

1.喉头；2.甲状旁腺；3.甲状腺右侧叶；4.甲状腺下动脉；5.甲状旁腺；6. Zuckerkandl 结节；7.气管；8.喉返神经

图 3－10　第 1～2 气管软骨高度有个半球状隆起称为 Zuckerkandl 结节

当游离甲状旁腺之际,应用蚊式钳子或小镊子将覆盖甲状腺表面的外科被膜钝性分离显露甲状旁腺。为了保留甲状旁腺血液循环尽可能接近于甲状腺处结扎切断血管,反复多次进行这个操作来游离甲状旁腺。当确认甲状旁腺有血液循环障碍时,应将其细切成 1mm³ 大小移植于胸锁乳突肌内。

4.显露喉返神经　进一步将 Zuckerkandl 结节剥离到背侧可显露出喉返神经,如图 3－11 所示,其内侧可见 Berry 韧带。此 Berry 韧带系将甲状腺固定于喉头与气管的结缔组织。Berry 韧带周围残留甲状腺组织重量约有 1g。图中的点线表示甲状腺切断线。

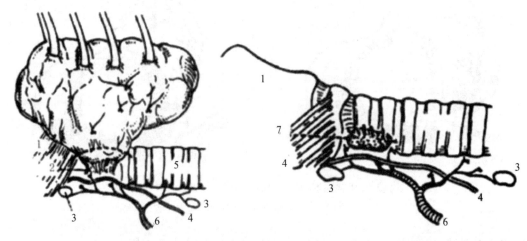

1.喉头；2. Berry 韧带；3.甲状旁腺；4.喉返神经；5.气管；6.甲状腺下动脉；7.残留甲状腺组织

图 3－11　显露喉返神经其内侧可见 Berry 韧带,韧带周围可残留 1g 甲状腺组织,图中点线为切断线

在 Berry 韧带的外侧肯定有喉返神经走行。如果需要游离喉返神经则必须沿着神经走行插入蚊式钳子,边作隧道式分离组织,边显露喉返神经可追溯到喉返神经入喉之处。

5.切除甲状腺方法　游离甲状腺上极背侧到 Berry 韧带附近,游离甲状腺下极到气管前外侧的 Berry 韧带附近,将韧带周围的甲状腺组织保留下来,左右叶各 1g。也可行一侧叶切除对侧叶保留 2g。

切除甲状腺之前,将峡部由气管前游离下来,然后通过两根粗丝线分别结扎峡部,结扎线之间横断峡部,向左右侧叶分离。在切除甲状腺之前,在切断线以下细丝线缝合结扎一周后,这样切除甲状腺组织时可呈无血状态。

如图 3-12A、B 于左右 Berry 韧带附近各叶残留 1g 组织。

如图 3-12C、D 一侧叶切除对侧叶残留 2g 组织。

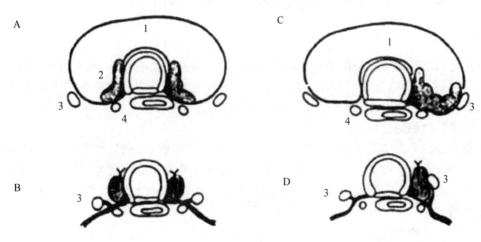

1.切除甲状腺组织;2.甲状腺残留部;3.甲状旁腺;4.喉返神经

图 3-12　切除方法

6.测量甲状腺残留量　经常应用佐佐木纯教授研制发明的甲状腺残留量模型,在手术中加以比较判定甲状腺组织残留量多少。

7.切口缝合　需要冲洗创腔确认无出血,胸骨柄下 3cm 皮肤戳孔,置剪有侧孔的胶管持续负压引流创腔。缝合颈前肌群,再仔细缝合切断的颈阔肌与皮肤。

8.确认声带功能　手术结束时,患者麻醉清醒拔除气管内插管之际用喉镜检查确认声带功能。

(四)术后处置

术后第二天早晨开始离床洗漱饮食活动。饮食从喝茶水、喝粥开始。最初不要饮用果汁那样的有刺激性饮料。如果没有误咽、恶心呕吐可适应患者情况逐渐改成普食。甲状腺超次全切除术后可导致甲状腺功能减退症或潜在性甲状腺功能减退症。故术后继续进行甲状腺功能检查适当补充甲状腺激素。

年轻人(20 岁左右年龄段),甲状腺很大(40g 以上)甲状腺刺激抗体 TRAb 呈高值者单纯行甲状腺次全切除术后易复发,认为均是甲状腺超次全切除术适应证。因本手术的术后患者均无甲亢复发,且术中边确认喉返神经及甲状旁腺边进行手术,故并发症极少。术中仔细手术操作处理血管,出血量极少经常不输血也不必备血。

因术后一过性甲状腺功能减退,故术后所有病例均需服用左旋甲状腺素钠(商品名优甲乐)。术后3个月甲状腺功能降低到最低值。一年后恢复正常。一部分患者一年后 TSH 还很高可能是潜在性功能减退症。如果医生正确地指导患者坚持服用甲状腺激素可达到预期治疗效果。

第三节 甲状腺腺瘤

甲状腺腺瘤是最常见的甲状腺良性肿瘤,多见于40岁以下女性。

一、病理

临床上可触及的甲状腺腺瘤直径均在1cm以上,具有完整的包膜,通常为单发的圆形或椭圆形肿块,可部分囊性变,切面因组织不同可呈淡黄色或深黄色。瘤体可发生坏死、纤维化和钙化等。病理切片上,可分为滤泡状和乳头状囊性腺瘤两种。

(一)滤泡状腺瘤

为最常见的甲状腺腺瘤,瘤组织由大小不等的滤泡组成,细胞里单层立方形或扁平形。腔内含有粉红色胶状体,间质常有出血或水肿。胶原纤维常伴透明变性、钙化等。滤泡状腺瘤可分四个亚型,即:①胎儿型腺瘤(小滤泡状腺瘤)。②胚胎型腺瘤。③胶质型腺瘤。④嗜酸性细胞腺瘤。

(二)乳头状囊性腺瘤

少见。常为囊性变,故称之。乳头由单层立方上皮或砥柱状细胞以及结缔组织束构成。乳头短,分支较少。乳头大小不等,可突出至囊腔内,腔内含有胶质。有的病理学家认为乳头状腺瘤具有低度恶性倾向,特别是具有乳头状结构者。

二、临床表现

好发于20~40岁女性,40岁以上的发病逐渐减少。一般不产生明显的自觉症状,绝大部分为偶然触及或他人发现。肿瘤多为单发,表面光滑,质地坚韧,边界清楚,随吞咽上下活动,与皮肤无粘连。腺瘤内出血可致瘤体迅速增大,局部伴疼痛,但几日后可自行好转。约20%的病例在一定阶段可出现甲状腺功能亢进症,称为高功能性甲状腺腺瘤。当肿瘤大于5cm时,可压迫气管,引起呼吸困难,也可出现严重嘶哑。颈部淋巴结一般无肿大,甲状腺功能正常(除伴发甲亢者外)。同位素扫描多为凉结节或冷结节。B超显示为充血性肿物,囊内出血或囊性变者可表现为囊性肿物。

甲状腺腺瘤应与小结节性甲状腺肿的单发结节相鉴别:①甲状腺腺瘤多见于单纯性甲状腺肿流行地区以外的其他地区。②甲状腺腺瘤可以长期保持单发,而结节性甲状腺肿经过一段时间后多数会形成多个结节。③针穿抽吸细胞学检查有助于鉴别。

三、治疗

由于甲状腺腺瘤有癌变危险（癌变率达 10％），且可引起甲状腺功能亢进（发生率约为 20％），因此应早期切除。手术方式应为患侧甲状腺次全切除术，国外同行也有报道采用患侧甲状腺全切除术。手术同时应切除甲状腺峡部。单纯摘除肿瘤的方法不可采用，否则日后复发或发生甲癌的可能性较大。术中仔细观察切除的肿瘤标本，如有恶性可能立即送冷冻切片检查，病理证实为恶性肿瘤后应按甲状腺癌处理。术中应同时探查对侧甲状腺叶，如发现有小结节应一并切除送冷冻切片检查。国内近年来的许多报道证实，在甲状腺瘤所在患侧叶或对侧腺叶常可能有微小癌的存在，直径多在 0.2～0.5cm。许多临床外科医师常不注意探查对侧腺叶，或发现有小结节也认为无必要切除，从而放弃对对侧小结节的处理，或者仅仅切除小结节即结束手术，常会给患者留下隐患或需再次手术切除对侧叶甲状腺（术后病理检查证实对侧叶小结节为微小癌时）。

第四节　甲状腺瘤

甲状腺癌是最常见的内分泌恶性肿瘤，占全身恶性肿瘤的 1.1％（男性约 0.5％，女性约 2.0％）。随着地理位置、年龄和性别的不同，甲癌每年的发病率也不同。美国每年约有 17200 例甲状腺癌新病例。以年龄为基准的年发病率为 55/100 万。女性发病率（80/100 万），比男性（29/100 万）高得多。女男发病比例为 3∶1。某些地区是世界上甲癌发病率最高的地区，如夏威夷，女性发病率为 104/100 万，男性 39/100 万。而波兰的发病率为最低，女性为 14/100 万，男性为 4/100 万。甲状腺癌在 15 岁以下儿童比较罕见，女童发病率约为 2.2/100 万，男童 0.9/100 万。甲状腺癌的年发病率随年龄增长而增加，至 50～80 岁达到高峰，约 90～100/100 万。甲状腺癌死亡率低，约占所有肿瘤死亡的 0.2％，说明大多数甲癌病例预后较好。近年来，甲癌发病率有所上升，但死亡率却在下降。文献报道甲状腺癌 5 年相对生存率达 95％以上，这与甲癌的早期诊断和治疗水平的不断提高有关。

一、病因

甲状腺癌的发病原因和发病机制至今仍不十分清楚，有关因素有：

（一）放射线

颈部的放射线外照射可导致甲状腺癌已得到证实。如在儿童时期接受胸腺照射以作为一种预防哮喘的措施，头颈部外照射以治疗颈淋巴结炎和腮腺炎，或用以治疗儿童霍奇金病等情况下，由于甲状腺部位受到照射，经过 10～20 年，甚至长达 50 年的随访，发现接受了 5～10Gy 外照射剂量者有 7％～9％发生了甲状腺癌。Winships 等收集的 562 例儿童甲状腺癌，其中 80％曾经有放射线照射史。从外照射治疗到做出甲状腺癌诊断的平均时间各地报道不一，约在 10～50 年之间。人类的生活环境如受到放射性污染也可导致生活在该地区的人群发生甲状腺癌的病例增多。如日本广岛和长崎地区，在原子弹爆炸后幸存的人群中发生甲状腺癌的比例比其他地区明显增高，儿童表现更为突出；白俄罗斯地区的切尔诺贝利核电站事故后5年发现儿童甲状腺癌患者达100例以上,仅1991年就发生54例,而事故发生前10年中总计才7例。

(二)TSH的长期刺激

TSH水平长期增高可能导致甲状腺高度增生而诱发肿瘤。TSH可作用于甲状腺滤泡上皮细胞的TSH受体上,使滤泡细胞增生而致癌。长期缺碘所致的地方性甲状腺肿流行区,甲状腺癌的发生率就比其他地区高。此外,凡是能促使甲状腺滤泡细胞生长的因素,如甲状腺腺叶切除、抗甲状腺药物等都可能刺激平状腺形成癌。

(三)遗传因素

目前已明确家族性甲状腺髓样癌是常染色体显性遗传性疾病,约占甲状腺髓样癌的20%,其他类型的甲状腺恶性肿瘤绝大多数为散发型,但也有家族遗传性病例报道。

(四)致癌基因的作用

从20世纪90年代开始,许多学者都在致力于甲状腺癌的致病基因研究。初步的研究结果发现,分化型甲状腺癌与ras合gap致癌基因有一定关系,而ret/MCT致癌基因与髓样癌的发生关系密切。现已证明在各种类型甲癌中有几种不同的致癌基因和至少一种抑癌基因在起作用。研究结果表明,甲状腺癌极可能是由多种基因突变所致。当前提出的一种各种类型甲癌发生的分子生物学事件过程为:TSH受体和GSP$-\alpha$基因的激活突变刺激甲状腺滤泡细胞生长和功能改变,产生自主功能性滤泡性腺瘤,发生恶性改变的可能性较小。而ras基因突变,如仅引起甲状腺变异细胞迅速生长,则促进非功能性滤泡性腺瘤形成;如影响ras受体或诱导端粒酶表达的基因突变则可能导致乳头状癌生长。另一方面,如引起myc和(或)fos基因过度表达和突变,则可将滤泡性腺瘤转变为滤泡性腺癌。在乳头状和滤泡状变异细胞系中,p53基因的突变失活可导致高度恶性的低分化性甲状腺癌的生成。

二、分类和分期

1.分类 根据1988年世界卫生组织(WHO)对甲状腺肿瘤的分类,可对甲状腺癌进行如下的临床病理分类:

(1)乳头状癌:约占甲状腺癌60%～75%。

(2)滤泡状癌:约占甲状腺癌10%～15%。

(3)未分化癌:约占甲状腺癌5%～10%。

(4)髓样癌:约占甲状腺癌3%～10%。

(5)恶性淋巴瘤。

(6)肉瘤:恶性血管内皮细胞瘤。

(7)其他原发肿瘤:如鳞状上皮癌、类黏液上皮瘤和黏液腺癌。

(8)转移癌。

其中后4种病理类型少见,临床所见多为前4种病理类型。

2.分期 可根据国际抗癌学会分类(UICC)1997年第5次修订的国际肿瘤疾病分类。

T:原发肿瘤。

T_x:无法对原发肿瘤作出估计。

T_0:未发现原发肿瘤。

T_1:肿瘤局限于甲状腺,最大直径≤1cm。

T_2:肿瘤局限于甲状腺,最大直径>1cm,但≤4cm。

T_3:肿瘤局限于甲状腺,最大直径>4cm。

T_4:肿瘤不论大小,超出甲状腺包膜。

注:以上各项可再分为:①孤立性肿瘤。②多发性肿瘤。

N:区域淋巴结。

N_x:无法对区域淋巴结做出估计。

N_0:未发现区域淋巴结转移。

N_1:区域淋巴结转移,

N_{1a}:同侧单发或多个颈淋巴结转移。

N_{1b}双侧,中线或对侧颈或纵隔单个或多个淋巴结转移。

M:远处转移。

M_x:不能确定有无远处转移。

M_0:无远处转移。

M_1:有远处转移。

三、临床表现

颈前和(或)颈侧区肿块是甲状腺癌的主要临床表现,癌肿局限于甲状腺腺叶内的称为腺内型,浸润至腺叶以外的称为腺外型。前者甲状腺腺叶的肿瘤位于颈前区,大多为位于一侧的孤立实性结节,无明显疼痛,触诊质地坚实,边界不清,随吞咽活动度变小,较大的肿块可感觉到前表面不平。腺外型癌可浸润至甲状腺邻近组织和器官,由于进行性破坏和压迫可产生一系列的继发症状和体征。如侵犯喉返神经可出现声音嘶哑;侵犯颈交感神经链时可产生Horner综合征,表现为:患侧眼睑下垂、瞳孔缩小、眼球内陷、面部无汗等;侵犯压迫气管时可出现呛咳、呼吸困难,肿瘤破入气管腔时产生咯血或大出血;食管受累时可发生吞咽困难。

癌瘤伴有区域淋巴结转移时,可在颈侧区胸锁乳突肌前、后缘触及肿大淋巴结,质韧、无痛、活动度中等。肿大淋巴结可呈孤立性,能活动,亦可融合成一团块而固定不动。更多见的情况为沿颈部淋巴结链的一串淋巴结皆肿大。区域淋巴结转移可在甲状腺肿瘤的同侧,也可在双侧出现,约4％的病例转移至对侧淋巴结。一般认为,对侧颈部淋巴结转移即意味着对侧甲状腺腺体内有癌细胞播散,但也有报道少数病例对侧颈部淋巴结转移而对侧腺体内找不到癌播散的证据。甲状腺乳头状癌常出现区域淋巴结转移,甚至有时为首发表现。据报道,约有50％以上的乳头状癌会出现区域淋巴结转移。甲状腺癌通过血行播散可发生远处转移,如出现骨、肝、肺等远处转移时,可出现相应的临床表现。滤泡状癌早期即可发生血行转移。未分化癌的颈部肿块生长快,病程短,肿块质硬实而固定,常伴有周围组织器官浸润和双侧颈部淋巴结肿大,血行转移亦在早期出现。部分甲状腺癌病例在还不能触及腺内结节时(如微小癌)就可能发生区域淋巴结转移和远处转移。因此,如远处转移病灶未能找到原发病灶时,应注意有无甲状腺癌存在。

髓样癌常有家族史,由于髓样癌来自甲状腺滤泡旁细胞,该细胞又起源于神经鞘的内分泌细胞,即所谓的 APUD 细胞。因此,肿瘤本身可产生激素类活性物质(5－羟色胺和降钙素)。临床上常可出现腹泻、心悸、面部潮红和血钙降低等表现。此外还可伴其他内分泌腺肿瘤和增生,如嗜铬细胞瘤、肾上腺增生、甲状旁腺增生等。髓样癌患者的血清降钙素浓度比正常人高出 4 倍以上。

四、诊断

(一)放射性核素检查

放射性核素检查可以明确甲状腺的形态,甲状腺肿块的位置、大小和功能,曾经是诊断甲状腺疾病的常规手段。由于甲状腺具有吸收和浓集碘的功能,放射性核素碘进入人体后,相当多的碘会分布在甲状腺内,根据其浓集度可以显示甲状腺的形态、大小以及甲状腺结节的吸碘功能。常用的制剂有 ^{131}I 和 ^{99m}Tc。

甲状腺内的结节在核素扫描时可表现为热、温、凉和冷四种结节图像。①热结节:甲状腺结节区 ^{131}I 或 ^{99m}Tc 的浓度高于周围正常组织。②温结节:甲状腺结节摄取 ^{131}I 或 ^{99m}Tc 后显示的浓度与周围正常的甲状腺组织相似。③凉结节:结节区的吸 ^{131}I 或 ^{99m}Tc 功能低于周围正常的甲状腺组织。④冷结节:结节区的吸 ^{131}I 或 ^{99m}Tc 的功能明显低于周围正常甲状腺组织,甚至无吸取核素功能。甲状腺恶性肿瘤的结节可表现为冷、凉或温性结节,以冷结节为常见,约占 85％。凉和温结节也不能排除甲状腺癌的可能性,热结节亦有少数可能是癌结节。核素扫描仅能反映结节摄取核素的功能,因此,目前认为其对甲状腺恶性肿瘤的诊断价值是有限的。尽管甲状腺癌的摄碘能力差,核素扫描时常表现为冷结节,但一部分分化型甲癌,尤其是滤泡状癌因有一定的摄碘能力而可表现为凉结节甚至温结节。另外,肿瘤较小时,可能位于甲状腺深面,会被正常的甲状腺组织的显像所覆盖,往往使原本应表现为冷结节的甲状腺肿瘤呈现温或凉结节。甲状腺良性病变的囊性变在核素扫描中常表现为冷结节,因此,结合 B 超检查证实表现为"冷结节"的甲状腺肿物为实质性时,有助于恶性肿瘤的诊断。放射性核素扫描用于甲状腺癌的术后复发或转移癌的诊断更为有效,但转移或复发癌的摄碘能力受血中 TSH 水平的影响。因而在用 ^{131}I 全身扫描前应停用甲状腺素,以刺激 TSH 的分泌,可提高全身扫描对甲状腺癌复发或转移灶的发现率。

近年来,正电子发射计算机显像系统(PET)的临床应用有助于提高甲状腺癌的诊断水平,PET 利用 18－氟－氟脱氧葡萄糖(FDG)进行检测,根据甲状腺叶中 FDG 的吸收而诊断甲状腺肿瘤。

(二)超声波检查

B 超检查不仅可探测甲状腺肿块的形态、大小和数目,而且更重要的是可确定其为囊性还是实质性,对于甲状腺疾病的诊断有重要意义。甲状腺恶性肿瘤的声像特点是肿块形态和边界不规则,内外回声不均匀,常可见颈侧部大淋巴结声像。不同类型甲状腺癌的超声声像可有所不同。乳头状癌多无包膜或包膜不完整,肿瘤内囊肿中可有乳头状突起。滤泡状癌一般有完整包膜。未分化癌无包膜,常因肿瘤部分出血、坏死而出现液化暗区或伴钙化。髓样癌多为单发圆形结节,界限清楚,无包膜,可伴有钙化声像。有些临床检查难以发现的甲状腺肿瘤或复发性小结节,B超常能探及,对指导治疗有一定帮助,尤其对于颈部淋巴结的探测往往比临床触诊更为准确。近年来应用于临床的高频超声和彩色多普勒超声,可以显示小血管被肿瘤压迫或包围的征象以及肿瘤内血管生长情况,对于提高甲癌的B超诊断率具有一定帮助。

（三）CT检查

CT片上甲状腺癌呈不规则低密度或等密度影,增强扫描可见明显坏死。如癌肿内有坏死或攃性变则表现为更低密度。CT还可显示甲癌对周围器官组织如食管、气管的侵犯,区域淋巴结的转移情况及上纵隔的转移情况,还可显示癌肿与血管的关系。

（四）MRI检查

除可以显示甲状腺的肿物外,还能显示肿瘤与食管、气管、血管的关系以及颈部淋巴结转移情况,并可能辨别肿瘤切除术后甲状腺床内的组织特征,有利于将纤维化与肿瘤复发区分开来。MRI的优点是软组织对比度好,可任意方位断层扫描,无放射性损害。

（五）颈部照片

通过颈部照片可以了解气管是否受压和移位。部分甲状腺恶性肿瘤内有钙化征象,X线片上可表现为散片云雾状和沙粒状钙化影,皆为乳头状癌的特征。

（六）细针抽吸细胞学检查

自1977年Walfish等报道采用针吸活检细胞学检查（ABC）作为甲状腺结节术前常规检查的手段后,世界各地相继开展了此项检查,这是一种安全、痛苦较小、快速、并发症少、诊断准确率较高的诊断方法。目前多采用细针穿刺抽吸细胞学检查（FNAC）,操作更为简单、安全,除组织内有轻微出血外,无癌细胞播散及种植危险。约90％左右的患者可以FNAC做出诊断。此法假阳性率极小,假阴性率约为10％。近年,利用B超引导下进行FNAC,更提高了FNAC检查的准确性,使诊断准确率提高到95％以上。

（七）甲状腺球蛋白测定（Tg）

分化型甲状腺癌（乳头状或滤泡状）及其转移癌患者的血清Tg值可升高,可作为辅助诊断的指标之一。但许多甲状腺疾病如甲状腺功能亢进症、甲状腺炎、甲状腺肿等均可有Tg值升高,故此项检查对于诊断甲癌不具特异性,但对于治疗后的监护和随访确有一定意义。分化型甲状腺癌局部复发或远处转移时,血清Tg值明显升高,在甲状腺全部切除并停用甲状腺素4周后测定Tg,若>10μg/L,应怀疑癌复发或转移,超过30μg/L则几乎可以确定。对于未分化癌和髓样癌,测定Tg值的意义不大。

（八）血清降钙素测定

对甲状腺髓样癌为高度特异性诊断方法,假阴性率仅0.5％～1.0％,多采用放射免疫法测定。如果降钙素在正常值上限300μg/L以上就有诊断意义,如持续增高,髓样癌的诊断基本可确定。

五、治疗

甲状腺癌的治疗方法有手术、放疗和药物治疗,其中以手术治疗为主。治疗方案应根据肿瘤的病理、分期以及患者的年龄和健康状况等情况而制定。

（一）手术治疗

手术是公认的治疗甲状腺癌的首选方法。甲状腺癌确诊后如无明显手术禁忌证均应及时行原发病灶和区域淋巴结转移灶的彻底清除。然而对于手术的方式和范围存在较多的争议和不同意见。有人提出，凡是甲状腺癌，均应做全甲状腺切除，不论有无淋巴结转移均应行淋巴结清扫术，也有少数人提出部分或局部切除治疗甲癌。目前无论何种意见，有两点已为大家所接受，即部分和局部切除肿物是不合理的手术方式，应予摒弃；预防性颈淋巴结清扫术并不能提高生存率，临床上发现淋巴结转移再作手术清扫并不影响预后。对于不同病理类型的甲状腺癌应采取不同的手术方式。

1.乳头状癌　临床上具有恶性程度低、颈部淋巴结转移率高、好发于中青年女性的特点，手术时必须考虑这些因素。是否采取全甲状腺切除，也有不同的意见。主张做全甲状腺切除者认为，甲状腺虽分左、右叶和峡部，但实际上并无明显界限，且肿瘤有腺内播散可能，乳头状癌常表现为多中心性，如残留腺体可能导致病灶残留，而全甲状腺切除术可杜绝这些情况发生。此外，还认为全甲状腺切除术后的局部复发率低于其他手术方式，且可为日后可能出现的远处转移选择核素治疗做好准备。然而较多的人并不赞成采取如此彻底的手术方式，认为采取次全甲状腺次全切除（即病灶侧甲状腺叶次切除，对侧甲状腺叶次全切除，峡部全切除）或患侧叶甲状腺全切除＋峡部切除也可达到同样的目的，术后的局部复发率和远处转移率与全甲状腺切除相差不大，但术后并发症明显减少。根据资料显示，经长期随访，甲状腺次全切除或腺叶全切除后对侧的残余腺叶出现复发而需再次手术者仅 2％。如果因为有 2％的病例可能出现残余腺叶的复发，而对 100％的病例采取全甲状腺切除，显然是不够合理的。即使这 2％的复发病例，在给予再次手术切除后仍可达根治目的。采取次全甲状腺切除或腺叶全切除，可以避免甲状腺永久性功能低下的后遗症。此外，其他手术并发症如喉返神经损伤和甲状旁腺功能低下的发生率也比全甲状腺切除为低。当然，如已确定双侧腺体内都有甲状腺癌结节时，应作全甲状腺切除术。

对于颈淋巴结肿大并证实为甲状腺癌转移的患者，应进行包括颈部淋巴结清扫术在内的甲状腺癌联合根治手术，对此，国内外的方案都是一致的。传统的区域淋巴结清扫范围为：颈筋膜囊内所有的淋巴结和脂肪组织、胸锁乳突肌、二腹肌、颌下腺、颈内静脉和副神经。术后常出现颈部软组织毁损、锁骨头外翻、肩下垂畸形，面部浮肿及痉挛性肩综合征等后遗症。1967 年，Bocca 提出改良颈部淋巴结清扫术，可完整切除颈筋膜囊内所有淋巴结和脂肪组织，而其他颈部血管、神经和胸锁乳突肌等组织可酌情保留，亦称为功能性颈清扫术。此术式特别适用于分化型甲状腺癌的颈淋巴结清扫。

乳头状癌的颈部淋巴结转移主要集中于颈内静脉周围，尽管有时可能延至后三角，但大部分淋巴结都有包膜，与颈部重要血管和神经无粘连。术中只要仔细把颈内静脉、胸锁乳突肌和副神经表面的筋膜剥离，连同颈筋膜囊内的淋巴结和脂肪组织一并完整剥除，即可达到根治目的。肿瘤一般不会转移至颌下腺，只要将颌下腺包膜剥除，其包膜外颌下区淋巴结也可完整清除。即使不能完整清除颌下区淋巴结，日后此处复发，再做该区域淋巴结清扫，也可达到根治的目的。据有关资料显示，甲状腺癌区域淋巴结转移累及颌下区淋巴结的病例不到 5％。少数病例因病情延误或处理不当使病灶广泛累及双侧腺体并转移至双侧颈部淋巴结，原发病灶与转移灶相互融合粘连。对此类患者不应轻易放弃手术,应尽可能争取行全甲状腺切除＋双侧颈淋巴结清扫术。如压迫气管致气管狭窄、软化或塌陷,应行气管切开,留置气管套,必要时留置永久性气管套。

在行甲状腺叶全切除时,应十分注意保护喉返神经和甲状旁腺,即使甲癌已浸润喉返神经而不可避免损伤喉返神经时,亦应尽量保护另一侧的喉返神经。术中要完整保留甲状腺后侧包膜内的甲状旁腺,如不得已要切除时,应将其与其他组织分离开再移植到前臂的肌肉内。

2.滤泡状癌　与乳头状癌同是低度恶性癌,早期即可能发生血行转移,约20%的分化型甲癌的常规治疗,证实与甲状腺素同用可减少甲癌复发率。但如果甲癌病灶及区域转移淋巴结已消除干净,则不必再用内放射治疗。

(二)内分泌治疗

所有甲状腺癌患者不论手术与否均应长期服用甲状腺素,特别是全甲状腺切除者应终身服用甲状腺素,可以防止甲状腺功能减退和抑制 TSH 增高。所有甲癌术后的患者服用适量的甲状腺素都可在一定程度上防止癌的复发。一般每日使用左旋甲状腺素片 $100\sim150\mu g$,用以维持血中较高的甲状腺激素水平。应根据临床表现,血清 T_4、T_3 和 TSH 水平来调节剂量,以保持 TSH 在低水平而 T_4 在正常值的高值区内。至于服用的时间,应根据不同患者的不同情况进行安排。如患者停药后仍能维持 T_3、T_4 在正常水平和 TSH 在低值水平,则为停药的指征。

第五节　原发性甲状旁腺功能亢进

一、甲状旁腺功能亢进症分类

甲状旁腺功能亢进症(简称甲旁亢)可分为原发性、继发性、三发性和假性四类。

1.原发性甲旁亢　原发性甲旁亢是由于甲状旁腺本身病变引起的甲状旁腺激素(PTH)合成、分泌过多。

2.继发性甲旁亢　继发性甲旁亢是由于各种原因所致的低钙血症,刺激甲状旁腺,使之增生肥大,分泌过多的 PTH 所致,见于肾功能不全、骨质软化症和小肠吸收不良或维生素 D 缺乏与羟化障碍等疾病。

3.三发性甲旁亢　三发性甲旁亢是在继发性甲旁亢的基础上,由于腺体受到持久和强烈的刺激,部分增生组织转变为腺瘤伴功能亢进,自主地分泌过多的 PTH,常见于肾脏移植后。

4.假性甲旁亢　假性甲旁亢是由于某些器官,如肺、肝、肾和卵巢等的恶性肿瘤,分泌 PTH 多肽物质,致血清钙增高。

二、病因及病理

原发性甲状旁腺功能亢进症(原发性甲旁亢)是由于甲状旁腺本身病变引起的甲状旁腺素合成、分泌过多,从而引起钙、磷和骨代谢紊乱的一种全身性疾病,表现为骨吸收增加的骨骼病变、泌尿系结石、高钙血症和低磷血症等。其病理表现如下所述。

1.甲状旁腺腺瘤　甲状旁腺腺瘤大多单个腺体受累,少数有2个或2个以上腺瘤。2个腺体异常,2个腺体正常的情况不到3％,多发性腺瘤为1％～5％。病变腺体中会存在部分正常组织或第二枚腺体正常者,可诊断为腺瘤。腺瘤大小相差悬殊。偶尔病变腺体很大,但血清钙及PTH不高,这种腺体通常有囊性变。腺瘤常呈椭圆形、球形或卵圆形。色泽特点似鲜牛肉色,切除时呈棕黄色。

2.甲状旁腺增生　原发性增生占7％～15％。所有腺体都受累(不论数目多少),但可以某腺体增大为主。原发性增生有两种类型,即透明主细胞和主细胞增生。肉眼所见腺体呈暗棕色,形状常不规则,有伪足。镜下所见腺体主要由大量透明细胞组成,偶尔含主细胞。主细胞或水样透明细胞增生亦伴有间质脂肪、细胞内脂质增多,常保存小叶结构,手术至少要活检一个以上的腺体。若第二枚腺体也有病变,则能确立原发性增生的诊断;相反如第二枚腺体正常,则增大的腺体为腺瘤。本病并非四枚腺体都同样大小,某些腺体可明显增大,某些腺体可仅稍大于正常。仅根据大小来确定甲状旁腺是否正常并不可靠。

3.甲状旁腺腺癌　甲状旁腺腺癌少见。细胞排列成小梁状并为厚的纤维索所分割,细胞核大,深染,有核分裂象,镜下可见丝分裂及无细胞小梁,伴有大的多形性主细胞。甲状旁腺癌呈典型的灰白色,坚硬,可有包膜和血管的浸润或局部淋巴结和远处转移(以肺部最常见,其次为肝和骨骼)。手术时可见结节周围有明显的局部反应,喉返神经、食管及气管常遭侵犯。若怀疑癌肿者不得切开活检。偶尔甲状旁腺癌有较强的侵袭性,在首次手术时已发现有远处转移。在癌肿中有丝分裂象的增多和腺体基质纤维化的增加可能比肿瘤的浸润表现得更为明显。

4.骨骼病理　早期仅有骨量减少,以后骨吸收日渐加重,可出现畸形、骨囊性变和多发性病理性骨折,易累及颅骨、四肢长骨和锁骨等部位。镜下见骨内膜和骨外膜的骨吸收部位增多,破骨细胞数量增加,骨皮质哈佛管腔变大且不规则,骨皮质明显变薄。骨形成部位也增多,矿化骨体积减小,但矿化沉积速率仅轻度下降。病程长和(或)病情重者,在破坏的旧骨与膨大的新骨处形成囊肿状改变,囊腔中充满纤维细胞、钙化不良的新骨及大量毛细血管,巨大多核的破骨细胞衬于囊壁,形成纤维性囊性骨炎,较大的囊肿常有陈旧性出血而呈棕黄(棕色瘤)色。

三、临床表现

悲叹、呻吟、结石、骨病(moans,groans,stones and bones;4S)是本病的典型症状。以往的甲旁亢(PT)主要是骨骼和泌尿系病变,患者可有多种症状和体征,包括复发性肾石病、消化性溃疡、精神改变以及广泛的骨吸收。目前大多数患者在发现时没有症状或诉说的症状相当含糊。精神神经的症状较前多见(尤其在老年病例)。约50％无症状PT患者只表现为血清钙、磷生化改变和血PTH升高。具有显著高钙血症的患者可表现出前述高钙血症的症状和体征。

临床症状可分为高血清钙、骨骼病变和泌尿系等三组,可单独出现或合并存在。一般进展缓慢,常数月或数年才引起患者的注意,甚至不能叙述明确的发病时间。在极少数情况下,该病可以突然发病,患者可有严重的并发症,如明显的脱水和昏迷(高钙血症性甲状旁腺危象)。

　　1. 高钙血症　正常情况下,与正常的血清钙水平对应的是正常的 PTH 水平。并且,低血清钙常伴有 PTH 升高,而高血清钙常伴 PTH 降低。PT 时 PTH 升高,但血清钙亦高。血清钙增高所引起的症状可影响多个系统。中枢神经系统方面有淡漠、消沉、性格改变、反应迟钝、记忆力减退、烦躁、过敏、多疑多虑、失眠、情绪不稳定和衰老加速等。偶见明显的精神症状,如幻觉、狂躁、甚至昏迷。某些患者在甲状旁腺切除后,神经精神表现可逆转。近端肌无力、易疲劳和肌萎缩亦可完全消失,一般无感觉异常。消化系统表现一般不明显,可有腹部不适及胃和胰腺功能紊乱。高血清钙致神经肌肉激惹性降低,胃肠道平滑肌张力降低,蠕动缓慢,引起食欲缺乏、腹胀、便秘,可有恶心、呕吐、反酸、上腹痛。高血清钙可刺激促胃液素分泌,胃酸增多,10%～24%患者有消化性溃疡,随着手术治疗后高血清钙症被纠正,高胃酸、高促胃液素血症和消化性溃疡亦缓解。钙离子易沉着于有碱性胰液的胰管和胰腺内,激活胰蛋白酶原形成胰蛋白酶,5%～10%患者有急性或慢性胰腺炎发作。临床上慢性胰腺炎为甲旁亢的一个重要诊断线索,一般胰腺炎时血清钙降低,如患者血清钙正常或增高,应追查是否存在甲旁亢。高血清钙还可引起心血管症状,如心悸、气短、心律失常、心力衰竭以及眼部病变(如结合膜钙化颗粒、角膜钙化及带状角膜炎)等。

　　2. 骨骼系统表现

　　(1)骨骼广泛脱钙:骨骼受累的主要表现为广泛的骨关节疼痛,伴明显压痛。绝大多数患者有脱钙,骨密度低。开始症状是腰腿痛,逐渐发展到全身骨及关节,活动受限,严重时不能起床,不能触碰,甚至在床上翻身也引起难以忍耐的全身性疼痛。轻微外力冲撞可引起多发性病理性骨折,牙齿松动脱落,重者有骨畸形,如胸廓塌陷变窄、椎体变形、骨盆畸形、四肢弯曲和身材变矮。有囊样改变的骨骼常呈局限性膨隆并有压痛,好发于颌骨、肋骨、锁骨外 1/3 端及长骨。易误诊为有巨细胞瘤,该处常易发生骨折。病程长、肿瘤体积大、发病后仍生长发育的儿童或妊娠哺乳者骨病变更为严重。骨髓被纤维结缔组织填充而出现继发性贫血和白细胞减少等。80%以骨骼病变表现为主或与泌尿系结石同时存在,但亦可以骨量减少和骨质疏松为主要表现,而纤维性囊性骨炎罕见。

　　(2)骨质软化:呈广泛性骨密度降低,程度不等,重者如软组织密度降低、骨皮质变薄、骨髓腔增大。骨小梁模糊不清,同时可合并长骨弯曲变形、三叶骨盆、双凹脊椎、胸部肋骨变形,致胸廓畸形,可有假骨折线形成。

　　(3)骨膜下骨质吸收:常发生于双手短管状骨,表现为骨皮质外缘呈花边状或毛刺状,失去骨皮质缘的光滑锐利外观。严重者呈局限性骨缺损。骨皮质内缘亦可有类似改变,为骨内膜下骨质吸收的表现。骨膜下骨质吸收是甲旁亢的可靠征象,但要注意以下两点:①轻型或早期患者可无此表现。②继发性甲旁亢(特别是肾性骨营养不良症)可有此种表现,诊断时应加以排除。

　　骨质吸收亦可见于关节软骨下、锁骨近端或远端的软骨下骨、后肋上、下缘骨膜下及指(趾)末节丛状部等处。掌指骨骨膜下骨质吸收以摄放大像(小焦点 0.3mm)或普通照片用放大镜观察显示更清楚。

　　(4)骨囊性病变:包括破骨细胞瘤(或棕色瘤)和皮质囊肿。前者为较大的骨质密度减低

区,圆形或不规则形,与正常骨分界清楚,可发生于骨盆骨、长骨、下颌骨、肋骨等处,直径为 2
~8cm,常为多发。手术切除甲状旁腺腺瘤后,此种病变可以消退,仅在原囊壁处残留条状高
密度影。皮质囊肿为骨皮质膨起的多发小囊性改变。棕色瘤为甲旁亢的特异表现,具有较高
的诊断价值,但常被误诊为骨巨细胞瘤、骨囊肿或骨纤维异常增生症。棕色瘤发生在骨软化
的背景上,常呈分叶状,发生在长骨骨干呈多发性,有时棕色瘤巨大,伴骨折。当甲旁亢的病
因去除后,棕色瘤可消失。这些特点可与骨肿瘤或骨的肿瘤样病变相区别。

(5)颅骨颗粒状改变:在骨密度减低的情况下,颅骨出现大小不等、界限不清的颗粒状高
密度影,使颅骨呈现密度不均的斑点状,并夹杂小圆形低密度区,以额骨明显。颅骨外板模糊
不清。

(6)病理性骨折:骨折往往发生在骨棕色瘤部位,有时表现为明显弯曲变形,有如小儿的
青枝骨折,常见于四肢长骨、肋骨、脊椎骨、锁骨、骨盆骨,常为反复多发骨折,骨折处有骨痂
生成。

(7)牙周硬板膜消失:牙周硬板膜为牙的骨衣,为高密度白线样结构围绕在牙根周围,甲
旁亢患者此膜消失。此征象并非本病的特征性表现,畸形性骨炎、佝偻病、维生素 D 缺乏症亦
可有此表现。

3.泌尿系统表现　长期高钙血症可影响肾小管的浓缩功能,同时尿钙和磷排量增多,因
此,患者常有烦渴、多饮和多尿。可反复发生肾脏或输尿管结石,表现为肾绞痛或输尿管痉挛
的症状,血尿或砂石尿等,也可有肾钙盐沉着症。结石一般由草酸钙或磷酸钙组成。结石反
复发生或大结石形成可以引起尿路阻塞和感染,一般手术后可恢复正常,少数可发展为肾功
能不全和尿毒症。肾钙质沉着也可引起肾功能下降和磷酸盐滞留。原发性甲旁亢患者肾石
病的发生率国外为 57%~90%(国内为 41%~49%)。单纯肾石病而无骨病变的甲旁亢患者
甚少见。

4.软组织钙化(肌腱、软骨等处)　软组织钙化可引起非特异性关节痛,常先累及手指关
节,有时主要在近端指间关节,皮肤钙盐沉积可引起皮肤瘙痒。新生儿出现低钙性手足抽搐
应检查其母有无甲旁亢。软骨钙质沉着病和假痛风在原发性甲旁亢中较常见。对这些患者
要仔细筛选。偶尔假痛风可以作为本病的首发表现。在老年人中常存在有其他疾病(如高血
压、肾功能减退、抑郁症),选择手术治疗要慎重。

5.特殊临床类型

(1)急性型:少数甲旁亢发病急剧或病程凶险,血清钙迅速升高达 4.25mmol/L(15~
17mg/dL)伴肾功能不全。患者食欲极差,顽固性恶心、呕吐、便秘、腹泻或腹痛、烦渴、多尿、
脱水、氮质血症、虚弱无力、易激惹、嗜睡,最后高热、木僵、抽搐和昏迷,病死率达 60%。

(2)无症状型:约 1/3 患者属此型,或仅有一些非本病特有的症状,经检查血清钙而发现
本病。有些婴儿因低钙性搐搦症而发现为本病。

(3)自发缓解型:甲状旁腺腺瘤发生梗死,PTH 分泌锐减,高血清钙症状消失或有暂时性
甲旁减症状,血、尿的钙、磷水平恢复正常,但仍有纤维囊性骨炎表现。

(4)儿童型:少见,多数为腺瘤。临床表现模糊,如乏力、生长延缓、反复恶心、呕吐、性格
改变等。关节炎较多见,肾结石及消化性溃疡较多,血清钙水平较高。3/4 病例血清钙在

3.75mmol/L(15mg/dL)以上。

（5）母亲型：原发性甲旁亢不影响妇女受孕，但妊娠对母亲和胎儿均不利。母亲高钙血症导致新生儿血清钙低的情况罕见。患有甲旁亢的母亲，其产儿有低钙血症。而有家族性良性高钙血症母亲的婴儿也有低钙血症的报道。新生儿的低钙血症是源自患无症状型甲状旁腺瘤的母亲所致，妊娠期的甲旁亢患者胎儿病死率达17%（1/6），并可危及母亲的安全。妊娠的甲旁亢患者手术治疗时机应在孕6个月时较安全合适。对母亲和胎儿造成死亡危险的因素是严重的高钙血症。

在妊娠期间，高血清钙有所下降，给本病的诊断带来一定困难，但羊水中总钙和离子钙仍明显升高。其分娩的新生儿易发生低钙性搐搦症。如忽视妊娠期营养补充或合并有慢性腹泻、吸收不良等情况时，母亲易伴发维生素D缺乏症。另一方面，妊娠期遇有应激情况时，又极易加重甲旁亢病情甚至导致高血清钙危象的发生。

（6）正常血清钙型：患者血清总钙正常，但离子钙升高。这些患者的病情多较轻，有些患者可能合并有佝偻病或骨软化症，故血清钙可正常。

（7）多发性内分泌肿瘤综合征（MEN）：MEN－Ⅰ型中约有4/5患者，MEN－Ⅱ型中约有1/3患者伴有甲状旁腺腺瘤或增生。其临床表现依累及的内分泌腺而异。

（8）青少年型：长骨的干骺端钙化过度，类骨质钙化不良，其表现与佝偻病类似，常发生四肢弯曲畸形和青枝骨折。本型的血、尿生化检查所见与一般原发性甲旁亢相同。

四、诊断

（一）基本诊断依据

原发性甲旁亢的诊断主要依靠临床和实验室资料。临床上遇有以下情况者，应视为本病的疑诊对象。

1.屡发性、活动性泌尿系结石或肾钙盐沉积症者。

2.原因未明的骨质疏松，尤其伴有骨膜下骨皮质吸收和（或）牙槽骨板吸收及骨囊肿形成者。

3.长骨骨干、肋骨、颌骨或锁骨巨细胞瘤，特别是多发性者。

4.原因未明的恶心、呕吐，久治不愈的消化性溃疡，顽固性便秘和复发性胰腺炎者。

5.无法解释的精神神经症状，尤其是伴有口渴、多尿和骨痛者。

6.阳性家族史者以及新生儿手足搐搦症者的母亲。

7.长期应用抗惊厥药或噻嗪类利尿剂而发生较明显的高血清钙症者。

8.高尿钙伴或不伴高钙血症者。

（二）定位诊断

PT的定位诊断对于PT的手术治疗非常重要。诊断方法包括B超、CT、MRI、数字减影血管造影和核素扫描等。对有经验的外科医师第一次手术探查的成功率可达90%～95%。第一次颈部探查前的定位诊断主要是仔细的颈部扪诊，符合率约为30%。高分辨B超可显示甲状旁腺腺瘤，其阳性率也较高。如第一次手术失败，则再次手术前的定位诊断尤其重要。

1.颈部超声检查　B超（10Hz）可显示较大的病变腺体，定位的敏感性达89%，阳性正确率达 94％。假阴性的原因是位置太高或太低，或藏在超声暗区，腺体太小等。检查时，患者取仰卧位，颈部后伸，肩部垫枕，作纵切面及横切面检查，对每枚腺体作 3 个方位测定。有时颈部斜位、头转向左或右侧，可帮助显露腺体。

2.放射性核素检查

(1)^{123}I 和^{99m}Tc—sestamibi 减影技术可发现 82％的病变。

(2)^{99m}Tc 和^{201}Tl 双重核素减影扫描（与手术符合率可达 92％）可检出直径大于 1cm 的病变，对于甲状腺外病变也特别敏感，阳性率为 83％，敏感性为 75％。

3.颈部和纵隔CT检查　颈部和纵隔 CT 能发现纵隔内病变，对位于前上纵隔腺瘤的诊断符合率为 67％。可检出直径大于 1cm 的病变。对手术失败的病例，可利用高分辨 CT 检查以排除纵隔病变。

4.选择性甲状腺静脉取血测免疫反应性甲状旁腺激素（iPTH）　血 iPTH 的峰值点反映病变甲状旁腺的位置，增生和位于纵隔的病变则双侧甲状腺上、中、下静脉血的 iPTH 值常无明显差异。虽为创伤性检查，但特异性强、操作较易，定位诊断率为 70％～90％。国内用此方法定位正确率为 83.3％。

5.选择性甲状腺动脉造影　选择性甲状腺动脉造影对其肿瘤染色的定位诊断率为 50％～70％。动脉造影可能发生严重的并发症，主要为短暂的脊髓缺血或脊髓损伤的危险性，有报道发生偏瘫、失明。因此，这项检查应慎用，造影剂的剂量不可过大、浓度不可过高、注射速度不可过快。手术探查前 1h 静脉滴注亚甲蓝 5mg/kg，可使腺体呈蓝色，有助于定位。再次探查的病例，亦可选择有创性检查方法：①静脉插管，在两侧不同水平抽血查 PTH。②动脉造影，可显示增大的腺体，有 70％～85％患者可定位。

（三）诊断标准

1.具备以下第①～⑧项即可诊断。①血清钙经常大于 2.5mmol/L，且血清蛋白无显著变化，伴有口渴、多饮、多尿、尿浓缩功能减退、食欲缺乏、恶心、呕吐等症状。②血清无机磷低下或正常下限（小于 1.13mmol/L）。③血氯上升或正常上限（大于 106mmol/L）。④血 ALP 升高或正常上限。⑤尿钙排泄增加或正常上限（大于 200mg/d）。⑥复发性两侧尿路结石，骨吸收加速（广泛的纤维囊性骨炎，骨膜下骨吸收，齿槽硬线消失，病理骨折，弥漫性骨量减少）。⑦血 PTH 增高（大于 0.6μg/L）或正常上限。⑧无恶性肿瘤。若偶然合并恶性肿瘤，则手术切除后上述症状依然存在。

2.具备以下第①～③项及第④项中的 a 即可诊断，兼有第④项 b 及第⑤项可确诊，第⑥项可作为辅助诊断。①周身性骨质稀疏，以脊椎骨及扁平骨最为明显。②颅骨内外板模糊不清，板障增厚呈毛玻璃状或颗粒状改变。③纤维囊性骨炎样改变，可成网格状及囊状改变。④骨膜下骨吸收：a.皮质的外缘密度减低或不规则缺失，呈花边状或毛糙不整，失去原有清晰的边缘；b.指骨骨膜下骨吸收最为典型，尤常见中指中节骨皮质外面吸收，出现微细骨缺损区。⑤软骨下骨吸收，锁骨外端、耻骨联合等处。⑥常伴有异位钙化及泌尿系结石。

五、鉴别诊断

原发性甲状旁亢与下列疾病的诊断进行鉴别。

（一）高钙血症

1.多发性骨髓瘤　多发性骨髓瘤可有局部和全身性骨痛、骨质破坏及高钙血症。通常球蛋白、特异性免疫球蛋白增高、血沉增快、尿中本－周（Bence－Jones）蛋白阳性，骨髓可见瘤细胞。血碱性磷酸酶（ALP）正常或轻度增高，血 PTH 正常或降低。

2.恶性肿瘤

（1）肺、肝、甲状腺、肾、肾上腺、前列腺、乳腺和卵巢肿瘤的溶骨性转移。骨骼受损部位很少在肘和膝部位以下，血磷正常，血 PTH 正常或降低，临床上有原发肿瘤的特征性表现。

（2）假性甲旁亢（包括异位性 PTH 综合征），患者不存在溶骨性的骨转移癌，但肿瘤（非甲状旁腺）能分泌体液因素引起高血清钙。假性甲旁亢的病情进展快，症状严重，常有贫血。体液因素包括 PTH 类物质、前列腺素和破骨性细胞因子等。

3.结节病　结节病有高血清钙、高尿钙、低血磷和 ALP 增高，与甲旁亢颇相似，但无普遍性骨骼脱钙，血浆球蛋白升高，血 PTH 正常或降低。类固醇抑制试验有鉴别意义。

4.维生素 A 或 D 过量　有明确的病史可供鉴别，此症有轻度碱中毒，而甲旁亢有轻度酸中毒。皮质醇抑制试验有助鉴别。

5.甲状腺功能亢进症　由于过多的 T_3 使骨吸收增加，约20％的患者有高钙血症（轻度），尿钙亦增多，伴有骨质疏松。鉴别时甲亢临床表现容易辨认，PTH 多数降低、部分正常。如果血清钙持续增高，血 PTH 亦升高，应注意甲亢合并甲旁亢的可能。

6.继发性甲旁亢　继发性甲旁亢原因很多，主要有以下几条。

（1）各种原因引起低血清钙和血磷高，皆可刺激甲状旁腺增生、肥大，分泌过多的 PTH。如慢性肾功能不全，维生素 D 缺乏，胃、肠道及肝胆、胰疾病，长期磷酸盐缺乏和低磷血症等。

（2）假性甲状旁腺功能减退（由于 PTH 效应器官细胞缺乏反应，血清钙过低、血磷过高），刺激甲状旁腺，使 iPTH 增高。

（3）降钙素过多，如甲状腺髓样癌分泌降钙素过多。

（4）其他原因，如妊娠、哺乳、皮质醇增多症等。

7.三发性甲旁亢　三发性甲旁亢是在继发性甲旁亢的基础上，甲状旁腺相对持久而强烈的刺激反应过度，增生腺体中的一个或几个可转变为自主性腺瘤，引起高钙血症。本病仅在久病的肾衰竭患者中见到。

8.假性甲旁亢　假性甲旁亢是由全身各器官，特别是肺、肾、肝等恶性肿瘤引起血清钙升高，并非甲状旁腺本身病变，常有原发恶性肿瘤的临床表现，短期内体重明显下降、血清 iPTH 不增高。

9.良性家族性高钙血症　在年轻的无症状患者或血 PTH 仅轻度升高者，高钙血症很可能是家族性低尿钙性高钙血症而不是原发性甲旁亢。但该病较少见，为常染色体显性遗传，无症状，高血钙，低尿钙小于 2.5mmol/24h（100mg/24h），血 PTH 正常或降低。

（二）骨骼病变

1.骨质疏松症　血清钙、磷和 ALP 都正常，骨骼普遍性脱钙，牙硬板、头颅、手等 X 线无甲旁亢的特征性骨吸收增加的改变。

2.骨质软化症　血清钙、磷正常或降低，血 ALP 和 PTH 均可增高，尿钙和磷排量减少。

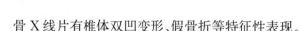

骨 X 线片有椎体双凹变形、假骨折等特征性表现。

3.肾性骨营养不良　骨骼病变有纤维性囊性骨炎、骨硬化、骨软化和骨质疏松四种。血清钙降低或正常,血清磷增高,尿钙排量减少或正常,有明显的肾功能损害。

4.骨纤维异常增生症(Albright 综合征)　骨 X 线平片似纤维性骨炎,但只有局部骨骼改变,其余骨骼相对正常,临床有性早熟及皮肤色素痣。

(三)正常血清钙型原发性甲旁亢

现认为没有真正的正常血清钙性甲旁亢,这种病例可能发生在下列诸种情况中。

1.早期或轻型甲旁亢　早期或轻型甲旁亢只有血清钙离子的升高,或者 PTH 呈间歇性分泌状态,故其血清钙表现为间歇性增高,只有多次化验检查,才能发现血清钙升高。

2.钙和(或)维生素 D 摄入不足　钙和(或)维生素 D 摄入不足并发佝偻病或成人骨质软化症,此时 X 线平片也很少发现纤维囊性骨炎的特点,造成 X 线平片上的诊断困难。

3.病程长而严重的代谢性骨病患者　骨钙储存量已很少,即使在大量 PTH 的动员作用下,也难以有足量矿物质释出。此时表现为血清钙水平正常,而血清磷很低,与肾小管疾病所致低磷酸盐血症难以鉴别。但 2 和 3 两种情况在补充足量的钙及维生素 D 后,仍可出现高钙血症。

(四)原发性甲旁亢伴外胚层来源器官畸形

马方综合征患者兼有四肢长、蜘蛛样指(趾)、颚弓高、晶体脱位、漏斗胸、躯干瘦长、驼背及脊柱侧弯等骨骼畸形。可伴发外胚层来源器官的组织增生或肿瘤,如结节性硬化症多发性神经纤维瘤等。

(五)原发性甲旁亢伴某些免疫紊乱疾病

如副蛋白血症、单克隆 γ 病等。有报道用原发性甲旁亢患者的血浆可使正常人的 B 细胞增多,手术切除甲状旁腺腺瘤后,此效应消失,可能是患者的甲状旁腺产生了一种物质,兴奋了淋巴细胞的免疫能力。

(六)肾石病

本病尚需与肾石病鉴别,结石多为一侧,通常是草酸钙或磷酸钙结石。尿酸结石或胱氨酸盐结石较少见而且 X 线不显影。原发性甲旁亢者的结石在双侧肾盂中常呈鹿角形,且反复发作。

六、治疗

(一)一般治疗

1.多饮水　限制食物中钙的摄入量,如忌饮牛奶、注意补充钠、钾和镁盐等,并禁用噻嗪类利尿剂、碱性药物和抗惊厥药物。慢性高血清钙者,可口服 H_2 受体拮抗剂,如西咪替丁(甲氰咪胍)0.2g,3 次/d;或肾上腺能阻滞剂,如普萘洛尔(心得安)10mg,3 次/d;必要时加用雌激素、孕激素或结合雌激素治疗。

2.降钙素　鲑鱼降钙素 4~8U/kg,肌注,6~12h 1 次,或酌情增减剂量。密钙息为人工合成的鲑鱼降钙素,50~100U/次,肌注,每日或隔日 1 次。依降钙素为合成的鳗鱼降钙素益钙宁,每支 20U,每周肌内注射一次既可以抑制骨吸收,与二磷酸盐共用时还可急速降低血清钙。

3.磷酸盐 磷酸盐常用制剂有多种,可根据需要选用,如磷酸钠或磷酸钾,1～2g/d。如血清钙升高较明显,宜用中性磷酸盐溶液治疗。中性磷酸盐溶液含磷酸氢二钠($Na_2HPO_4 \cdot 12H_2O$)和磷酸二氢钾($KH_2PO_4 \cdot 2H_2O$)。配制方法:磷酸氢二钠96.3g,磷酸二氢钾10.3g,混合后加水至500mL(每10mL含元素磷215mg),每日口服30～60mL。近年来发现,二磷酸酯与内生焦磷酸盐的代谢关系密切,二磷酸酯与骨组织的亲和力大,并能抑制破骨细胞的功能,可望成为治疗本病的较佳磷酸盐类。其中应用较多的有羟乙二磷酸盐(EHDP)和双氯甲基二磷酸盐(Cl_2MDP)。据报道,其疗效和耐受性均优于中性磷酸盐。应用磷酸盐治疗期间,应注意肾功能变化和导致异位钙化的可能。

(二)高血清钙危象的治疗

1.高血清钙危象的临床特点 血清钙高于3.75mmol/L(15mg/mL)时,可发生高血清钙危象,若抢救不及时,常突然死亡。如血清钙高于3.75mmol/L,即使无症状或症状不明显,亦应按高血清钙危象处理。在高血清钙患者出现恶心、呕吐,应警惕发生危象可能。

2.高血清钙危象的诊断 诊断PT高血清钙危象要有3个条件:①存在PT。②血清离子钙水平超过1.87mmol/L[正常人血清离子钙水平为(1.18±0.05)mmol/L,甲旁亢血清离子钙水平大于或等于1.28mmol/L]。③临床出现危象症状。

3.高血清钙危象的治疗

(1)输液:高血清钙危象者因畏食、恶心、呕吐常伴有脱水,加重高血清钙及肾功能不全,故迅速扩充血容量至关重要。恢复血容量、增加尿量和促使肾脏排钙,静脉输注生理盐水,补充钠盐,产生渗透性利尿作用,随着尿钠的排出,钙也伴随排出体外。需输注大量5%葡萄糖生理盐水,输液量控制在每4h 1000mL。第1日需输注生理盐水4～8L,最初6h输入总量的1/2～1/3,小儿、老年人及心、肾、肺衰竭者应慎用,并将部分生理盐水用5%葡萄糖液代替。

(2)利尿:血清钙过高,每日尿量过少者在补充血容量后予以利尿,使尿量保持在100mL/h以上。可选用呋塞米(速尿)20～40mg,3～4次/d,或40～100mg静脉注射。呋塞米能提高大量输液的安全性,既可避免发生心衰、肺水肿,又可抑制肾小管重吸收钙,有利于降低血清钙,利尿排钙。亦可选用其他利尿剂,如依地尼酸(利尿酸钠)50～200mg静脉推注等,血清钙过高患者每1～2h可以重复注射。但应避免使用噻嗪类利尿剂。利尿仅能暂时降低血清钙,故应与其他治疗措施结合使用。

(3)补充电解质:每日监测血、尿电解质,以决定钠、钾、镁的补充量。治疗期间应每4～6h测定血清钙、镁、钠、钾,注意维持电解质平衡。一般情况下,每排尿1000mL需补充20mmol氯化钾和500mmol氯化钠。

(4)磷酸盐:每6h口服1次,每次20～30mL,可供230～645mg元素磷,使血清钙下降。如果急需降低血清钙,可静脉注射中性磷溶液,其配方为Na_2HPO_4 0.081克分子,KH_2PO_4 0.019克分子,加蒸馏水到1000mL,每升含磷元素3.1g,常用量为每6～8h静脉输入500mL。血清磷高于0.97mmol/L(3mg/dL)者慎用,静脉注射过量磷酸盐可引起严重低血清钙。口服磷酸盐时禁服抗酸剂,以防与磷酸盐结合而妨碍吸收。若降低血清钙的效果不佳,可改用磷酸盐灌肠或静脉滴注。应用期间要监测血清钙磷和肾功能,防止低钙血症和异位钙化的发生。

(5)依地酸二钠(EDTA钠盐):仅在严重高血清钙或一般治疗无效时应用,常用量50mg/kg,加入5%葡萄糖液500mL中静脉滴注,4～6h滴完。亦可用硫代硫酸钠1.0g加入生理盐水100mL中静脉滴注,紧急情况下可直接以5%浓度静脉推注。输液过程中要监测血清钙。

(6)二氯甲酯(二磷酸酯):可抑制破骨细胞活性,降低血清钙,对PTH或cAMP水平无影响,可口服或静脉注射,1600mg/d或1～5mg/kg。

(7)西咪替丁(甲氰米胍):慢性PT高血清钙者可用西咪替丁治疗,用于急性原发性甲旁亢危象,西咪替丁200mg每6h1次,可阻止PTH的合成和(或)释放,降低血清钙,也可作为甲旁亢患者手术前的准备,或不宜手术治疗的甲状旁腺增生患者,或甲状旁腺癌已转移或复发的患者。服用西咪替丁后血浆肌酐上升,故肾功能不全或肾病继发甲旁亢高血清钙患者要慎用。

(8)透析:首选血液透析,无条件时亦可采用腹膜透析,但必须采用无钙透析液。

(9)普卡霉素(光辉霉素):降低血清钙作用可能与减缓肠钙吸收、抑制PTH对骨骼的溶解作用,或与抗肿瘤作用有关。常用量$10\sim25\mu g/kg$,用适量生理盐水稀释后静脉滴注,若36h后血清钙下降不明显,可再次应用。每周1～2次,用药后2～5d血清钙可降到正常水平。长期使用时,每周不得超过2次,必要时可与其他降血清钙药同用。应用期间,必须严密观察血清钙、磷变化和本药对骨髓、肝、肾等的毒性作用。此药为抗癌药,可抑制骨髓,对肝、肾毒性大,应慎用。

(10)糖皮质激素:病情允许时可口服,紧急情况下可用氢化可的松或地塞米松静脉滴注。

(11)降钙素:有助于降低血清钙,理论上12h内可用400～1000U。实际降钙素的剂量应根据病情、药源及经济情况,并结合患者对大量输液及利尿药的反应而定。

(12)急诊手术:甲状旁腺危象多数系腺瘤所致,且一般病程较晚,肿瘤体积较大,易定位,因而更趋向于作单侧探查。手术时机掌握在血清钙下降到相对安全的水平,或血清钙上升停止而开始下降,患者全身情况可以耐受手术时,施行急诊手术,一般效果良好。

(13)其他疗法:其他疗法有如下几种:①放射性保护有机磷制剂,WR－2721具有迅速降低PTH分泌的作用,但有较明显的不良反应。②无升高血清钙的维生素D制剂。在慢性肾功能不全所致的甲旁亢中有较好的疗效,亦可用于PT的治疗。另一方面,PT患者体内存在高PTH、低$25-(OH)D_3$现象,提示PT患者伴有维生素D不足或缺乏。③二磷酸盐类。虽可迅速降低血清钙,但3个月后血清钙回升。④乙醇注射疗法。在B超引导下,将乙醇注入甲状旁腺腺瘤,在36h或24h内血清钙可以降到正常。每24h可注射1～3次,在高血清钙危象时更显有用,但长期疗效尚有待观察。⑤钙感受器激动剂。NPSR－568已用于PT的治疗,但尚需进一步观察临床疗效。

(三)手术治疗

1.手术指征

(1)对所有明显高血清钙者(若无禁忌证),均应作颈部探查,理由如下:①可以明确诊断。②难以预料靶器官损害。③该病会导致骨质改变加速,特别是老年妇女。④26%患者在10年内可发生并发症。⑤手术安全,手术成功率高达95%以上。

(2)无症状的原发性甲旁亢需手术治疗的指征。一般认为,无症状而仅有轻度高钙血症的原发性甲旁亢病例需随访观察,如有以下情况则需手术治疗:①骨吸收病变的 X 线表现。②肾功能减退。③活动性尿路结石。④血清钙水平超过或等于 3mmol/L(12mg/dL)。⑤血 iPTH 较正常增高 2 倍以上。⑥严重的精神病、溃疡病、胰腺炎和高血压等。

2.手术方式　射线引导下的甲状旁腺切除术可以治愈 95％的患者,并大大降低了老式手术方式的危险性,故用福善美增加骨钙而放弃手术治疗的做法不妥。

(1)手术优点:射线引导下的微创性甲状旁腺切除术是近年来开展的新技术,可在局麻下施行。它的优点是:①术前已知 4 个腺体中哪一个活性较高。②创伤小,对侧不受影响。③麻醉方式多为局麻。④切口只有 2.5cm,为时 25min(常规 1～2h),术后即可进食,第 2d 即可恢复日常工作。⑤耐受性好,⑥治愈率为 99％～100％(常规手术为 90％～96％)。⑦价格低廉。⑧甲旁减的风险为零,术后并发症少。但适宜本手术治疗的患者只包括那些 sestamibi 扫描证实为单个腺瘤的原发性甲旁亢患者(85％～90％的患者属于此类)。

(2)术前准备:对已确诊者,按一般术前处理即可。血清钙明显升高者,应先行内科治疗,将高血清钙控制在安全范围内,并加强支持治疗,改善营养,纠正酸中毒。其中要特别注意中性磷酸盐的补充,以增加骨盐沉积,缩短术后骨病和血生化的恢复时间。高钙血症易导致严重的心律失常,除采用有效措施降低血清钙外,还应根据病情和心律失常的性质给予相应治疗。

(3)手术步骤:手术常选用全身麻醉,横形切开颈部切口。在中线分离带状肌后,选择一叶甲状腺并向内侧翻转。清除甲状腺叶下方的组织直至气管以显示喉返神经和甲状腺下动脉。在大多数患者,喉返神经位于气管食管沟内,较少见的也可位于气管旁;在气管前侧方常见但特别容易造成损伤。喉返神经也可在颈部直接发出而不像往常那样环绕右锁骨下动脉。喉上神经外支是声带张力最重要的神经,它通常紧邻甲状腺上极血管束的内侧。游离甲状腺时应小心操作以免损伤该神经。可能存在 4 个以上的甲状旁腺,因此,颈部探查需要非常耐心。由于冰冻切片有助于判定甲状旁腺而需要一名有经验的病理学家的帮助。上甲状旁腺较易发现,通常位于甲状腺背侧表面的上 2/3 水平。下甲状旁腺较上甲状旁腺大,且位置常不固定,正常情况下可存在自甲状腺上 1/2 水平至深入纵隔内。下甲状旁腺较上甲状旁腺位置更靠前。如果上甲状旁腺已被发现则应仔细检查另一侧的胸腺蒂并切除。从颈部切口可切除绝大多数位于纵隔内的甲状旁腺腺瘤。

(4)术中注意事项:①术中应作好高血清钙危象的抢救准备工作,包括各种降血清钙药物,进行血清钙、磷和心电图监测。②术中均应仔细探查所有的甲状旁腺:如属腺瘤,不论单发或多发,应全部切除,仅保留一枚正常腺体;如属增生,常为多枚腺体同时累及,故宜切除其中的三枚,第四枚切除 50％左右,然后取小部分作甲状旁腺自体移植;如属异位腺瘤,多数位于纵隔,可沿甲状腺下动脉分支追踪搜寻。有时异位甲状旁腺包埋在甲状腺中,应避免遗漏,如属腺癌,则应作根治术。③首次手术未能发现病变而进行的二次颈部探查难度极大,所以应在首次手术时细心操作以避免二次手术。如果需二次手术,不仅甲状旁腺组织辨别更为困难,而且也更易损伤喉返神经。

3.术后处理

(1)手术成功:血磷常迅速恢复正常,血清钙和血 PTH 则多在术后 1 周内降至正常。伴有明显骨病者,由于术后钙、磷大量沉积于脱钙的骨组织,故术后数日内可发生手足搐搦症。有时血清钙迅速下降,可造成意外,故必须定期检查血生化指标。轻度低钙血症经钙盐补充和维生素 D 治疗可纠正,较重者应给予活性维生素 D 制剂如 $1\alpha-(OH)D_3$ 或 $1,25-(OH)_2D_3$。如低钙症状持续 1 个月以上,提示有永久性甲旁低。

(2)手术失败:患者如术后症状无缓解,血清钙和血 PTH 于 1 周后仍未能纠正,提示手术失败。其常见原因有:①腺瘤为多发性,探查中遗漏了能自主分泌 PTH 的腺瘤,被遗漏的腺瘤可能在甲状腺、食管旁、颈动脉附近甚至纵隔。②甲状旁腺有五枚以上,腺体切除相对不足。③甲状旁腺腺癌复发或已有远处转移。④非甲状旁腺来源的异位 PTH 综合征(假性甲旁亢)。

(3)术后低钙血症:甲状旁腺手术后可出现低钙血症,轻者手足和面部发麻,重则手足搐搦。一般术前 ALP 很高,又有纤维性囊性骨炎者则术后会有严重的低钙血症,常降至 1.75mmol/L(7mg/dL),甚至 1mmol/L(4mg/dL)。

引起低钙血症的原因:①骨饥饿和骨修复,切除病变的甲状旁腺组织后,血中 PTH 浓度骤降,大量钙和磷迅速沉积于骨中,致血清钙降低。②甲状旁腺功能减退,切除功能亢进的甲状旁腺组织后,剩余的甲状旁腺组织的功能受到长期高血清钙的抑制而功能减退(多数为暂时性)。③由于部分骨骼或肾对 PTH 作用的抵抗,发生于原发性甲旁亢合并有肾衰竭、维生素 D 缺乏、肠吸收不良或严重的低镁血症。如有持续性和顽固性低钙血症,应想到同时存在低镁血症(血清镁低于 0.5mmol/L,即 1.0mEq/L)的可能。镁 40~60mmol(80~120mEq)静脉滴注 8~12h,或 20%硫酸镁分次深部肌内注射。如低钙血症由于低镁血症所致,当补充镁后,通常在 24~48h 之内血清钙恢复正常。当 PTH 恢复正常分泌率,激素的周围反应也转正常。

低钙血症的症状:可开始于术后 24h 内,血清钙最低值出现在手术 2~3d 后,可出现手足搐搦,持续 1~2d 甚至 3~4 个月。但这种现象不一定损伤了甲状旁腺,可因骨骼的"钙饥饿"状态,术后钙质向骨基质内沉积而引起低血清钙。大部分患者在 1~2 个月内血清钙可恢复至 2mmol/L(8mg/dL)以上。血磷浓度于术后近期进一步降低,尿磷排量甚少。

治疗:一般于低钙血症症状出现时,立即口服乳酸钙或葡萄糖酸钙(相当于元素钙 1~3g)。口服 10%氯化钙溶液,每数小时服 10mL 亦可逐渐恢复。手足抽搐明显者可以缓慢静脉注射 10%葡萄糖酸钙 10~20mL,有时需要补充镁盐以缓解肌肉抽搐。难治顽固性低钙血症可以静脉滴注葡萄糖酸钙[溶于 5%或 10%葡萄糖液内,钙可按 0.5~3mg/(kg·h)给予],常可缓解症状和体征,补充钙量是否足够,视神经肌肉应激性和血清钙值两方面而定。同时补充维生素 D_2 或 D_3,开始剂量 3 万~5 万 U/d,以后酌情减少用量。$1\alpha-(OH)D_3$ 和 $1,25-(OH)_2D_3$ 可在 24~96h 内使血清钙升达正常,当合并有肾功能损害时,应优先采用此类药物。手术后完全恢复骨的正常矿化可能要 1~2 年,应持续补充钙剂及适量维生素 D 直至 X 线摄片骨密度正常后,才可停药。

七、预后

血清钙水平是极好的指标,可证明手术是否成功。手术结果一般在手术后可以立即判断出来。如术中未发现病变腺体,术后仍持续存在高血清钙;如腺瘤或癌肿已切除,在术后 24～48h 内血清钙会下降 2～3mg,然后在 3～4d 后恢复正常。手术切除病变的甲状旁腺组织后 1～2 周,骨痛开始减轻,6～12 个月明显改善。骨结构明显修复需 1～2 年或更久。如术前活动受限者,大都术后 1～2 年可以正常活动并恢复工作。手术成功切除则高钙血症纠正,不再形成新的泌尿系结石。X 线检查显示有骨改变及 ALP 升高者,术后血清钙下降会更加严重,低血清钙重而持续时间长,需给予数周至数月或更久的钙及维生素 D 治疗。

PT 手术并发症很少,偶可发生甲亢、胰腺炎,原因尚不清楚。胰腺炎临床表现很重。约 1/2PT 患者手术后出现低血清镁,由于长期低血清钙合并低血清镁,使这种并发症的处理极为复杂。

第四章　乳腺外科疾病

第一节　先天性乳房畸形

乳房是女性的性征标志,无论是外形还是心理上,乳房在女性的生活中都占有非常重要的地位。任何大小和形状的改变都会难以被接受,会给女性特别是青春期女性带来负面影响。她们会因乳房小或缺失,表现为缺乏自信,感到羞愧、压抑,进而独居,同样在性关系和文化信仰方面都会产生负面影响。由于乳房的畸形,在将来的哺乳功能方面同样也会产生障碍。

先天性乳房和胸壁畸形的分类:①乳头、乳晕复合体的畸形:包括多乳头,乳头内陷。②副乳腺。③不对称畸形:包括无乳房畸形,乳腺发育不全,乳腺萎缩。④乳房形状畸形:管状乳房畸形。⑤胸壁的畸形:Poland综合征,前胸壁发育不全。

一、乳头、乳晕复合体的畸形

1.多乳头畸形　多乳头畸形多发生于孕期的前三个月,当乳腺的边缘不能退化到正常时。同样,在泌尿系统和其他系统的发育异常时也会伴发。约占总人口1%～5%会出现副乳头畸形,男女发生比较一致。副乳头一般都沿乳头垂直线生长,90%都在乳房下皱襞水平。它可以是单侧,也可双侧,在某些病例副乳头周围有乳晕。有证据表明,多乳头畸形可能有家族遗传性,可以同时伴有泌尿道的畸形、睾丸癌和肾癌。在匈牙利和以色列有至少两篇报道,在儿童中发生肾的排泄系统发生阻塞性异常,分别为23%和40%。但是,也有未发现两者联系的报道。因此,有泌尿专家提出,当出现多乳头畸形时,应检查是否有泌尿道畸形的发生。但是由于泌尿道畸形的表现明显,但发病率低,而多乳头畸形很常见,故临床实践中并没有采用该方案。

2.乳头内陷　占总人口的2%,其中50%的患者有家族史。胎儿在子宫内发育过程中,由于乳腺导管和纤维束的发育不良,引起乳头形成过短,造成乳头内陷的形成。乳头内陷可以发生于一侧,可以发生于双侧。由于乳头内陷,使乳头发育不良,从而影响部分妇女的哺乳。但亦有部分妇女在产前通过外提乳头等,使乳头外翻,可以进行哺乳。也有部分患者,由于乳头内陷,造成乳管堵塞,引起乳腺的反复感染。乳头内陷一般不需要特殊处理,一般要求患者在孕前外提乳头,尽量使乳头外翻,但多数效果不佳。部分患者亦因美学要求,或乳头内翻后引起反复感染,可以行乳头外翻整形术,但应告知患者将来不能哺乳,乳头感觉障碍,以及乳头坏死等风险。

二、副乳腺畸形

副乳腺畸形的发生率为 $1\%\sim2\%$,女性多见,且某些有家族遗传性。1/3 患者是双侧发生,多见于腋窝。副乳腺多于青春期和妊娠时,由于卵巢雌二醇和胎盘雌三醇激素水平的增高,开始生长、增大,一般没有症状。但在妊娠和月经前可以有不适感和疼痛,哺乳时还可以有乳汁流出。副乳腺像正常乳房一样可以有乳头及乳晕,妊娠后副乳腺可以缩小,严重者哺乳后仍可见腋窝明显隆起的副乳腺。副乳腺可以发生与正常乳房一样的乳腺疾病,包括乳腺癌、纤维腺瘤、乳腺增生乳腺炎等。对于副乳腺的外科切除治疗,一般不推荐。因为该手术可以引起腋窝切口瘢痕,上肢的运动受限,损伤肋间臂神经引起上臂内侧感觉异常、疼痛、血清肿、切口裂开、切除副乳腺不全等并发症。对于部分患者,可以采用吸脂术。

三、乳房不对称畸形

1. 无乳房畸形 先天性一侧或双侧乳房缺失是在临床上非常少见的畸形。Froriep 在 1839 年首先描述了这一现象。1882 年,Gilly 报道一例双侧乳房缺失,同时伴有尺骨缺失和手的尺侧缺失的 30 岁女性患者。有关先天性畸形伴双侧乳头和乳腺组织缺失的病例少见。Trier 的总结发现有右侧胸肌萎缩,右侧尺骨和尺侧手的缺失等,单侧乳房缺失比双侧更常见,并多见于女性。这种缺失病变发生是由于胚胎第六周乳腺发育不全所致。Tier 发现乳房缺失与腭裂、宽鞍鼻、胸肌、尺骨、手、足、腭、耳、生殖泌尿系统缺失有关。有时,也可呈现家族遗传性。这种畸形的治疗可以采用扩张器,假体乳房重建或采用自体背阔肌肌皮瓣乳房重建。

2. 乳腺发育不全,乳腺萎缩 乳腺发育不全,乳腺萎缩可发生于一侧或双侧,也可同时伴有胸肌的缺损。乳房双侧一定程度的不对称较常见。但是,还是以乳腺发育不全最突出。治疗主要通过小乳房一侧使用假体或大乳房侧缩乳固定术。近年,已开始使用脂肪填充术保持双侧乳房对称。

四、管状乳房畸形

管状乳房畸形首先由 Rees 和 Aston 于 1976 年报道。形成管状乳房的基本原因是乳腺发育不全,这种通常在内下和外下象限发生。在形成乳晕周围的收缩性环的过程中,两层的乳腺带粘连引起了管状乳房的发生。这就造成疝样的腺体组织伸入到乳晕后间隙。这部分乳腺组织韧带松弛,缺乏阻力,因此引起乳晕过度肥大。

1. 管状乳房畸形的分类(Groleau 等)

Ⅰ级:病变主要在下象限中份。

Ⅱ级:病变主要累及内下和外下两个象限。

Ⅲ级:病变主要累及全乳房。

2. 管状乳房畸形的临床表现 管状乳房畸形常开始于青春期,因此往往会引起性心理问题。这种管状小乳房会严重的阻止这种女性接触社会。女孩对乳房感到羞愧的是怪异的乳房形状,而不是乳房大小本身。

常见的表现有它可发生于单侧,也可发生于双侧;可以有乳房皮肤的缺失,乳房不对称,乳腺发育不全,圆锥形乳房,狭窄形乳房基底,疝样乳头乳晕复合体,肥大的乳晕。

3. 管状乳房畸形的处理　校正不正常的肥大乳晕和乳腺。正常的大小对促进女性正常的心理发育是一个重要的步骤,做校正手术对于年轻女孩也是必要的。但是,也应该强调外科干预对年轻患者应该尽量限制,对采用改变乳房体积和移位的外科手术应该尽量避免。

通常采用 Rees 的方法,切除肥大乳晕过多的皮肤,皮下分离乳腺,使乳腺基底部增宽。这种手术方式可以达到乳房形状有较好的美容效果,又没有改变腺体的完整性。

对已经发育好的乳腺,可以考虑切除肥大乳晕过多的皮肤和置入假体,以期有更好的美容效果;但是对于严重畸形的患者,由于没有足够的软组织覆盖,假体置入难以实施。采用 Muti 和 Ribeiro 的方法是恰当的,即:真皮层切除肥大乳晕过多的皮肤,充分皮下游离乳房下象限直到设计的新下皱襞;从乳晕开始达胸大肌分离乳腺,下部形成以下部腺体为基底的转移瓣,将该转移瓣折叠塑形放置于下部所形成的腔并固定于下皱襞。这种方法的缺点是由于中心部分已被游离瓣占据,再放置假体几乎不可能进行。

现在较流行的手术技术是,首先将扩张器放置于腺体后分,然后更换假体,将假体的 2/3 放置于胸大肌后分,下 1/3 以乳腺组织覆盖。这样可以扩展乳腺的基底部,与传统的方式即将假体完全放置于胸大肌后分相比,可以得到较好的美容效果。

脂肪填充术常被用于管状乳腺发育畸形的后期处理。多用于矫正术后乳腺边缘轮廓的修复,同时可以对不对称的小乳房体积进行补充。

五、胸壁畸形

Poland 综合征

1. 流行病学特点　1841 年,Alfred Poland 首先在 Guy 医院报道 1 例患者表现为肩胛带胸大小肌肉缺失和上肢畸形,同时还伴有外斜肌缺失和部分前锯肌的缺失。既后,又有多位学者报道类似的发现,同时还发现伴有乳头萎缩或乳头,肋软骨,肋骨 2、3、4 或 3、4、5 缺失,胸壁皮下组织萎缩和短并指(趾)畸形。这种临床发现要么全部要么部分表现。现在把一侧胸壁的萎缩,加上同侧上肢畸形统称为 Poland 综合征,即:是一侧肢体胚芽的第五周胚胎发育的第二个阶段的基因变异综合征,由于接近乳腺嵴的形成,因此这种畸形可能发生在乳腺,胸壁,胸肌,上肢和手。该综合征病发病率低,为 1:7000 到 1:1000000,多见于男性。该病的病因不清楚,没有家族遗传性,可能因胚胎发育的 46d,锁骨下轴的发育异常,造成锁骨下血管及其分支的血液供应阻挡,从而影响胚胎结构的发育。

2. 临床表现　Poland 综合征的临床表现各异,几乎很少在一个患者都表现出来。一般是单侧发生,常常发生于右侧。表现为乳房、乳头萎缩或缺失,胸肌缺失,胸壁畸形,上肢畸形,较常见的畸形是乳房外形的不全伴部分下分胸肌的缺损畸形。对于女性,由于部分或完全缺失胸大肌,表现为腋前皱襞的消失;这种非自然的外观要想隐藏是非常困难的。文献报道发现该综合征与黑素沉着斑有关。因为乳腺和黑素细胞都是来源于外胚层。乳腺异常萎缩和高色素沉着可能均来自于此胚芽层。表现为一侧胸壁和(或)乳腺萎缩,伴有高色素沉着斑,没有恶变倾向,故患者一般不要求对高色素沉着斑治疗。

尽管在 Poland 综合征的患者,乳腺发育不良,但仍然有文献报道发生乳腺癌。对于这种患者,虽然有解剖变异,但前哨淋巴结活检技术仍然可以采用。还有并发白血病的报道。

3.治疗 由于这种疾病的表现各异,因此对这种患者的治疗往往会根据患者的不同表现采取不同的手术方式。多数患者对功能上的胸前肌肉缺乏和小乳房并不感到尴尬,只有一些严重的病例如胸廓或前肋缺失造成形态的畸形,表现为吸气时肺形成疝,呼气时胸壁形成深的凹陷腔,不论在形态和情感上都影响了患者的生活质量,才要求进行手术治疗。

手术目的包括以肌瓣覆盖的胸壁修复和乳房重建。常用的方法有假体,带蒂皮瓣和游离皮瓣,以及肌皮瓣都可以应用。

在制定手术方案中,Hurwitz 建议术前 CT 加三维重建对胸壁和乳房重建的手术方式选择有重要的帮助。

对该病的外科治疗程序应包括以下几个方面:

(1)带游离背阔肌或外斜肌瓣的骨膜下移植片。

(2)自体分离肋骨移植物。

(3)带骨膜的分离肋骨移植物。

(4)异种骨移植物。

(5)取对侧胸壁肋骨移植物用于患侧,再用金属网片固定。

(6)用常规乳房假体和胸壁假体修复困难病例。

Schneider 等推荐采用一步法修复 Poland 综合征的患者。他们采用背阔肌肌皮瓣修复胸壁和乳房的缺失,较以前传统方法,有明显的优势,并发症更低,美容效果更好的优势。近年,开始将内镜技术应用于该手术。

第二节 巨乳症

乳房的发育受下丘脑一垂体一卵巢轴的影响。它们的生理和病理变化,影响促性腺激素释放激素、卵泡刺激素、黄体生成素、雌激素、孕激素的变化,从而影响乳腺的增生,激素水平的过高可诱发乳房肥大。

乳房肥大的分类:①乳房早熟。②青春期乳房肥大。③药物性乳房肥大。④妊娠性乳房肥大。

一、乳房早熟

乳房早熟是指 8 岁以下女孩在缺乏任何性成熟标志的情况下,乳房的单纯发育。关于其病因仍然存在争论。Wilkins 等推测乳房早熟与乳腺组织对雌二醇、雌酮的敏感性提高有关;也有研究认为与促黄体生成素和促卵泡雌激素的轻度增高有关,但也有研究未发现该现象,其下丘脑一垂体轴是正常的。对于该类患者,不需特殊处理,一般采取观察方法,检测其性激素水平至成年期,多数患儿激素水平可恢复正常水平。

二、青春期乳房肥大

青春期乳房肥大是青年女性青春期发育后比较常见的表现。这种临床表现是由于这种女性乳房在青春期发育后,仍继续生长。多数为双侧,也有单侧报道。

1.病因 多数观点认为青春期乳房肥大是由于血浆雌酮或雌二醇水平增高所致。但是,通过各种催乳激素的检测,并没发现其与乳房肥大有关。有推论认为由于靶器官组织如导管上皮,胶原和基质有雌激素受体存在,对催乳激素如雌激素、孕激素高度敏感,继而促进乳房的发育。

2.治疗 由于乳腺肥大与激素的高敏感性有关。有学者推荐使用抗雌激素药物去氢孕酮和甲羟孕酮治疗青春期乳房肥大,但效果不佳。亦有报道认为使用雌激素受体拮抗剂他莫昔芬可能更有效,但 Bromocriptine 用于治疗青春期乳房肥大,亦未成功。

目前的观点认为乳房缩小整形术是青春期乳房肥大治疗的主要手段。乳房缩小整形术的适应证主要依据体格检查乳房肥大者,患者对肥大的乳房感觉不适,下垂感明显,慢性背部疼痛,颈部僵硬,乳房下皱襞反复糜烂,同时结合患者个体对美学的要求决定是否有手术指征。

(1)手术目前准备

①术前常规乳房 X 线检查,超声检查,排除乳房肿瘤性病变。

②整形外科医生与患者充分沟通,了解患者通过乳房缩小整形手术后,期望达到的效果。同时也要向患者介绍手术的目的,手术方式选择,手术后切口瘢痕的位置,需要多长时间恢复,手术中和手术后可能出现的风险和并发症,手术可能达到的预期效果等。使患者对本次乳房缩小整形手术有充分的理解。

③对于正在服用抗凝剂的患者,要求至少停止服用 1 周以上。

(2)乳房缩小整形手术的方式:一个成功的乳房缩小整形手术应该包括以下几方面:①重新定位乳头乳晕复合体。②乳房皮肤,脂肪,腺体组织体积减少。③缩乳术后的乳房切口瘢痕应尽量小,隐蔽,形状稳定、持久。

乳房缩小整形术有多种方式,目前应用最多的是"T"切口的乳房缩小整形术和短垂直切口乳房缩小整形术。采用何种方式与乳房体积和乳房下垂的程度,以及整形外科医生对该项技术掌握的熟练程度密切相关。一般而言,乳房肥大中度以下,切除乳房组织体积不多,乳房下垂不严重者,可以选择短垂直切口乳房缩小整形术;如果乳房肥大中度以上,乳房下垂明显者、皮肤松弛者或需切除上组织者,建议选用"T"切口的乳房缩小整形术。

①短垂直切口乳房缩小整形术(Lejour 技术):

手术步骤:外科标记-皮下注射浸润-去表皮化-吸脂-切除部分腺体,形成新的乳房。

a.外科标记:要求患者站立位,标记胸骨中线和乳房下皱襞;确定术后乳头的位置,一般据胸骨上凹 21~23cm。注意:一定避免术后新乳头位置过高,因此在设计新乳头位置时要相对保守;在乳房中份从乳房下皱襞垂直向下标记乳房中线;根据缩乳的大小,标记乳晕两侧垂直线,并在乳房下皱襞上 2cm 汇合;新的乳晕周径可依据公式计算:周径=2πr,并利用 Lejour 技术在新的乳晕周围标记一个像清真寺顶的半弧形并于两侧垂直线交叉;F.标记包括乳头、乳晕的上蒂。b. 皮下乳房注射浸润:全身麻醉后,取半卧位,消毒铺巾,除带蒂乳头瓣外,注射含肾上腺素的生理盐水,以利于手术剥离和减少术中出血。c. 去表皮化:去表皮化包括乳头晕上方和下方5～6cm范围。d. 吸脂术:主要针对那些脂肪多的病例,通过吸脂术,可以减少乳房体积,改善乳房外形,同时有利于蒂的包裹。e. 切除部分腺体,形成新的乳房:外科手术切除腺体包括乳房下分和乳房后分的组织,以达到双乳对称。

②"T"切口的乳房缩小整形术:该手术有各种技术的带蒂保证乳头,乳晕复合体的血供,包括垂直双蒂,垂直单蒂,侧方单蒂等。垂直双蒂对乳房下垂,胸骨上凹与乳头距离大于30cm以上患者更适用。多数情况下,采用上方单蒂就可达到较好的美容效果。

(3)并发症

①近期并发症:a. 血肿或血清肿:血肿形成的原因包括:术前使用抗凝剂,如阿司匹林(建议术前1周要停药),手术剥离范围宽,切除组织量大,手术止血不彻底引流安置不当,致引流不畅等。血肿的表现:主要的症状是疼痛,体征为双乳房不对称,肿胀,触痛,乳房淤斑。时间超过1周者,多形成血清肿。血肿的处理:小血肿,在局部麻醉下,注射器抽吸。大的血肿,必须在手术室拆除缝线,清除血肿,止血,重新安置引流管引流。b. 切口裂开:发生率约为10%～15%,切口裂开的原因包括:缺血,感染,皮肤张力过高,脂肪液化等。切口裂开的处理:创面换药,引流,如果是感染引起,全身和局部使用抗生素。创面小、浅,会在短期内愈合;如果创面大、深,可能换药时间长达数月。二期愈合后,瘢痕较大。c. 皮瓣缺血和坏死:主要与皮瓣的设计有关,手术时避免切口张力过大。如果关闭切口时,张力高,建议切除蒂部部分乳腺组织。通常外侧皮瓣由于供血距离远,更容易发生缺血。如果只是轻微的缺血,一般不需要特殊处理;皮肤的坏死多见于T型切口的三角部位和切口的边缘,因其张力大,距离供血最远。小的坏死,通过换药二期愈合,大的坏死则需要植皮处理。d. 急性蜂窝组织炎:感染致病菌多为肺炎链球菌和金黄色葡萄球菌,但也有院内感染所致的G阴性球菌或厌氧菌的感染。表现为红、肿、痛,发热、寒战等。如果有分泌物,应首先进行细菌培养,明确感染类型。在不能明确感染源时,使用一代或二代头孢菌素抗感染治疗。对于反复发生蜂窝组织炎患者,应注意是否有异物存在,不能通过临床体检发现者,建议做磁共振(MRI)检查,明确异物的部位,通过手术取出异物。e. 乳头乳晕复合体缺血,坏死:多数乳头乳晕复合体的缺血坏死是由于静脉回流障碍,静脉淤血造成,只有少数是由于动脉血供障碍所致。多数情况在术中就发现有静脉充血,这时应迅速松解,检查是否带蒂瓣扭转,是否蒂太厚,或是否有足够的空间容纳带蒂的瓣。通常静脉回流障碍表现为乳头乳晕复合体充血,暗红色的静脉血自切口边缘溢出,而动脉血供障碍,则表现为乳头乳晕复合体苍白,切口无出血,但这种在术中很难发现。如果发生手术后乳头乳晕复合体的坏死,就要仔细与患者沟通,告诉其可能需要的时间较长,需要多次换药,最后二期再次行乳头乳晕重建或采用文身的方式进行乳晕修复。

②远期并发症:a. 脂肪坏死:脂肪坏死常由于某一区域缺血或手术所致。表现为乳房局部硬节或块状,可于手术后数周,数月后出现。范围小的可变软,不需特殊处理。对于质地硬或范围广者,建议做超声,乳腺X线检查或MRI检查,必要时做细针穿刺活检,以排除恶性病变,消除患者疑虑心理。如果患者焦虑严重要求切除者,应尽量选用原切口手术切除,范围大可能影响乳房外观,应在手术前告诉患者,以避免医疗纠纷的发生。b. 双侧乳房大小,形态不

对称:事实上,对所有行乳房缩小整形手术患者术后都有不同程度的大小和形态不对称。如果是轻微的,绝大多数患者都能接受,因为多数乳房肥大患者,手术前就存在不同程度的双乳不对称,相比手术前肥大乳房带来的不便,手术后的一对大小适中的乳房,以及带来的愉快心理,即使有轻度大小,形态不对称,患者还是满意的。如果双侧乳房差异较大,会给患者带来烦恼,如果是大小不对称,多数可以通过吸脂或切除组织的方式解决。如果是形态不对称,需要用手术方式校正。c.乳头乳晕不对称:乳头乳晕的不对称包括大小,形态,位置和凸度,以及颜色的不对称。常见的有乳头乳晕复合体被拉长或像水滴样,这在乳房缩小手术中并不少见,还可见乳晕变大,瘢痕呈星状,增大。这主要与手术切口的选择,缝合的方式以及上移乳头距离的多少等有关,一般这种情况必须等待水肿消退,术后 6 个月后再行处理。d. 乳头内陷:乳头内陷往往是由于乳头后方的组织太薄,不足以支撑乳头。处理的方法就是尽量保证乳头后分有足够的组织支撑。

三、药物性乳房肥大

药物诱发的乳房肥大被报道与 D 青霉素胺有关,它发生于青春期或成熟的乳房。虽然病因清楚,但发病机制不清。Desai 推测 D 青霉素胺影响性激素连接蛋白,从而使血循环中游离雌激素水平升高,但对患者的月经功能没有影响。

Cumming 使用达那唑(具有弱孕激素、蛋白同化和抗孕激素作用)通过干扰乳腺实质的雌激素受体敏感性抑制乳腺的增长。Buckle 还将该药用于男性乳房肥大的治疗。

四、妊娠性乳房肥大

1.病因和流行病学　妊娠性乳房肥大是一个非常少见的疾病,高加索白人妇女发病多见。目前病因不清楚,可能与激素的水平异常,组织的敏感性增高,自身免疫,恶性肿瘤等有关。文献报道认为与激素的变化有关,认为妊娠时,体内产生大量雌激素,同时,肝脏代谢功能的异常对雌激素的灭活能力下降可能是妊娠期乳房肥大的原因。

2.临床表现　该病发生于妊娠开始的几个月,多为双侧发生,亦有单侧发生的报道。乳房的增大达正常的数倍,患者往往难以承受。乳房变硬,水肿,张力高,静脉怒张,可出现橘皮样变病征。由于乳房迅速增大,皮肤张力增高,造成血供不足,引起乳房皮肤溃疡,坏死,感染,和血肿发生。

3.治疗　妊娠性乳房肥大是一个自限性疾病,多数不需治疗,一般在分娩后,乳房会缩小到正常乳房大小。因此建议这部分患者佩戴合适的乳罩,保持皮肤清洁。对于有严重疼痛症状,皮肤严重感染,坏死,溃疡无法控制者,可以采用缩小乳房手术或双侧乳房切除,行Ⅱ期乳房重建术。

第三节　乳腺感染性炎症

乳腺炎是指乳腺的急性化脓性感染,是产褥期的常见病,是引起产后发热的原因之一,最常见于哺乳妇女,尤其是初产妇。哺乳期的任何时间均可发生,以哺乳的开始阶段发病最为常见。患有乳腺炎会导致一系列局部和(或)全身症状,若治疗不及时或治疗不当危害性更大。乳腺脓肿就有可能穿破胸大肌筋膜前疏松结缔组织,形成乳房后脓肿;或乳汁自创口处溢出而形成乳漏;甚者可发生脓毒败血症。

一、乳腺炎的病因

1. 多因排乳不畅、乳汁淤积,致病菌侵入乳管,进一步逆行侵犯乳腺小叶及淋巴管、乳腺周围结缔组织所致。可能的原因包括:①乳头过小或内陷,妨碍哺乳,孕妇产前未能及时矫正乳头内陷,婴儿吸乳时困难。②乳汁过多,排空不完全,产妇没有及时将乳房内多余乳汁排空。③乳管不通,乳管本身的炎症、肿瘤及外在压迫,胸罩脱落的纤维亦可堵塞乳管。

2. 细菌的侵入,乳头内陷时婴儿吸乳困难,易造成乳头周围的破损,是细菌沿淋巴管入侵造成感染的主要途径。另外婴儿经常含乳头而睡,也可使婴儿口腔内炎症直接侵入蔓延至乳管,继而扩散至乳腺间质引起化脓性感染。其致病菌以金黄色葡萄球菌为常见。

二、乳腺炎的临床表现及分期

1. 乳腺炎的临床表现　急性乳腺炎在开始时患侧乳房胀满、疼痛,哺乳时尤甚,乳汁分泌不畅,乳房结块或有或无,全身症状可不明显,或伴有全身不适,食欲欠佳,胸闷烦躁等。然后,局部乳房变硬,肿块逐渐增大,此时可伴有明显的全身症状,如高热、寒战、全身无力、大便干燥等。常可在 4~5d 内形成脓肿,可出现乳房搏动性疼痛,局部皮肤红肿,透亮。成脓时肿块中央变软,按之有波动感。若为乳房深部脓肿,可出现全乳房肿胀、疼痛、高热,但局部皮肤红肿及波动不明显,需经穿刺方可明确诊断。有时脓肿可有数个,或先后不同时期形成,可穿破皮肤,或穿入乳管,使脓液从乳头溢出。破溃出脓后,脓液引流通畅,可肿消痛减而愈。若治疗不善,失时失当,脓肿就有可能穿破胸大肌筋膜前疏松结缔组织,形成乳房后脓肿;或乳汁自创口处溢出而形成乳漏;严重者可发生脓毒败血症。急性乳腺炎常伴有患侧腋窝淋巴结肿大,有触痛;白细胞总数和中性粒细胞数增加。

2. 临床将乳腺炎分为急性炎症期和脓肿形成期,两阶段特点如下:

(1)急性单纯乳腺炎初期主要是乳房的胀痛,局部皮温高、压痛,出现边界不清的硬结,皮肤红、肿、热、痛,可有患侧腋窝淋巴结肿大、压痛,全身发热等症状。辅助检查血常规见白细胞和(或)中性粒细胞计数升高。这种单纯性的乳腺炎若经过及时干预症状往往可以得到控制。

(2)脓肿形成期患者全身发热等症状进一步加重,局部组织发生坏死、液化,大小不等的感染灶相互融合形成脓肿。患侧乳房的肿胀疼痛加重,可出现跳痛;浅表脓肿可触及波动感,辅助检查血常规见白细胞和(或)中性粒细胞升高,乳腺 B 超检查可见脓肿形成,注射器穿刺抽吸待抽出脓液或涂片中发现白细胞来明确脓肿的诊断。亦有患者未能及时治疗,脓肿破溃后乳汁从疮口溢出,久治不愈形成乳漏,严重时可合并败血症。这种情况必须去医院进行抗感染治疗或脓肿切开引流。

三、乳腺炎的早期治疗

早期乳腺炎,乳房有红、肿、热、痛但尚未形成脓肿时,可采取以下方法预防性治疗:

1.局部治疗

(1)手法排乳:急性哺乳期乳腺炎发生时乳汁淤积于整个乳房,尤其以肿块形成部位严重,而普通吸奶器只能吸空乳头、乳晕部位乳汁,对象限内淤积的乳汁及肿块无效,手法排乳可有效促进乳汁排出、促使肿块变软、缩小、消失,临床症状缓解迅速,且不必停止哺乳。具体方法:①术者洗净双手,患者清洗并可热敷患侧乳房5~10min。②患者取平卧位,暴露乳房,术者立于患乳一侧。③先轻挤乳头、乳晕,将挤出的少量乳汁涂抹于乳腺皮肤避免排乳时皮肤损伤。④术者双手交替,用手掌的大小鱼际肌及五指指腹以环行姿势轻揉按摩乳房,自乳房根部向乳头乳晕部按摩推拿。开始时手法轻柔,乳汁流出后稍加用力,肿块部位稍加用力,直至乳管通畅,肿块变软为止。⑤在肿块变软、缩小、消失后,无乳头破损、溃疡者应继续哺乳,而且哺乳时先吸吮患乳以保持乳汁通畅,避免炎症肿块复发。有乳头破损、溃疡者应暂停哺乳,给予局部治疗。

(2)局部 TDP 理疗等,可改善局部血液循环,减轻炎症反应。

2.全身治疗　抗生素的应用:由于急性哺乳期乳腺炎致病菌多为金黄色葡萄球菌,故首选抗生素为青霉素。急性炎期症状轻者可口服每次0.5g,3次/d,急性炎症期出现全身症状及脓肿形成期应静脉滴注每次800万~960万U,1次/d,并与解热镇痛等对症处理及支持治疗。

3.乳腺炎的外科治疗

(1)注意清洁:早期注意休息,暂停患者乳房哺乳,清洁乳头、乳晕,促使乳汁排出(用吸乳器或吸吮),凡需切开引流者应终止哺乳。

(2)使用药物回乳:停止患侧哺乳,以吸乳器吸出乳汁。可适当使用回乳药物:如炒麦芽、维生素 B₆ 片、己烯雌酚片或溴隐亭片等。

(3)使用抗生素:为防治严重感染及败血症,根据细菌培养及药敏结果选用抗生素治疗。哺乳期妇女是一类特殊人群,几乎所有药物都能够通过血浆乳汁屏障进入乳汁,因此应用抗菌药物时必须严格考虑对哺乳儿有无不良影响。

(4)热敷:局部热敷,或用鲜蒲公英、银花叶各60克洗净加醋或酒少许,捣烂外敷。用宽布带或乳罩托起乳房。

(5)口服止痛药物:对疼痛剧烈、痛觉耐受力低患者可在输注抗生素治疗同时给予对症镇痛处理,可以缓解患者紧张情绪,提高治疗依从性。

(6)切开排脓:已形成明确乳房脓肿者,应立即切开排脓,必要时放置外引流。切口应与乳头成放射方向,避开乳晕。乳腺后脓肿或乳房下侧深部脓肿,可在乳房下皱襞皮肤处作弧形切口或对口引流,以利脓液排出。

结合上述治疗方法,治疗过程中还应鼓励患者尽量保持良好的心态,以积极配合治疗,往往可以获得较高的治疗依从性,缩短总体治疗时间。

四、乳腺炎的预防

预防急性哺乳期乳腺炎的发生应从妊娠后期开始,至整个哺乳期结束。

1.妊娠后期应每周清洗乳房、乳头至少2~3次,保持乳头清洁。

2.若有乳头内陷者,应提前向外牵拉,使之突出,情况严重者应在怀孕前行乳头、乳晕矫形手术。

3.哺乳期应保持心情愉快,合理进食、适量营养,充足睡眠。

4.哺乳应注意卫生,保持身体清洁,每次哺乳前后均应使用温热水洗净双手和乳房,尤其是乳头、乳晕,以免污染乳汁,防止细菌由乳头进入乳腺组织形成乳腺炎。

5.按需哺乳,形成规律,养成正确的哺乳姿势和哺乳习惯。哺乳时应让婴儿将乳头及大部分乳晕含吮在口内,使之有效地吸吮,充分吸空双侧乳腺各叶内的乳汁。若乳汁有剩余,可用吸奶器吸空乳房以避免乳汁淤积,不要让婴儿含乳头睡觉,要预防和及时治疗婴儿口腔炎症。

6.避免长时间婴儿含吮乳头,以免乳头皮肤发生破损、溃疡,若乳头已有破损、溃疡应暂停哺乳,并用吸奶器吸空乳汁,乳头可局部外涂红霉素软膏等治疗,创口愈合后继续哺乳。

7.睡眠时应采用仰卧或侧卧位,怀抱婴儿及其他物品时均应避免压迫乳房以免损伤乳腺导管以致排乳不畅,乳汁淤积。

8.佩戴合适胸罩,穿着松紧适度内衣。

第四节　乳腺良性肿瘤

乳腺是体表器官,表面覆盖皮肤、皮下脂肪,腺体本身由导管上皮、腺上皮、小叶间纤维组织及脂肪组织构成。其中任何一种组织都可能发生良性肿瘤。如皮肤乳头状瘤、皮脂腺腺瘤、皮下脂肪及小叶间脂肪发生的脂肪瘤、乳腺导管上皮或腺上皮增生引起导管内乳头状瘤及腺瘤、上皮组织和纤维组织同时增生形成的纤维腺瘤。这些乳腺良性肿瘤均是女性常见的肿瘤,据统计乳腺良性肿瘤的发生率仅次于乳腺增生症和乳腺癌,占第三位。

一、乳腺纤维腺瘤

乳腺纤维腺瘤(fibroadenoma of breast)是由纤维组织和上皮组织异常增生所致的良性肿瘤。是青年女性中最常见的乳腺良性肿瘤,约占乳腺良性肿瘤的3/4,多发生在卵巢处于功能活跃时期的20~35岁青年女性,绝经后女性少见。

(一)病因及病理

乳腺纤维腺瘤的发生与机体雌激素水平过高及局部乳腺组织对内分泌激素(雌激素)反应过于敏感有关,故常伴有乳腺小叶的其他增生性变化。大体观察:肿瘤多呈圆形或椭圆形,有完整包膜。直径约1~3cm,也可大于10cm。表面光滑、结节状、中等硬度、质韧、与周围乳腺组织分界清楚。切面质地均匀,灰白或淡粉色,稍外突。当其上皮成分丰富时,切面呈淡粉红色,质地偏软;镜下观察:根据肿瘤中纤维组织和腺管结构之间的关系,一般将乳腺纤维腺瘤病理类型分为以下五型:①向管型(管内型):主要为腺管上皮下结缔组织增生形成的肿瘤,上皮下平滑肌组织也参与肿瘤的形成,但无弹性纤维成分。②围管型(管周型):病变主要为腺管周围弹力纤维层外的管周结缔组织增生,弹力纤维参与肿瘤形成,但无平滑肌成分,亦不成黏液变性。③混合型:同时存在向管型及围管型两种病变者。④囊性增生型:腺管上皮和上皮下或弹力层外结缔组织增生而形成。⑤分叶型:基本结构似向管型纤维腺瘤,上皮下纤维组织从多点突入高度扩张的管腔,但不完全充满,因此无论用肉眼观察及镜下检查均呈明显分叶状。

(二)临床表现

患者常无意中发现乳房肿块,无疼痛、压痛及乳头异常分泌物。肿块好发于乳腺外上象限。常为单发,亦有多发者。肿块多成圆形、卵圆形或扁形,表面光滑,质地坚韧,边界清楚,与表皮或胸肌无粘连,活动度大,触之有滑动感。腋下淋巴结无肿大。肿瘤增长速度很慢,数年或数十余年无变化。如果静止多年后肿瘤突然迅速增大,出现疼痛及腋窝淋巴结肿大,要高度怀疑恶变。根据肿瘤临床表现又可分为:①普通型纤维腺瘤:此型最多见,瘤体小,生长缓慢,一般在 3cm 以下。可发生于乳腺各个部位,以外上象限为主。大多为单发,也可多发。②巨纤维腺瘤:此型多见于青春期和 40 岁以上女性。特点是生长迅速,短时间可占据整个乳房。肿块直径一般超过 5cm,最大可达 20cm,边界清,表面光滑,活动度良好,与表皮无粘连。乳房皮肤紧张,发红。③青春型纤维腺瘤:临床上较少见。发病于月经初潮前,在初潮后数月及 1～2 年瘤体迅速增大,病程约 1 年瘤体即可占满全乳房,肿块最大径为 1～13cm。由于瘤体快速膨胀生长,使乳房皮肤高度紧张,致使乳房表浅静脉曲张,此体征易被误诊为恶性肿瘤。

(三)诊断

有典型的临床表现,并结合辅助检查即可作出诊断。辅助检查主要为:①乳腺彩超:瘤体多为圆形或卵圆形暗区,边界清晰,形态规则,包膜回声完整,呈均匀的中低回升。彩色多普勒表现为以周边性为主的血流信号,体积较大者,血流信号较丰富。频谱多普勒表现为 RI≤0.7 作为纤维腺瘤的诊断标准。②乳腺钼靶 X 线摄影:X 线下肿块表现为等密度,边缘光滑,边界清楚的肿块,有时伴有良性钙化灶,但比较少见。③针吸细胞学检测:针感介于韧与脆之间,针吸细胞量较多。涂片常见三种成分:导管上皮细胞片段、裸核细胞和间质细胞片段,诊断符合率达 90% 以上。

(四)鉴别诊断

1.乳腺囊性增生病　好发于 30～50 岁。表现为单侧或双侧乳腺腺体增厚,肿块以双侧多发者较为常见,可呈结节状、片块状或颗粒状。肿块常有明显压痛,双侧或单侧乳房疼痛,且与月经有明显关系。经前整个乳房常有胀感,经后可缓解。必要时可行有关辅助检查予以鉴别,如钼靶 X 线摄片等。病理检查可确诊。

2.乳腺癌　乳癌肿块可呈圆形、卵圆形或不规则形,质地较硬,表面欠光滑,活动度差,易与皮肤及周围组织发生粘连,肿块生长迅速,同侧腋窝淋巴结常有肿大。乳癌肿块介于 0.5～1.0cm 时,临床酷似纤维腺瘤。如发现肿瘤与表皮或深部组织有部分粘连者,应首先考虑乳腺癌。必要时行针吸细胞学检查及病理检查可提供组织学证据进行鉴别。

3.乳腺囊肿　多见于绝经前后的中老年女性。乳腺囊肿的肿块较纤维腺瘤有囊性感,活动度不似纤维腺瘤那样大。此外,可行肿块穿刺予以鉴别,腺瘤为实性肿块,无液体,而囊肿则可抽出乳汁样或浆液性的液体。

(五)治疗

1.药物治疗　药物治疗纤维腺瘤效果不好。因此临床主张:"一旦确诊,均应手术"的治疗原则。未婚女性一旦发现此病,应在婚前,至少妊娠前切除肿瘤。孕后发现肿瘤,可在妊娠

3～4月时切除肿瘤。乳腺纤维腺瘤虽属良性肿瘤,但少数也有恶变可能,因此术后均应将切除的组织标本送病理检查,以明确肿块性质。

2. 开放手术　多采用以乳头为中心的放射状切口,不致损伤乳管;切口应尽量小而美观,使愈合后的瘢痕能缩小到最小程度。当肿瘤位于乳晕旁时,可在乳晕边缘作一弧形切口。当肿瘤位置较深、较大或多发时,可在乳腺下方作弧形切口,经乳腺后间隙切除肿瘤。由于该病有时包膜不完整,应作包括肿瘤及其周围至少0.5cm正常组织在内的局部切除术。

3. 超声引导下Mammotome微创旋切术　适用于小于2.5cm的乳腺良性肿物以及病理性质不明、需要进行切除活检的乳房肿物。对可疑乳腺癌患者可进行活检,但应避免行肿块旋切手术。有出血倾向、血管瘤及糖尿病患者为手术的禁忌证。对于肿块较大且血流丰富以及肿块位于乳晕且直径＞2.5cm者,仍然选择外科手术传统切除。与传统手术相比,超声引导下的Mammotome微创旋切技术的优点有:①精确定位,准确切除病灶:传统手术方式为凭手感盲切,Mammotome微创旋切术在高频B超精确定位下完整切除病灶,其过程为实时监控,因此其精确度较高。②切口微小,美容效果好:传统开放手术,切口较多、术后瘢痕明显。Mammotome微创旋切术手术切口只有3～5mm,无须缝合、不留瘢痕。而且同一侧乳房多个病灶,可以通过一个切口切除,避免了切开皮肤、皮下组织和正常腺体。组织损伤小,恢复快。

(六)预后

纤维腺瘤经手术切除,多可治愈。但由于致病的内分泌因素(雌激素)持续存在,少数患者在术后可在同侧或对侧乳房中复发。极个别患者可在原肿瘤切除的瘢痕处发生复发。如有多次复发者,应提高警惕,以免发生恶变。

二、乳腺导管内乳头状瘤

乳腺导管内乳头状瘤(breast intraductal papilloma)是发生于乳腺导管上皮的良性肿瘤,大多发生在乳晕下方的输乳管内,肉眼可见导管内壁有米粒大小的乳头状结节突入管腔。其瘤体较小,直径仅数毫米,带蒂及绒毛,瘤体血管丰富,易出血。根据其病灶的多少及发生部位可将其分为单发性、大导管内乳头状瘤和多发性、中小导管内乳头状瘤两种类型。前者源于输乳管的壶腹部内,多为单发,位于乳晕下区,恶变者较少见;后者源于乳腺的末梢导管,常为多发,位于乳腺的周边区,此类较易发生恶变。此病发生于青春期后任何年龄的女性,以经产妇多见,尤其多发于40～50岁妇女。本病有一定的恶变率。一般认为本病与雌激素的过度刺激有关。

(一)病理改变

1. 大体形态　大导管内乳头状瘤类型的瘤体位于乳头或乳晕下的大导管内,肿瘤直径一般为0.5～1.0cm,边界清楚,无纤维性包膜,多数为单发,少数可同时在几个大乳腺导管内发生,瘤体自导管腔内突出,由许多细小的树枝状或乳头状突起粘连在一起而形成"杨梅样"结节。结节常有粗细、长短不同的蒂,亦可无蒂。一般粗短的乳头状瘤纤维成分较多,切面呈灰白色,质韧。细长且顶端呈颗粒状鲜红的乳头状瘤,质脆,容易出血,易恶变。瘤体所在的部位导管扩张,内有浅黄色或咖啡的液体残留,有时可伴有黏液或血性液体。中小导管内乳头状瘤类型位于中小乳腺导管内,瘤体呈白色半透明小颗粒状,无蒂,附着于管壁上,质韧,上皮生长旺盛,属癌前病变,癌变率达 5%～10%。

2.组织形态　由导管上皮细胞及间质增生形成的乳头状肿物突入由扩张导管围成的腔内,在以纤维组织和血管构成乳头的轴心外覆盖 1～2 层柱状上皮细胞。根据乳头状瘤细胞分化的程度及间质细胞的多少,可将其分为以下 3 种类型。①纤维型管内乳头状瘤:其特点为乳头粗短,间质内纤维组织层丰富,乳头的表面被覆的多为立方上皮或柱状上皮,也可为上皮与肌上皮双层细胞。细胞排列整齐,分化良好,无异形性。由于瘤体内纤维组织成分较多,故称纤维型管内乳头状瘤,是临床上较为常见的一种。②腺型管内乳头状瘤:导管增生的上皮细胞构成细小的乳头,反复分支,相互吻合形成不规则的腺样结构,间质内纤维组织较少,常呈细条索状夹杂在上皮细胞之间。③移行型管内乳头瘤:其特点为导管上皮高度增生,形成乳头,突入管腔。增生的上皮为立方或低柱状上皮细胞,细胞排列均匀一致,无异形性,排列类似移行上皮。

(二)临床表现

乳腺导管内乳头状瘤以间歇性、自主性乳头溢液为主要临床表现,溢液可为黄色、暗棕色或血性液体。也可在挤压乳晕区或乳头时,从乳头溢出液体。部分患者在乳晕下方可触及小结节,质地较软,可推动。绝大多数为单侧乳房发病。①单发性大导管内乳头状瘤:该类型肿瘤组织比较脆弱,血管丰富,导管内积血积液,轻微的挤压即可引起出血或分泌铁锈色液体,这是本病呈血性溢液的最常见的原因。在乳晕下或乳晕边缘部位能触及到长约 1cm 的索状肿块,或扪及枣核大小结节,本病常为间歇性自发溢液,或挤压、碰撞后溢液。多数患者以发现内衣上留有棕黄色的污迹而就诊。当肿瘤阻塞大导管时,可有乳头、乳晕区胀痛,并发现乳晕下或乳晕附近小肿块,一旦积血、积液排出后,肿块即变小或消失,疼痛缓解,该症状可反复出现,此类型恶变较少见。②多发性、中小导管内乳头状瘤:此类型源于末梢乳腺导管,是由于中小导管内的腺上皮增生而形成。乳头溢液较少见。此时患者多无特殊不适感。体检时,约 2/3 患者不能触及肿块,仅在压迫乳晕区附近某处时,可见血液或浆液血性液从乳头相应乳管溢出。1/3 患者可扪及乳晕区小肿块,约 1～2cm 大小,圆形、质韧、光滑,活动度好,压迫该肿块时上述液体可溢出,随即肿块变小或消失。腋窝淋巴结通常不肿大。部分有溢液症状,溢液呈血样、黄色水样、咖啡样。本病恶变率可达 5%～10%,为癌前病变,诊断时应予以高度重视。

(三)诊断

在乳晕下方或周边扪及一小肿块或结节,轻压时有血性或浆液性液体溢出,即可作出诊断。如未能扪及肿块,以示指尖围绕乳头按压乳晕区,如见到乳头乳腺导管口有溢液,也可作出诊断。部分病例虽可触及结节,但按压时乳头无溢液。乳腺 X 线钼靶摄影检查、乳腺导管造影可显示肿瘤所在部位及大小。乳腺导管内镜检查可以对乳管内乳头状病变作出明确诊断和定位,是乳头溢液病因诊断的有效方法。乳头溢液细胞学检查亦可明确诊断。凡发现乳头有血性溢液者,应先明确出血导管的部位和性质,再根据具体情况确定手术方案。术前准确定位是手术成功的关键。

(四)鉴别诊断

1.乳腺导管内乳头状癌　本病与乳腺导管内乳头状癌均可见到自发的、无痛性乳头血性溢液,均可扪及乳晕部肿块,且按压该肿块时可自乳管开口处溢出血性液体。由于两者的临床表现及形态学特征都非常相似,故两者的鉴别诊断十分困难。一般认为,乳腺导管内乳头状瘤的溢液可为血性,亦可为浆液血性或浆液性。而乳头状癌的溢液则以血性者为多见,且多为单侧单孔。乳头状瘤的肿块多位于乳晕区,质地较软,肿块一般不大于1cm,同侧腋窝淋巴结无肿大。而乳头状癌的肿块多位于乳晕区以外,质地硬,表面不光滑,活动度差,易与皮肤粘连,肿块一般大于1cm,同侧腋窝可见肿大的淋巴结。乳腺导管造影显示导管突然中断,断端呈光滑杯口状,近侧导管显示明显扩张,有时为圆形或卵圆形充盈缺损,导管柔软、光整者,多为导管内乳头状瘤;若发现断端不整齐,近侧导管轻度扩张、扭曲、排列紊乱、充盈缺损或完全性阻塞、导管失去自然柔软度而变得僵硬等情况时,则多为导管内癌。溢液涂片细胞学检查乳头状癌可找到癌细胞。最终确立诊断则以病理诊断为准,而且应做石蜡切片,避免因冰冻切片的局限性造成假阴性或假阳性结果。

2.乳腺导管扩张综合征　两者在溢液期均可以乳头溢液为主要症状,但导管扩张综合征常伴有先天性乳头凹陷,溢液多为双侧多孔,性状可呈水样、乳汁样、浆液样、脓血性或血性。乳头状瘤与导管扩张综合征在肿块期均可见到乳晕下肿块,但后者的肿块常较前者为大,且肿块形状不规则,质地硬韧,可与皮肤粘连,常发生红肿疼痛,后期可发生溃破和流脓。导管扩张综合征还可见患侧腋窝淋巴结肿大、压痛。乳腺导管造影显示导管突然中断,有规则的充盈缺损者,多为乳头状瘤。若较大导管呈明显扩张,导管粗细不均匀,失去正常规则的树枝状外形者,则多为导管扩张综合征。必要时可行肿块针吸细胞学检查或活组织病理检查。

（五）治疗

手术治疗:手术治疗是本病的首选治疗方法。通常认为乳管内乳头状瘤属良性,但6%~8%的病例可发生恶变,尤其对起源于小乳管的乳头状瘤应警惕其恶变的可能。故应在早期手术治疗。对单发的乳管内乳头状瘤应切除病变的乳管系统。术前需正确定位,可先循乳头溢血口插入细探针,尔后沿探针切开乳管,寻找肿瘤,予以切除;或可经探针注入少许亚甲蓝注射液,然后依染色所示的乳管分布范围和方向作腺体的楔形切除,切除部位包括病变乳管及其周围组织。年龄较大的患者,可考虑行患乳单纯切除。切除标本应送常规病理检查,如有恶变应施行乳腺癌根治术。对年龄较大、乳管上皮增生活跃或渐变者,可行单纯乳房切除术。

（六）预后

虽然导管内乳头状瘤是一种良性疾病,是否会发生恶变尚有争议,但临床确有发现,管内乳头状瘤无论发生于大、中、小导管内,都有一定的恶变几率。一般认为多发性导管乳头状瘤病理生物学特性倾向恶变,故称癌前病变,乳头状瘤癌变一般恶性度较低,生长缓慢,但因处理不当而致复发或转移,造成不良后果并不少见。因此,及早就诊、慎重采取治疗措施甚为重要。有少数患者,由于致病内环境存在,手术后仍可在其他导管内新生导管内乳头状瘤,应视为多发性而非原肿瘤复发。

三、乳腺其他良性肿瘤

（一）乳腺脂肪瘤

乳腺脂肪瘤同身体其他部位脂肪瘤一样,其肿块较软,边界清楚,生长缓慢无特殊不适,极少恶变。

1.临床表现　本病可发生于任何年龄,多见于 40～60 岁妇女,好发于脂肪丰富的肥大乳房内。本病发病率低,多为圆形、椭圆形,质地柔软,有分叶,直径多在 5cm 以下,也有达 10cm 者。根据肿瘤在乳房内位置不同分为:①乳房皮下脂肪瘤。②乳房内脂肪瘤。③乳腺外脂肪瘤。

2.病理改变

(1)大体所见:肿物质地软,有完整包膜,呈结节状或分叶状,形态不规则,多为圆形或椭圆形,瘤组织与正常乳腺内脂肪极为相似。其颜色较正常脂肪黄。脂肪瘤组织有包膜与乳房皮下脂肪组织及乳房脂肪小叶不同。

(2)镜下:瘤体由分化良好的成熟脂肪组织所构成。有时混有少许幼稚的脂肪细胞,细胞核小且位于细胞中央,细胞质内充有丰富的脂滴,瘤细胞间有少许纤维组织及小血管。根据肿瘤组织的所含成分,乳房脂肪瘤可分为:乳腺单纯性脂肪瘤、乳腺内血管型脂肪瘤、乳腺纤维型脂肪瘤、乳腺腺脂肪瘤。

3.X 线表现　可行 X 光照片鉴别肿瘤的性质。恶性者,在肿块周围有毛刷状阴影出现,良性则无此现象。脂肪瘤的 X 射线表现为边界清楚、密度较低的肿块阴影,呈圆形或卵圆形,也有呈分叶状的。有时病变位居皮下,其密度与脂肪组织相似,因此往往不能在 X 片上显示。位居乳房内的脂肪瘤,可显示乳腺内占他性病变。边缘呈现薄层纤维脂肪包膜的透亮带,将邻近的乳腺条索状结缔组织推开,以此作为诊断参考。

4.治疗　乳房的脂肪瘤,与其他部位的脂肪瘤一样,为良性肿瘤,很少发生恶变,且生长缓慢,对机体的危害不大。若瘤体不大,无须处理。对于乳腺间脂肪瘤,因手术探查遇到本病可随即摘除。位于乳房后的脂肪瘤,如诊断清楚,瘤体又不大,不影响其乳房功能者,不必手术。而对瘤体较大,明显压迫周围组织,甚至影响乳腺功能者,或继发癌变者,以手术切除为原则。

(二)乳房血管瘤

乳房血管瘤发生在乳腺的很少,主要见于乳房皮肤或皮下,病变处皮肤呈青紫色,或皮肤正常少有隆起,以及皮肤的毛细血管样红色小结节。可单发也可多发,肿物大小、深浅不定,没有包膜,质地柔软有弹性可以压平。无明显症状。血管瘤大多数为先天性,生长缓慢,很少有恶变。病因与雌激素增高有关。发生在乳腺上的血管瘤,依其组织结构、形态特点可分为:毛细血管瘤和海绵状血管瘤。根据临床症状和体征诊断本病不难。

1.乳房毛细血管型血管瘤

(1)临床表现:毛细血管型血管瘤又称莓状痣。是一种良性自限性病变,可发展为海绵状血管瘤。呈鲜红色,高出皮表,也可为紫红色或青紫色,界限清楚,表面为细颗粒状或皱襞状,压迫退色,生长缓慢。有报道其发病率为乳房疾病的 1.2% 左右。

(2)病理改变:

①大体所见:血管瘤多发生在乳腺的真皮内,大小不定,表皮隆起,质地柔软无包膜,呈暗紫红色,切面暗红有血液渗出。

②镜下所见:镜下见大量排列方向不一的细胞,在血管之间有少量的疏松纤维组织增生。

（3）治疗：毛细血管瘤是一种自限性病变，一般不需治疗，但要密切观察。如病变小还是以手术切除为最好，但幼儿时不宜手术。也可用 X 射线或低电压 X 射线超短距离照射，一般一次 2.58×10^{-2} C/kg，每周 2 次，0.2～0.26C/kg 为一疗程。放射性 32P 贴敷，一疗程成人可 0.9C/kg，必要时间隔 3 个月后再贴敷 1 次，均可收到明显效果。

2.乳房海绵状血管瘤　本病除在体表及四肢多见外，肝脏也可见到，乳房内则少见，常与乳房毛细血管瘤混合存在。

（1）临床表现：乳房海绵状血管瘤位于皮下，瘤组织软，多为稍隆起的圆形，边界不太清楚，状如海绵有压缩性。病变处表皮正常，对于表浅的海绵状血管瘤，可以透过皮肤看到蓝色团块状瘤，亦可呈青紫色，常与毛细血管瘤并存，构成混合性血管瘤。穿刺有血抽出，最大者可达 6cm×8cm，X 线偶尔见成人血管瘤内血管腔钙化。

（2）病理改变

①大体所见：海绵状血管瘤可见于乳腺皮下或深层组织。瘤组织大小不一，质地柔软。切面紫红色可见有大小不等的血管腔，管壁厚薄不均，内含较多的血液。

②镜下特点：瘤组织由大小不等、形态不规则的血管构成。管腔内有较多的血液，管壁仅有一层内皮细胞，无平滑肌，血管间可见有不等量的纤维间隔。

（3）治疗

①治疗原则

a.因乳房血管瘤为良性肿瘤，可呈浸润性生长，但有的可停止生长或缩小，一些幼儿的血管瘤经过一段时间可以自行消退。故对婴幼儿，此病可以观察，不宜过早处理。

b.血管瘤对放疗也很敏感，有些可以完全治愈，但对婴幼儿身体及乳腺都有损害，甚至乳腺终生不发育，故应慎重应用或不过早使用。

c.海绵状血管瘤手术切除时，须小心谨慎逐一结扎外围血管以防出血过多。

d.海绵状血管瘤须硬化治疗者，也宜在少年时为宜，但必须根据肿瘤生长状况而定。

e.对生长迅速的血管瘤以尽早处理为宜，以手术切除为主。

②具体方法

a.X 射线放射治疗：海绵状血管瘤对 X 射线颇为敏感，一般常用浅层 X 射线治疗机，每周照射 1～2 次，每次 $(1.29～2.58) \times 10^{-2}$ C/kg，总量可达 0.2～0.26C/kg，有条件者可用镭盒接触治疗。

b.硬化剂：硬化剂注射，可用 5％～10％高渗盐水或 5％色肝油酸钠等，注入肿瘤下方及周围。切勿注入瘤内或上方，否则可引起破溃。剂量一般不超过 0.5～1.0mL，每周 1 次，数次后可见效果。

c.手术切除：手术治疗时要注意止血，术后效果良好，但能在硬化后尽量少切乳房或部分切除乳房，也不作乳房全切以作整形基础。

（三）乳房皮脂腺囊肿

乳腺皮脂腺囊肿是由于某些原因造成皮脂腺管闭塞，使皮脂不能泌出而淤积在皮脂腺内，并使其扩张成囊。皮脂腺囊肿可单发也可多发。常见于成人头面部、肩颈部，偶尔见于乳腺乳晕部皮内。临床上将本病和表皮囊肿统称皮脂腺囊肿，或称粉瘤。

1.临床表现 在乳房的乳晕皮内可见 1 个或数个高出皮面约 1cm 左右、直径 2cm 大小的微隆起结节，一般呈圆形或椭圆形，与皮肤粘连甚紧，与皮下组织不粘连。肿物中等硬度，推之可动，边界清楚，有柔软感，无压痛，有时有感染症状。

2.病理改变

(1)大体所见:囊肿为灰白色圆形或椭圆形，表面光滑，包膜完整，切面为实性，内容物为油脂状，囊壁菲薄。

(2)镜下特点:囊肿壁由鳞状上皮细胞组成，没有细胞间桥，也没有角化，不分层。囊壁周围可见发育成熟的皮脂腺，囊内可见破碎的皮脂腺细胞。

3.治疗 包括囊壁在内的完整切除是其根治方法。如有感染，可在感染控制后再行切除，如囊壁残留还会复发。

(四)乳房表皮囊肿

乳房表皮囊肿常见，与乳房皮脂腺囊肿不易区分，无明显的临床症状和体征。

1.病因

(1)外伤时将表皮种植于真皮内。

(2)皮脂腺囊肿的鳞状上皮过度增生形成，及皮脂腺细胞萎缩后而形成。

(3)皮肤附件中较为原始的上皮细胞长出。

2.临床表现 在乳房皮肤表面可见隆起皮肤的肿物，多呈椭圆形，界限明显，不与深层组织粘连，一般情况下无明显临床症状。触诊时，可于皮下或皮内触及 1 个或数个较硬的，明显隆起的肿物，表皮无改变。如合并感染，局部皮肤红肿甚至化脓。

3.病理改变

(1)大体所见:囊肿为圆形或椭圆形肿物，灰白色，表面光滑，包膜完整。切面可见囊内充满灰色或灰白色豆腐渣样物，或银灰色鳞片状物，有时可见钙盐沉着。

(2)镜下所见:囊壁由鳞状上皮所组成，最外层为基底层，依次向内，最内层为角化细胞层。囊内角化物 HE 染色为一致性粉红色物，有时可伴有异物巨细胞和胆固醇结晶。

4.治疗和预后 治疗原则同皮脂腺囊肿。手术切除后可获痊愈。手术时未能将囊壁完整切除，术后有复发的可能。

(五)乳房平滑肌瘤

乳腺的平滑肌瘤来源于乳腺的平滑肌组织。可见于乳头、乳晕区内的平滑肌及腺内血管平滑肌组织。乳腺平滑肌瘤生长缓慢，可对瘤周围组织产生压迫，阻碍乳腺的正常功能。如果生长迅速者，应考虑平滑肌瘤恶变或是平滑肌肉瘤。发生于乳腺上的平滑肌瘤可分为乳头平滑肌瘤和乳腺平滑肌瘤。乳腺平滑肌瘤又可分为 3 型，即浅表型、血管型和腺型。浅表型平滑肌瘤来自乳腺区真皮内的平滑肌;血管型平滑肌瘤来源于乳腺本身血管壁上的平滑肌;腺型平滑肌瘤来自深层血管的平滑肌,也可能来源于管周平滑肌。

1.乳头平滑肌瘤 源自乳头的平滑肌细胞(乳头及乳晕处无皮下组织，而主要是平滑肌构成)。一般肿物不超过 1cm。发病年龄为 20～40 岁女性，多数单发，偶尔见多发者。

(1)临床表现:肿物位于乳头内，直径一般不大于 1cm。触之较硬，富于弹性，活动性差，时而疼痛，生长缓慢，可有局部压迫症状，如在哺乳期可影响哺乳，肿瘤压迫乳管使乳汁流出不畅。可继发乳腺炎,使乳腺出现红肿、疼痛等炎性表现。

(2)病理改变:

①大体所见:乳头内有平滑肌瘤生长,使其肿胀增粗,触之呈结节状,质地坚实,体积不大,直径一般均小于 1.0cm,切面隆起,呈灰红色。如果瘤内含纤维成分增多则呈乳白色,包膜可有可无。

②镜下所见:平滑肌瘤由分化比较成熟的平滑肌细胞所构成。瘤细胞呈长梭形、胞浆丰富,红染,边界清楚。细胞核呈杆状,两端钝圆,位于细胞中央,少见或不见核分裂。瘤细胞排列成束状或编织状,有时可见瘤细胞呈栅栏状排列,间质为少量的纤维组织。

2.乳腺内平滑肌瘤

(1)临床表现:乳腺内平滑肌瘤罕见,有些特点与乳头平滑肌瘤相似,不同的是它可以发生在乳头以外的乳腺任何部位,呈圆形或椭圆形,有时扁平,直径为 0.5～2.5cm,生长缓慢,无疼痛。由于生长部位及来源和结构不同,可分为三型:①浅表型平滑肌瘤:本瘤发生于乳晕区真皮内,与皮下组织无关,皮肤包膜隆起呈结节状,大量分化良好的平滑肌细胞呈编织状排列。②血管型平滑肌瘤:起源于乳腺血管平滑肌细胞,肿瘤边界清楚,有完整包膜,间质略软,大小不超过 2.5cm。③腺样型平滑肌瘤:此型肿瘤由平滑肌细胞和上皮细胞构成,肿瘤大小不定,一般直径在 3cm 以下。

(2)诊断:乳腺内平滑肌瘤少见,早期患者无症状,瘤组织生长缓慢,多见于乳头、乳晕区。1 个或数个 1～3cm 大小的圆形或椭圆形肿块,质地硬韧,有弹性,周界清楚。由于肿瘤呈膨胀性生长,压迫乳腺导管,使乳汁潴留可继发乳腺炎。少数患者主诉乳腺有阵痛。

①表浅型平滑肌瘤

a.肿瘤生长在乳头内,使乳头变粗变硬。

b.瘤细胞呈梭形,胞浆丰富而红染,核呈杆棒状,平直而两端钝圆,位于细胞中央。

②血管型平滑肌瘤

a.瘤组织由平滑肌和厚壁的血管构成。

b.血管大小不等。

③腺型平滑肌瘤

a.肿瘤较大,直径可达 3cm,在乳腺皮下较深处。

b.肿瘤由平滑肌和腺胞或腺上皮细胞所构成。

(3)X 射线摄片:可见有边界清楚、整齐、锐利、瘤体直径 1～3cm 的高密度阴影区。

(4)鉴别诊断

①平滑肌瘤与平滑肌肉瘤相鉴别:a.平滑肌肉瘤一般体积较大,无完整包膜,侵犯周围组织,切面呈鱼肉状。b.平滑肌肉瘤的瘤细胞间变明显,每高倍视野可见 1 个以上核分裂。平滑肌瘤几乎不见核分裂现象。c.平滑肌肉瘤可发生转移,术后易复发。

②平滑肌瘤与皮肤纤维瘤相鉴别:a.皮肤纤维瘤细胞界限不清,常见胶原成纤维细胞。b.皮肤纤维瘤细胞核两端尖锐呈枣核状。c.Masson 染色,胶原纤维染成绿色,平滑肌细胞呈红色。vangison 染色,纤维组织呈红色,而平滑肌细胞呈黄色。

(5)治疗:乳腺的平滑肌瘤是良性肿瘤,手术切除预后良好。如果瘤体较大,生长迅速,疼痛加剧,说明有恶变的可能,则应及早做乳腺单纯切除或区段切除。平滑肌瘤恶变最重要的指征是瘤细胞的核分裂数量,对决定其良、恶性有极为重要的意义。一般认为高倍视野(×400)能找到一个肯定的病理性核分裂,即可作出低度恶性的诊断:如果查到 5~25 个核分裂,可以认为是中度恶性平滑肌瘤;若 25 个以上核分裂,可定为高度恶性肿瘤。

(六)乳房神经纤维瘤

乳腺神经纤维瘤是周围神经发生的一种良性肿瘤,发生在乳腺组织不常见。发生在乳腺皮肤或皮下的神经纤维瘤,有一大部分是神经纤维瘤病。

1.临床表现 任何年龄均可发生,乳腺的神经纤维瘤常位于乳晕区附近的皮下组织中,呈圆形或椭圆形结节状。境界清楚,活动性好,一般仅 1~2cm。可有压痛,偶尔有放射样痛,很少恶变。常为多发,也可单发。

2.病理改变

(1)大体所见:①神经纤维瘤一般坚实,富有弹性。切面观:灰白色,细嫩,实性,肿瘤血管丰富。②神经鞘瘤呈球形或圆形,表面光滑,包膜完整,切面为灰黄色、黄白色或灰褐色、半透明、细嫩脆弱的质块。

(2)镜下特点:①神经纤维瘤的瘤细胞呈长棱形,细胞核细长或椭圆,胞浆呈丝状伸出,相互连接成疏松旋涡状或波浪状或细网状无核分裂象。②神经鞘瘤:瘤细胞呈长横形,细胞质浅染边缘不清,瘤细胞往往呈行排列,似波浪状、旋涡状、细胞核呈棱形或椭圆形,有些核在同一水平线上,排列呈栅栏状。

3.诊断 乳腺神经纤维瘤多见于女性,生长缓慢,早期无自觉症状,肿瘤常位于乳晕区或附近的皮下组织中。触诊时可触及一个或数个直径不大于 3cm 质稍软的肿块。边界清楚,可有压痛或阵发性疼痛,偶尔也会有放射样疼痛。而神经纤维瘤病可在表皮出现大小不一的咖啡牛奶斑,也可出现神经纤维瘤结节隆起于皮肤,质较硬,直径 1~2cm,可单发也可多发,后期可有疼痛。

4.鉴别诊断

(1)与神经纤维肉瘤相鉴别:如果切除后复发,肿瘤细胞丰富,有明显间变,核分裂多见,则是神经纤维肉瘤。

(2)与神经鞘瘤相鉴别:神经纤维瘤无包膜、神经鞘瘤可有完整的包膜。神经鞘瘤内血管扩张,管壁增厚,可放射透明变性,而神经纤维瘤内血管很少。

5.治疗 对肿瘤体积较小者可作完整切除,一次治愈。如果肿瘤体积较大,与周围组织粘连,特别是神经纤维瘤无完整包膜,与周围组织的界限不清,连同肿物周围的部分乳腺组织一并切除是主要治疗原则,术后很少复发。

(七)乳腺错构瘤

乳腺错构瘤是一种由乳腺组织、脂肪组织、纤维组织混合在一起的乳房良性肿瘤。以乳房肿块为临床特点,多见于 35~45 岁的妇女,很少恶变。手术切除可达治疗目的。

1.病因及病理改变 有学者认为本病的发生与妊娠和哺乳等激素变化有一定关系,且认为是发生本病的主要因素。从发病机制上看,是由于乳腺内的正常组织错乱组合,即由残留的乳腺管胚芽及纤维脂肪组织异常发育而构成瘤样畸形生长。

病理可分 3 个类型:①以乳腺的小叶为主者:腺性错构瘤。②以脂肪组织成分为主者:脂肪性结构瘤。③以纤维组织为主者:纤维性错构瘤。

(1)大体所见:首先乳腺错构瘤具有包膜,切面见脂肪和纤维成分混合存在的病灶脂肪组织特别丰富,肉眼观察类似脂肪瘤。

(2)镜下所见:显微镜下根据见到发育良好的乳腺小叶或有异常增生的乳腺组织病灶,导管和小叶结构常有不同程度的改变,但仍清晰可见。另外,同时又有成熟的脂肪组织和纤维组织,3 种成分不同比例混合存在,即是确诊本病的组织学依据。如缺乏对该病的认识,未重视观察包膜或因取材不当,在切片上仅看到类似增生的乳腺小叶,可伴导管扩张,易误诊为小叶增生性腺病;仅看到脂肪组织时,易误诊为脂肪瘤;看到小叶增生紊乱伴固有纤维组织增生未注意其他成分时,易误诊为纤维腺瘤。乳腺错构瘤以脂肪组织为主时,要注意从切面呈星芒状灰白色区取材,找到少量腺体方可确诊。以腺纤维组织为主时,虽然乳腺小叶增生紊乱,与纤维瘤相似,但仔细观察其仍具有小叶结构并有少量脂肪成分时,即可确诊。该瘤中导管上皮可有增生,或伴导管扩张,长期带瘤者,腺导管上皮增生能否癌变有待进一步观察。

2.临床表现

(1)发病年龄:本病多发生在中青年妇女,目前未见有男性发病的报道。多发生在 25～35 岁之间,也有文献报道在 32～42 岁之间多发病,另有文献报道在绝经后妇女常见。

(2)临床特点:本病最突出表现为,乳房无任何不适的、圆形或椭圆形、质地柔软、边界清楚、活动度大的肿物。常在无意中发现,直径多在 2～8cm 之间。

3.辅助检查 X 线检查:在 X 线片上可见肿物处乳腺组织密度增高,瘤体的结构和形态清晰,呈圆形或椭圆形,边缘光滑。界限清晰,肿物密度不均,外有紧密的包裹,乳腺组织失去指向乳头的 5 角形结构,瘤体将正常的乳腺组织推向一边。X 线片呈现密度不均的低密度区是本病的特点。

4.临床诊断

(1)无明显症状:无明显症状的乳房肿块,圆形或椭圆形,软硬不均,活动度大,无粘连,同时也可触及表面凸凹不平、软硬不均的肿块,乳头无溢液,腋下无肿大的淋巴结。

(2)X 射线特点:瘤体结构和形状清晰,呈圆形或椭圆形,边缘光滑,界限清楚,肿物密度不均是其特点。

5.治疗 本病是良性肿瘤,药物治疗及放疗无效。手术切除肿物是该病治疗的首选方法。切除肿物应严格止血,术后可不放引流条,均可一期缝合。所要提及的是,应根据肿瘤位置及患者年龄选择不同的既能方便切除肿块又能使乳房外形不破坏的切口。切口可为放射状或弧形状。

6.预后 乳腺错构瘤为良性肿瘤,手术后无复发也不影响乳房的功能。

(八)乳房汗腺肌上皮瘤

本病为皮内孤立性肿瘤,偶尔为多发。可发生在乳房任何部位的皮肤上,瘤体质坚硬,表面皮肤正常,或轻微发红,直径多为 0.5～2cm,往往易误诊为乳腺癌。该病的组织学检查,可见肿瘤为包膜完整的界限清楚的实体瘤,其肿瘤的大多数细胞为肌上皮细胞,排列成带状或团块状,多位于边缘部分,可呈现不规则增生,向周围基质突入。其次为分泌细胞,位居中央,排列成团,细胞团块中间出现小管腔,有时肿瘤呈小叶结构。小叶中间有管腔,腔壁为分泌细胞,其余多为肌上皮细胞,此瘤位于皮内,易与癌区别。该病行局部病变切除,即可达治疗目的。

(九)乳头的乳头状瘤

乳头的乳头状瘤很少见。是乳头表皮鳞状上皮细胞呈乳头样增生,多个增生的乳头状物聚积在一起,看起来似菜花状,与乳腺鳞状细胞癌相似。

1.临床表现　成年女性的乳头表面,可见凸凹不平的暗棕色状或菜花状肿物,单个或多个,呈丛状,长期存在,生长缓慢,无特殊不适。

2.病理改变

(1)大体所见:鳞状细胞增生成乳头状,构成本病的主体。

(2)镜下所见:由纤维和脉管所组成的中轴,外被鳞状上皮细胞,可发生过度角化,胞浆略呈碱性,细胞核深染。瘤体的基底部几乎在一个平面上,不向深层发展。

3.鉴别诊断　与乳头的鳞状细胞癌鉴别见表4-1。

表4-1　乳头状瘤与鳞状细胞癌的鉴别要点

鉴别点	乳头状瘤	鳞状细胞癌
上皮角化	无	不全角化
细胞间变	似正常鳞状上皮细胞	明显
上皮顶突	顶突平,不成杆状	成杆状,伸入生长密集不规则
核分裂	无或少	棘细胞层核分裂多
间质	无上皮细胞	鳞状癌细胞散入间质
脉管侵犯	无	有

4.治疗　本病的根治性措施是手术,非手术治疗不能彻底治愈,术后预后好,不复发。

(十)乳房淋巴管瘤

发生于乳房的淋巴管瘤甚为少见,大多数为先天性。胚胎时遗留下来的淋巴管组织,后天生长成良性肿瘤。初期淋巴管可以发生扩张,一段为1～3cm大小,念珠状小球囊内含淋巴液。生长在乳腺真皮内的淋巴管瘤与周围组织边界不清、大小不定、质地柔软、无包膜、生长缓慢或停止生长。

根据淋巴管瘤的特征可分为:单纯性淋巴管瘤(又称毛细淋巴管瘤)、海绵状淋巴管瘤、囊性淋巴管瘤、又称囊性水瘤;混合型淋巴管瘤。

1.病理改变

(1)大体所见:①单纯性淋巴管瘤发生在真皮表面,呈疣状小颗粒。②海绵状淋巴管瘤可隆出于皮肤表面形成畸形,切面见有许多小囊腔状似海绵。③囊状淋巴管瘤,由多房性的囊腔构成,体积较大,不能压缩。

(2)镜下所见:①淋巴管瘤组织由许多管腔大小不等、管壁薄厚不一的淋巴管构成,其腔内含有淋巴液。②毛细淋巴管瘤,腔隙小,肿瘤位于真皮的上部。③海绵状淋巴管瘤,由大而薄的淋巴管及丰富的纤维间质构成。④囊性淋巴管瘤,多位于真皮的深部,可有大的囊腔,囊壁较厚,含有胶原,有时还可见断续的平滑肌。

2.治疗　淋巴管瘤并非无害,可以生长很大,造成畸形。也可发生感染、破溃、肿胀等。单纯性淋巴管瘤,可用冷冻疗法(液氮)或用激光治疗。对 X 射线也比较敏感。其余 2 型对射线不敏感,应进行手术治疗。海绵状淋巴管瘤切除范围应大(包括一部分正常组织在内),否则易于复发。

(十一)乳房骨瘤

骨瘤是骨组织常发生的一种良性肿瘤,发生于乳腺内罕见。一般患者于无意中发现乳房内有坚硬的肿块,体积不大。可以活动,界限清楚,表面光滑,不痛,生长缓慢。X 射线检查显示乳内肿块为不与骨连接的骨组织。

1.病理改变

(1)大体所见:瘤组织为椭圆形或结节状、包灰白、质坚硬、表面光滑如骨组织。

(2)镜下所见:骨外膜可分为 2 层,外层为致密的胶原纤维,内层纤维少,细胞多。在骨膜小梁周围可见少数成骨细胞和小血管。在骨松质内有数量不等、粗细不均、排列紊乱的成熟板状骨小梁,但无哈氏系统。

2.治疗及预后　乳腺骨瘤是良性肿瘤。由于生长缓慢或停止生长,对身体无明显危害。对体积小或对乳腺功能无影响者,可以不必治疗。

(十二)乳腺颗粒细胞瘤

乳腺颗粒细脑瘤又称作颗粒细胞肌母细胞瘤。好发全身各部位,尤其舌部居多,占全部病例的 1/3,发生在乳房者占全部病例的 5%。其他部位如皮下、软组织、子宫、胃肠道等多处都有不同程度的发生。有文献报道至今不足 1000 例。发病年龄年轻于乳腺癌,为 20~50岁,女性多于男性。近年来经过组织培养、组织化学和电子显微镜观察研究证明,是来自神经鞘的施万细胞。乳腺的颗粒细胞瘤是源自乳腺区的软组织,而不是来自乳腺本身。

1.临床表现　临床症状不明显,多在无意中发现乳腺皮下肿物。多见于乳腺的内上象限。触诊时可触及到 0.5~2.0cm 质硬、圆形、较固定的无痛性结节。受累皮肤下陷,易与乳腺癌相混淆。

2.病理改变

(1)大体所见:乳腺部的颗粒细胞瘤,直径一般不超过 2cm,无包膜或有假包膜,与周围组织界限不清。切面观为均质,呈浅黄色或灰白色,分叶状,中心有条索状结构,质地较硬,有时可见受累区皮肤凹陷,常误诊为癌。

(2)镜下特点:瘤细胞体积较大,呈多边形、椭圆形或圆形。通常边界清楚,胞浆丰富,并有均匀分布的嗜伊红颗粒。PAS 染色颗粒呈阳性反应。细胞核较小呈圆形或椭圆形,较一致。着色或深或浅,可有 1~2 个核仁,核分裂象很少。常见瘤细胞与外围神经密切相关,常围绕神经鞘或在神经鞘内生长。排列紧密的瘤细胞,被结缔组织分割成大小不一的巢状、条索状。受累皮肤出现鳞状上皮假瘤样增生,并伴在角化过度及角珠形成。易诊为高分化鳞状细胞癌。尤其冰冻切片时要注意与浸润性乳癌鉴别,此两点应引起注意。

(3)电镜所见:肿瘤细胞内有丰富颗粒,表现为界膜状的自噬空泡,空泡内充满颗粒,同时可见髓质样物质及线粒体,粗面内质网及微丝,胞浆内颗粒 PAS 阳性。免疫组化:S－100阳性。

3.诊断与鉴别诊断　无任何症状的乳腺上出现的质地坚实,呈结节状或分叶状肿物。一般不超过 2cm 的肿块,界限不清,较为固定。大多为孤立性结节。组织学所见:瘤细胞较大,呈多边形或椭圆形,胞浆内均匀分布着 PAS 染色阳性颗粒。瘤细胞与外围神经密切相关。

本病应与恶性颗粒细胞瘤相鉴别。恶性颗粒细胞瘤,尤其临床表现为恶性,组织学所见似良性者,与本瘤很相似。只是细胞核略有增大,核分裂偶见。瘤体积较大,可超过 5cm。鉴别诊断对本瘤来说更要密切结合临床,以免作出错误诊断。

4.治疗　乳腺颗粒细胞瘤为良性肿瘤,仅行肿块切除或乳房区段切除后不复发不转移,可一次性治愈。对临床上有转移、浸润生长怀疑恶性者,可根据具体情况按恶性肿瘤处理。

①乳腺颗粒细胞瘤,不是发生于乳腺本身,而是发生于乳腺邻近的软组织。②乳腺颗粒细胞瘤良、恶性有时不易鉴别。病理改变呈良性肿瘤特性,而临床上有侵犯、转移等恶性肿瘤的特征,应按恶性肿瘤处理。③良性乳腺颗粒细胞瘤,只做肿物切除或区段切除即达目的,术后不复发不转移。

第五章　胃十二指肠疾病

第一节　胃十二指肠损伤

一、概述

胃肠道是腹部所占面积最大的空腔脏器。腹部外伤所致胃肠道损伤是临床上常见的腹腔内脏器损伤。通常将胃肠道外伤分为穿透性损伤和闭合性损伤。常见腹部受损内脏在开放性损伤中依次是肝、小肠、胃、结肠、大血管等,在闭合性损伤中依次是脾、肾、小肠、肝、肠系膜等。十二指肠、直肠由于解剖位置较深,损伤发生率较低。

胃肠道等空腔脏器破裂,主要表现为弥漫性腹膜炎。但由于胃、十二指肠、小肠、结直肠在解剖位置、生理功能上的不同,临床表现也有不同的地方。上消化道(胃、十二指肠)损伤时,漏出的胃液或胆汁造成对腹膜的强烈刺激,立即引起剧烈腹痛、腹肌紧张、压痛、反跳痛等典型腹膜炎表现。下消化道(小肠、结直肠)破裂时,漏出物引起的化学性刺激较轻,腹膜炎体征出现较晚,呈渐进性,程度也较轻,但造成的细菌性污染远较上消化道破裂时为重。随着腹膜炎的发展,逐渐出现发热和腹胀。肠鸣音一般消失,但有肠鸣音并不能完全排除空腔脏器破裂的可能性。胃、十二指肠或结肠破裂后可有肝浊音界缩小或消失。腹膜后十二指肠破裂的患者有时可出现睾丸疼痛、阴囊血肿和阴茎异常勃起等症状和体征。胃、十二指肠损伤可有呕血,直肠损伤常出现新鲜血便。

William Blaisdell 曾说过:创伤的悲剧是未能及时识别和处理简单、危及生命的创伤,而不是对灾难性或复杂性创伤的掌控能力差。可见创伤的早期诊断和尽早治疗至关重要。特别是闭合性损伤,腹腔是一个"黑匣子"。开放性损伤的合并伤也常引起人们的忽略。临床上也常见有多种因素导致的诊断延误。如由于患者伤势严重,神志不清,不能准确表达胃肠道损伤的症状及体征,也不能配合检查,故而不能及时发现胃肠道损伤;还有因胃肠道损伤同时合并其他脏器的损伤,严重地掩盖了胃肠道损伤的症状及体征,延误了诊断和治疗;也有外伤性胃肠道损伤的患者的临床表现不典型,如有的患者只表现为腰痛和腹胀等。所以对于怀疑有胃肠道损伤的患者,首先在思想上要足够重视,详细了解受伤时间、暴力的性质、大小、方向、速度和作用部位,以及受伤后到就诊时的病情发展经过。对重伤员,一开始就要粗略地做一全身检查,以便发现对生命构成威胁的伤情如气道阻塞、张力性气胸、外出血等并立即给予相应的处理,然后再对面部、颈部、胸部、腹部、四肢及脊柱进行全面检查,特别注意有无压痛、反跳痛及肌紧张。

对于胃肠道穿透性损伤的治疗,近年来国内学者都主张尽早手术治疗,而国外专家则十分重视临床评估(包括生命体征和腹部体格检查)对是否剖腹探查的界定。有学者提出即刻手术的指征如下:①血流动力学不稳,其休克不能用腹部以外的创伤来解释者,这种伤员必须立即开始积极的液体复苏。②腹膜炎在腹部戳伤中很常见。但是,腹壁破口的腹痛和肌紧张几乎不具诊断价值,应该注意远离伤口的部位是否存在腹膜刺激征,这种腹膜刺激征才具有诊断价值。在腹部触诊前,要让患者排空膀胱。③直立为胸部 X 线片腹腔内游离气体,腹部戳伤无需行腹部 X 线片检查。但是,如果患者不能取坐位摄胸部 X 线片,则需要做侧卧位的腹部 X 线片检查。④网膜和肠管外露,此时内脏损伤的可能性极大,应该行剖腹探查术。

对于腹部闭合性损伤的治疗,国外学者则指出临床评估往往不可靠,在很大程度上依赖腹部 CT 检查(对血流动力学稳定的患者)和诊断性腹腔灌洗(diagnostic peritoneal lavage, DPL)或创伤重点超声评估(focus assessment of sonography for trauma,FAST),同时再结合患者的临床情况。Roger Saadia 提出常见的手术指征:①血流动力学不稳定的患者,且 DPL 或 FAST 检查证实存在大量腹腔积血。低血压患者出现腹部膨隆或腹肌紧张,且能够完全排除腹部以外的创伤。此时,DPL 或 FAST 可以省略。②立位 X 线胸片或者腹部 CT 检查发现腹腔内有游离气体,不论是否伴有腹膜刺激征。③临床表现或 CT 检查提示患者存在空腔脏器损伤。④患者存在明显的腹腔积血,但 CT 检查不支持实质性脏器损伤。此时,应该考虑严重肠系膜损伤的可能性,肠系膜损伤可能导致肠管缺血。⑤患者有脓毒症征象或持续存在腹部触痛,但 CT 诊断不明确。

二、十二指肠损伤

十二指肠全长约 25cm,大部分位于腹腔上部深处,紧贴腹后壁,是小肠中长度最短、管径最大、位置最深且最为固定的部分。十二指肠整体呈 C 形,包绕胰头,可分为上部、降部、水平部和升部 4 部,其后有腰背肌,周围与胆总管、胰腺、胃、肝胆诸多重要脏器毗邻。在球部上方,系肝十二指肠韧带,内有胆总管、肝动脉、门静脉等;在降部中段的后内侧壁有乳头和壶腹部,为胆总管下段及胰管的开口处,其肠腔内除了有它本身分泌的消化酶,大约每天 10L 体液通过十二指肠;在降、横部后方为下腔静脉,并与右肾相邻,其下方为结肠肝曲;在升部其左侧邻近肠系膜上静脉等。

由于十二指肠复杂的局部解剖位置和特殊的生理学特征,故发生损伤时较其他肠管损伤严重和复杂。十二指肠本身较短,大部分位于腹膜后,受右侧肋弓和腹腔其他脏器的遮盖,受伤的机会较其他胃肠道少,占整个腹部创伤的 3.7%～5%。此外,各部位受损伤的机会略有不同,降部最多,约 35%;横部、升部次之,各占 15%;球部占 10%;其余 25%为多部位损伤。又因为其解剖位置关系,创伤的同时伴有肝、胆管、胰、横结肠、胃和肾的创伤,尤以合并胰腺与下段胆道损伤更为常见。临床症状易于被掩盖,漏诊和误诊率为 20%～30%,术后各种并发症发生率为 50%～65%,病死率较高,为 20%～60%。

(一)病因

主要为腹部外伤,包括以下几种。

1.闭合伤 多为挫伤和撕裂伤。挫伤多为前壁遭受重大暴力挤压或辗轧,由于脊柱原因,压力使十二指肠降部、水平部及胰头向脊柱左侧移位,壶腹部及升部、胰腺体及尾部向脊柱左侧移位,因而造成创伤。直接撞击力可使位置比较固定的十二指肠发生撕裂,发生机制是前壁受撞击时,幽门及十二指肠一空肠韧带的暂时关闭,形成十二指肠一时性闭襻,由于十二指肠压力突然升高,造成十二指肠肠壁破裂。由于闭合性十二指肠损伤较少见,十二指肠全层破裂的发生率更低。

2.穿透伤 多由于锐性物体直接刺入腹部引起的创伤,如刀刃、弹片、弹头等。常造成腹部内多脏器的联合创伤。

3.医源性损伤 较少见,常因内镜检查和治疗以及右半结肠切除术、胆囊切除术、右肾切除术等手术时误伤所致。

(二)临床表现

因损伤的部位和程度的不同,以及是否伴有复合伤,其临床表现也有差异。

十二指肠肠壁内血肿,早期临床症状多不明显,仅有腹部疼痛,当血肿肿块增大可出现肠梗阻表现,反复发生胆汁性呕吐为主,随呕吐的加重可能出现水电解质与酸碱平衡的失调。

腹腔内十二指肠破裂或断裂,临床表现明显但缺乏特异性。十二指肠破裂后多立即出现剧烈的腹痛和腹膜刺激征,同时伴有恶心、呕吐,随着腹腔渗液的增加及腹膜炎的加重,出现腹胀,停止排气。上腹部压痛及腹肌紧张,肠鸣音消失,肝浊音界下移,但这些症状属于腹内脏器损伤的共同表现,并非十二指肠损伤所特有。

腹膜后十二指肠破裂,常发生在上腹部严重钝创伤之后。经过一段时间感觉到持续性腹痛,并可能出现恶心、呕吐,呕吐物含血液。腹痛一般局限于右上腹或背部,并逐渐加重。由于腹膜后睾丸神经与伴随精索动脉的交感神经受到肠内流出物的刺激,偶可发生睾丸痛和阴茎勃起的症状。体查时右上腹或背部有压痛,时常可见皮下气肿。早期轻度腹胀、腹肌紧张不显著,肠鸣音减弱或消失。体温、脉搏、呼吸在初期无大变化。但随病程的进展,上述的临床表现逐渐增强或明显,甚至压痛可能延至右肾区、右腰大肌内缘,右腹叩击浊音逐渐扩大。

(三)诊断

1.十二指肠创伤可分为十二指肠肠壁内血肿,十二指肠破裂两种类型,它们各有不同的特点。

(1)十二指肠肠壁内血肿:挫伤或暴力冲击较小时易造成十二指肠肠壁内血肿。临床表现早期一般较轻,腹痛不明显,诊断较困难,若十二指肠肠壁内血肿肿块引起肠腔狭窄,随着肿块的增大压迫,可造成部分或完全性肠梗阻,出现阵发性腹痛加剧,同时伴有恶心、呕吐,呕吐物为胃内容物,或呈频繁胆汁性呕吐。按压右上腹可诱发剧痛,但腹壁柔软,无肌紧张,右上腹可能扪及包块。听诊肠鸣音正常或减弱,有时上腹部有振水音。腰大肌试验阳性。实验性检查:X线钡剂检查可见胃扩张和胃下垂,十二指肠远端黏膜纹呈较为特异的"螺旋簧征"。

(2)十二指肠破裂或断裂:①腹膜腔内十二指肠破裂或断裂。腹部外伤后,十二指肠内容物如胆汁、胰液、十二指肠液直接流入腹膜腔,即出现上腹部疼痛,之后剧烈腹痛波及全腹,引起严重的腹膜炎表现。X线片检查可见膈下有半月形气影。腹腔穿刺及腹腔灌洗阳性,若在腹腔液体中查出胆汁和淀粉酶,可诊断十二指肠腹腔内创伤。部分患者可出现腹腔的"中间缓解期",即在早期腹痛之后,随之症状减轻,其原因可能是十二指肠肠壁的蠕动收缩时肠黏膜脱出使肠内容物停止外溢,而已溢出的肠内容物较小加之部分被吸收和稀释,导致腹痛症状减轻。②腹膜后十二指肠破裂或断裂。如上腹部外伤史后出现右上腹痛,尤其是背部疼痛,但腹膜刺激并不明显,则应考虑腹膜后器官的损伤。若为腹膜后十二指肠破裂,十二指肠内容物溢入或流入腹膜后间隙,临床表现为上腹部及腰背部持续疼痛,右肾区和右侧睾丸疼痛比较明显,并呈进行性加重;恶心、呕吐,呕吐物带有血性或咖啡色;右上腹有明显压痛。临床表现多为腹部体征轻微而全身情况不断恶化。腹腔穿刺灌洗常为阴性。腹部X线平片可见肾及腰大肌轮廓模糊,周围有蜂窝状气泡影。CT扫描见腹膜后积气。血清淀粉酶检查升高。

2.由于闭合伤所致的腹膜后十二指肠破裂较困难,这类损伤的早期症状多不明显,伤后往往有一段相对的缓解期,直到数小时乃至1d后病情明显恶化时方才引起注意。甚至在剖腹术中,由于医师对上腹部腹膜后血肿的重要意义缺乏认识而未能打开检查造成漏诊的例子,也屡见不鲜。因此,提高警惕是早期诊断的先决条件。下列征象和检查有助于十二指肠损伤的诊断:腹部穿透性损伤,从伤口流出胆汁样物;右上腹部或腰部持续性疼痛且进行性加重,可向右肩及右睾丸放射;右上腹部有明确的固定压痛;右腰部(腰大肌内侧)有压痛;腹体征相对轻微而全身情况不断恶化;血清淀粉酶升高;X线平片可见腰大肌轮廓模糊,有时可见腹膜后呈花斑状改变(积气)并逐渐扩散;胃管内注入水溶性碘剂可见外溢;CT显示右肾前间隙气泡更加清晰,更容易发现造影剂外溢(腔内外造影剂不发生重叠)。

(1)常用的辅助检查线片检查,腹部X线平片如发现右膈下或右肾周围有空气积聚、腰大肌阴影消失或模糊、脊柱侧凸,则有助于诊断。口服水溶性造影剂后摄片,如见造影剂外渗可确诊。

(2)腹腔穿刺和灌洗:是一种可靠的辅助诊断方法,倘若抽得肠液、胆汁样液体、血液,表明有脏器伤,但非十二指肠损伤的特征,腹穿阴性也不能摒除十二指肠损伤。

(3)CT检查:增强CT,对十二指肠损伤的诊断非常重要。可显示腹膜后解剖结构判别十二指肠破裂或血肿形成,为剖腹探查提供证据。也对其他脏器损伤的诊断提供依据。穿孔性时CT检查可见十二指肠腔外、右肾前间隙游离液体,右肾轮廓阴影模糊,口服的对比显示溢出肠腔外等。较小的穿孔可能不明显,在十二指肠壁的挫伤或壁内血肿时,可见肠壁的增厚或血肿征象,不见造影剂的外溢。

(4)血清酶检查:血清淀粉酶升高尤其是持续升高对诊断胰腺合并十二指肠损伤有帮助。结合CT检查可进一步明确诊断。

3.十二指肠的损伤程度及分级　对手术治疗有指导意义,其损伤分级见表5-1。

表5-1　十二指肠损伤分级*

分级	伤情	
I	血肿	局限于十二指肠某一段
	破裂	非全层,未穿破
II	血肿	累及范围超过一段
	破裂	<50%周径
III	破裂	十二指肠第二段:50%~75%周径
		十二指肠第一、三、四段:50%~100%周径
IV	破裂	十二指肠第二段:>75%周径
		累及壶腹或胆总管远端
V	破裂	十二指肠胰腺结合部毁损
	血管伤	十二指肠无血供

(四)复杂性十二指肠损伤的处理(见图5-1)。

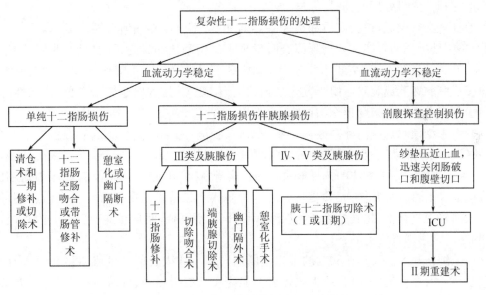

图5-1　十二指肠的损伤的基本手术原则

(五)治疗

全身抗休克和及时、得当的手术处理从而预防术后并发症,是治疗的两大关键。

十二指肠损伤的治疗,无论是何种类型的穿孔破裂,均应早期诊断,早期手术处理。十二指肠壁血肿,经2~3周非手术治疗无效,或十二指肠梗阻症状不能缓解者,也应及时手术治疗。延迟手术时间,可使病死率明显增加。据报道,十二指肠损伤在24h之内手术,其病死率为5%~11%,超过24h,则病死率上升为40%~50%,更有高达65%的报道,而且存活者十二指肠瘘等严重并发症发生率约 50%。合并其他脏器的损伤以及大血管的损伤,其预后更差。

1.操作要点

(1)根据十二指肠受伤的部位、损伤程度及分级,及是否有合并伤、合并伤的严重程度等决定手术方式。

(2)十二指肠损伤术中漏诊率较高,手术探查易发现腹腔内十二指肠破裂而对于腹膜外破裂损伤容易漏诊,当剖腹探查时发现腹膜后血肿、十二指肠侧方胆汁染色、局部捻发感、后腹膜隆起、肿胀或肠系膜脂肪坏死瘀斑、蜂窝织炎时,应考虑存在十二指肠损伤。行 Koch 切口探查十二指肠第一、第二段及胰头,切开 Treiz 韧带进一步探查第三、第四段及胰体尾部,如周围组织水肿或血肿较大,难以确定损伤的有无,可将胃管导入十二指肠并注入亚甲蓝,根据有无溢出来判断是否存在十二指肠破裂。

(3)十二指肠手术后应置胃管或行附加手术,如胃造口、空肠造口等。也可采用三腔胃管引十二指肠近端减压,经空肠造口向近端插管行十二指肠远端减压,胆总管减压引流。

2.注意事项

(1)诊断明确尽早手术,延迟手术可能增加病死率。尽早手术,清除腹腔内漏出液,修补消化道,是维持内环境稳定的必要条件。即便是患者一般情况差、并发症多,甚至休克的患者,亦应在积极内科处理的同时,尽早手术。

(2)探查必须彻底,包括实质和空腔脏器的探查;不应放弃任何可疑之处,满足某一处损伤而忽略多处损伤的可能。如剖腹探查时发现十二指肠挫伤又附近的血肿、腹膜抬高、玻璃状肿胀、升结肠、横结肠和结肠系膜瘀斑、捻发感、脂肪坏死,胰头部血肿如蔓延至横结肠根部,腹膜后脂肪坏死或腹膜后组织变色(胆汁样液体变黄绿色,出血变暗黑色,化脓性感染变灰白色)都应考虑十二指肠损伤的可能。

(3)手术结束时均应清除腹腔内异物、积血及积液,用生理盐水反复冲洗腹腔,行腹腔引流。腹腔引流一般采用双套管,置于肠修补和吻合口附近。

3.手术方法　手术方法的选择取决于患者全身情况,外伤的时间、十二指肠损伤部位、类型、程度以及是否有合并伤,尤其是胰腺等。大多数十二指肠损伤可行修补术治愈,但伴胰、胆道、大血管等复合伤,尤其是诊断延迟时,则不仅伤情复杂,而且在处理上十分困难,需全面考虑确定。常用术式概况如下。

(1)单纯修补术。70%~80%的十二指肠损伤(Ⅰ、Ⅱ级及部分Ⅲ级)可用此法治疗。适用于裂口不大、血供良好、缝合后无张力者。但应有十二指肠内、外减压措施,预防十二指肠瘘。十二指肠减压有以下方法。①将胃肠减压管置入十二指肠腔内,持续吸引。②十二指肠造口,持续吸引。造瘘管应从十二指肠壁另戳孔引出而不宜直接从破裂缝合处引出,后者容易形成十二指肠瘘。③胃造口,持续吸引。同时行空肠上段造口,将导管逆行送入十二指肠。持续吸引,后者又称十二指肠减压术,可单独应用。上述十二指肠减压常要求配合应用肠腔外引流进一步预防十二指肠瘘。另外,进行十二指肠减压后,为维持术后营养可同时安置空肠造口管。

修补加空肠襻浆膜层覆盖或带蒂浆肌层瓣覆盖对缺损较大,但尚可拉拢缝合者,可采用横向缝合以防止肠腔狭窄。为预防损伤肠壁修补术后愈合不良可加上以上术式。在修补缝合时应尽可能清楚无生机的肠壁组织,覆盖时应完全遮盖修补处并尽可能缝合于正常肠壁上,以确保损伤部位愈合。

(2)裂口较大,不能直接缝合者(部分Ⅲ级及Ⅳ级),可游离一小段带蒂肠管,将其剖开修剪后镶嵌缝合于缺损处。这样可以恢复肠道的正常走行,比利用空肠襻浆膜层覆盖或空肠十二指肠侧侧吻合更符合生理。

(3)损伤肠段切除、吻合术:十二指肠第三、四段严重损伤不宜缝合修补时(部分Ⅲ级及Ⅳ级),可将该肠段切除行端端吻合。对端吻合前必须充分游离十二指肠,以免吻合后张力过大,而致吻合口崩裂形成高位肠瘘。若张力过大无法吻合,则将远端关闭,利用近端与空肠行端侧吻合;或关闭两个断端,做十二指肠空肠侧侧吻合。侧侧吻合口要够大,以免狭窄、梗阻。

(4)十二指肠空肠 Roux-en-Y 吻合术:适用于缺损较大、不适合于做吻合术或直接做修补术,可行 Roux-en-Y 型吻合。将空肠距屈氏韧带约 15cm 切断,远端空肠从结肠后式结肠前上提至十二指肠做 Roux-en-Y 端侧或侧侧吻合术。

于 Treiz 韧带下 15~20cm 处横断空肠,远端断端缝合关闭。将远端空肠系膜游离延长,于横结肠系膜上切开一小孔。经此孔将远端空肠拖至横结肠上方,将空肠端的侧面覆盖于十二指肠缺损部,四周用不吸收线做浆肌层缝合固定。要求同襻式覆盖法。再将空肠近端与远端做端侧吻合。空肠覆盖前,十二指肠缺损处可先做缝合亦可不缝合,效果基本相同。Y 形空肠襻的活动度较大可以覆盖修补十二指肠任何部位的缺损,包括十二指肠后壁的缺损。

(5)十二指肠憩室化:又称十二指肠旷置术。适用于十二指肠第二段严重损伤或同时伴有胰腺损伤者(Ⅳ、Ⅴ级)。手术包括胃窦切除、迷走神经切断、胃肠吻合、十二指肠残端和胆总管造口。目的是旷置十二指肠,减少胰腺分泌,保证顺利愈合。本法的缺点是复杂费时,创伤较大,切断迷走神经和食糜改道不符合生理,因此应用上受到限制。

(6)幽门旷置术:又称幽门隔外术,最早由 Summers 于 1930 年介绍。但 Jordan 于 20 世纪 70 年代初首先应用于临床。Vanghan 于 1983 年报道 128 例的经验,其十二指肠瘘的发生率为 5.5%。采用上述修补、补片或切除修复损伤后,为保证愈合,防止破裂,通过胃窦部切口将幽门环提起,荷包缝线或连续缝线将其(包环幽门肌层)封闭,同时做胃空肠吻合。起初使用肠线或其他可吸收线,后来发现无论使用何种缝线,甚至用金属钉和器械钉合或不打开胃腔直接将幽门环前后壁缝合,幽门都会在大约 3 周以后(用钉合器钉合者略晚一些)再通,恢复食糜正常走行,不一定需做胃空肠吻合。幽门旷置能达到与十二指肠憩室化相同的效果,却比后者简便得多,创伤性小得多,而且只是暂时旷置十二指肠,更符合生理,因此正逐步取代复杂的憩室化手术。同时施行胃空肠吻合者,日后约有 10% 的机会发生边缘性溃疡甚至大出血,除非同时加做迷走神经切断术,而仅做幽门缝闭术者则无此弊端。

(7)胰头十二指肠切除术。该术式创伤大,在急诊情况下施行,故术后并发症多,病死率高,只适用于少数十二指肠第 2 段严重破裂并伤及胰头,又无法修补,而血流动力学稳定者。

(六)围术期及并发症处理

1.常规处理

(1)监测生命体征,维持水电解质平衡,动态观察血常规、肝功能变化,必要时输血及血浆或白蛋白。

（2）术后尽早取半卧位，密切观察腹腔引流管引流液的量和性状，保持引流通畅。

（3）根据病情及肠功能恢复情况，适当延长禁食及胃肠减压时间，可给予胃肠外营养或经空肠营养。

（4）合理应用抗生素，开放性腹部损伤应给予破伤风抗毒素肌内注射。

2.并发症的防治

（1）十二指肠瘘。处理包括保护造口周围皮肤，彻底引流漏出液，预防和控制感染，纠正水电解质失衡，给予胃肠营养或空肠内营养支持治疗，对于经非手术治疗不愈者明确肠瘘原因和部位后手术治疗。

（2）腹腔和膈下脓肿。选用敏感的抗生素治疗，保持通畅的引流，必要时经引流管冲洗，积极支持治疗预防和治疗感染。

（3）十二指肠狭窄。可根据病因十二指肠内镜扩张治疗或再次手术治疗。

三、胃外伤

胃是消化道各部分最膨大的部分。胃的位置常因体型、体位和充盈程度不同而有较大变化。通常，胃在中等充盈程度时，大部分位于左季肋区，小部分位于腹上区。由于有肋弓保护且活动度较大，柔韧性较好，壁厚，钝性伤时胃很少受累，只在胃膨胀时偶可发生。上腹或下胸部的穿透伤则常伤及胃，且多伴有肝、脾、膈肌及胰等损伤。胃镜检查及吞入锐利异物也可引起穿孔，但少见。据统计，单纯胃损伤的发生率在腹部钝性伤中仅占腹内脏器伤的 1%～5%；但在穿透性腹部伤中（尤其枪弹伤），胃损伤率就较高，占 10%～13%；胃损伤常合并其他脏器损伤，合并肝损伤占 34%、脾损伤占 30%、小肠损伤占 31%、大肠损伤占 32%、胰损伤占 11%，有合并伤的病死率达 40%以上。

（一）病因

1.胃外暴力创伤

（1）闭合伤：钝性暴力所致，多见于车祸、坠落、碰撞、冲击、棍棒击打或挤压致伤。上腹受挤压时，胃窦可被压在脊柱上而断裂，胃损伤面积往往较大，并常合并其他脏器损伤。在闭合性腹部损伤中，胃破裂较少见，但有下述情况时则可发生。①脊柱和前腹壁间的挤压伤。②当胃较充盈，胃腔内张力过大时，暴力突然直接撞击上腹部，容易使胃内压力骤然增高，致使胃壁在较薄弱部位发生破裂。③胃相对"固定点"的切线撕裂伤，胃活动度较大，但贲门和幽门部则较固定，当突然受到外力猛烈撞击时，在固定处附近胃壁易于发生切线撕裂伤。腹部钝性损伤致胃破裂患者，多因暴力巨大或伤前饱餐，胃膨胀是造成胃破裂的重要因素。

（2）穿透伤：在胃外伤中最常见，锐性暴力刺伤所致，可见于刀刺伤、枪弹伤、交通事故、坠落伤、工伤事故、牛角顶伤等，常导致胃壁穿孔或裂伤而胃内容物流入腹腔，多伴有邻近器官和胃部血管创伤。

2.胃内暴力创伤　包含部分医源性损伤。当胃本身发生病理变化时，在进行胃镜检查或插入胃管时，操作不当或动作粗暴容易造成胃破裂。此外，吞入锐利异物或金属也可造成胃损伤。

3.使胃破裂的辅助因素　包括暴饮暴食、服用过量碳酸氢钠、呕吐、黏膜损伤、先天肌层薄弱或缺乏、胃梗阻等。胃破裂多发生于胃前壁,大弯侧较小弯侧为多,胃体及胃底较贲门部及幽门部为多。

(二)临床表现

胃破裂后的临床表现与破裂程度、受累的其他脏器严重程度、合并伤类型、腹部污染程度及外伤时间等有关。若损伤未波及胃壁全层(如浆膜或浆肌层裂伤、黏膜裂伤)或单纯的胃挫伤,可无明显症状,仅有轻微疼痛和不适。若全层破裂,由于胃酸有很强的化学刺激性,立即出现剧痛及腹膜刺激征。

1.腹痛和呕吐　上腹部或下胸部外伤后出现不同程度的腹痛。若为胃穿透性伤,胃内食物残渣和胃液溢入腹腔,引起上腹部剧烈疼痛,以穿孔处为明显,后可波及全腹,并伴有恶心、呕吐,呕吐物中可有鲜血。大多数患者有典型的弥漫性腹膜炎表现。

2.休克　胃壁的血供十分丰富,主要有胃左动脉、胃右动脉、胃网膜动脉及胃短动脉供应,一旦胃壁黏膜损伤或全层损伤,均可引起大出血而发生失血性休克,注意和肝脾破裂鉴别。

3.体格检查　患者常有面色苍白、四肢发冷、呼吸增快、脉搏细速,甚至血压下降等休克症状;依流入腹腔内食物及胃液的多少,可出现不同程度的腹膜刺激征。一般情况下出现气腹表现,叩诊时肝浊音界缩小或消失,晚期腹部常胀满而膨隆。若叩诊有移动性浊音,应考虑大量胃内容物流入腹腔、胃壁大出血或腹腔内其他脏器损伤大出血。腹部伤口有时可流出胃内容物。

一旦胃损伤破裂多较严重,临床上可分三个阶段:①大量消化液、食物与空气进入腹腔、引起化学性腹膜炎,为化学性刺激阶段。②数小时后,细菌在腹腔内生存与繁殖、形成弥漫性细菌性腹膜炎,为感染性阶段。③脓毒感染阶段。外伤性胃破裂一般较大、漏出胃内容物多、毒性较强,机体抵抗力趋于低下,引起的弥漫性化脓性腹膜炎严重,病死率高。

但单纯后壁破裂,或由于胃破裂裂口较小、破裂口被胃黏膜或食物堵塞后,胃内容物进入腹腔较少,症状及体征均不典型,诊断不易,可表现为呕血、呕吐物中混有血性液体或自胃管内引流出血性胃液。

(三)诊断

1.外伤史　患者有上腹部钝性打击或穿透外伤史。

2.典型的患者有胃穿孔的表现　即全腹压痛、反跳痛、腹肌紧张,肝浊音界消失,肠鸣音减弱,X线片检查可见膈下新月形游离气体,腹穿可有血性液体伴实物残渣,常伴有恶心、呕吐、呕血、便血或胃管内引流出血性液体。

3.辅助检查　胃管内有血性胃液。X线片检查可发现膈下有游离气体。据统计,胃十二指肠穿孔X线片检查气腹阳性率为75%～80%。如果胃的破裂孔较小,也可无气腹出现。在病情允许时可提高气腹检查阳性率,注意事项如下:①患者坐位或左侧卧位5～10min,使气体逐渐上升到腹腔最高点,然后再予拍立位或左侧卧水平位片,有利少量气体显示。②反复多次透视检查可提高X线片检查的阳性率。③透视下不能判定是否为腹腔游离气体时,可嘱患者左右倾斜身体,观察膈下透亮影有无移动以明确诊断。④经胃管抽吸胃液注入空气法,可将封闭于穿孔处的胃内容物移开,胃内气体即可进入腹腔,或再注入 150～300mL 空气,可易于显示气腹征。诊断学腹腔穿刺或诊断性腹腔灌洗对胃穿透性损伤有重要的诊断意义,如抽出血液或发现出血,并有食物残渣或胃液,则应考虑胃穿透性损伤。诊断性腹腔灌洗术用于检测腹腔内出血的灵敏性和特异性很高(>97%),并发症很少,但不能鉴别损伤的器官。创伤性胃肠破裂的早期诊断至关重要。

胃在腹腔内位于受保护的解剖部位,又多处于空虚状态,故受外界暴力伤的机会少。胃壁肌肉丰富,活动性及顺应性较好,所以闭合性损伤发生破裂也较少见,闭合性损伤早期诊断困难。当肠壁裂孔小,因胃肠壁肌肉痉挛,血凝块或胃肠固块状内容物阻塞裂孔;胃网膜、肠系膜缘或原有腹腔粘连的胃肠破裂,胃肠内容物溢出范围局限;胃肠壁部分层次破裂后因血供障碍或感染而迟发全层破裂;以上类型均可使早期症状不典型而延迟诊断。另外,对临床表现不典型者,尤其是老年、幼儿、经产妇、肥胖和休克等患者,腹膜刺激征较实际为轻,穿孔诊断困难。

如出现以下情况应注意胃破裂:①有上腹部或下胸部外伤及伤前饱餐史。②同时出现明显的腹膜刺激征象和内出血的表现,肠鸣音减弱或消失。③肝浊音界消失及膈下游离气体或肠麻痹征。④胃管内出现鲜血或呕吐血性胃内容物。⑤腹穿或腹腔灌洗阳性。⑥休克难以用腹部以外损伤的原因解释。在诊断腹腔情况的同时应注意是否伴有胸腔和膈肌的损伤。

对于怀疑有胃破裂而暂时不能确诊的患者切不能掉以轻心。①思想要足够重视,密切观察病情变化。②可反复多部位地进行腹腔诊断性穿刺,并于穿刺前嘱患者向穿刺侧侧卧数分钟后再穿刺可提高阳性率,或行腹腔灌洗。③反复多次进行 X 线片腹部透视以发现膈下游离气体。④通过腹部 B 超检查,以了解腹腔积液量,还可借助 CT、MRI 等检查以协助诊断,气腹、口服对比剂和胃内容物的外漏均可经 CT 显示。⑤剖腹探查,既是诊断手段,又是治疗的主要方法,只要有外伤史,临床上又有典型的腹膜刺激征,当诊断有困难时均可果断地进行剖腹探查,切不可继续盲目观察,以免延误病情。

(四)治疗

创伤性胃肠破裂的治疗以尽可能早期手术为原则。手术原则是先处理危及生命的伤,先止血,再处理腹腔污染问题。

1.手术适应证　手术探查指征:①外伤后原因不明血压下降,输液后不回升,除合并有脑、骨科伤外。②怀疑有胃损伤,持续腹痛加剧,呕吐血性胃内容物,腹膜炎症状体征逐渐加重。③开放性胃损伤,如伤口处有混浊液、食物残渣流出,一旦诊断明确,应立即手术治疗。④腹部穿刺或腹腔灌洗阳性。⑤胸腹部 X 线片检查发现膈下有游离气体。⑥可疑腹部有损伤,腹式呼吸,肠鸣音减弱或消失者,适合于颅脑伤昏迷患者。⑦局限于胃的局部轻度损伤,尤其是损伤黏膜层及局部挫伤,可密切观察,在观察过程中患者如果出现腹痛加剧、腹膜炎体征,则应立即转手术治疗。

2.操作要点

(1)切口。上腹部正中切口或腹直肌旁正中切口,根据探查情况,必要时做适当的延长。如为开放性损伤,一般不经原有切口进行手术,另选适当的切口,待腹腔内损伤处理完毕,再处理腹壁上的伤口,进行清创。

（2）探查步骤。腹腔内的探查是手术的关键，要细致准确，根据术前对伤情的估计，有计划、有目的地进行，操作要轻柔而迅速。按照"先止血，后修补"的原则进行处理。进入腹腔后，注意腹腔内有无积血和积血的主要部位。如胃壁损伤有活动性出血点，应立即钳夹及结扎止血，将腹腔内的积血吸净，清除血块。进一步探查有无其他脏器损伤，若有肝、脾的严重损伤，应首先处理。若无其他严重损伤，应详细检查胃的各个部分。胃损伤常见于胃底及贲门部。为了更好地显露及探查，应将切口向上延长超过剑突或将剑突切除。用各种适合的牵开器将肋弓及胸廓上提，显露左膈下间隙、贲门及胃底部，必要时需要游离肝左叶，以增加手术野的显露，如发现损伤破裂，应行修补缝合。如胃底贲门部未发现损伤病变，应切开胃结肠韧带，将胃大弯向上翻开探查胃后壁及胰腺。如发现胃破裂口亦应及时缝合修补，必要时，还应切开胃小网膜韧带，检查有无胆道合并伤。

（3）缝合腹膜前，宜用大量等渗盐水反复冲洗腹腔，注入适量的 0.5％甲硝唑注射液，以减少腹腔残余脓肿发生的机会。

（4）根据损伤的性质和腹腔污染的程度决定放置腹腔引流管。手术治疗的关键在于：不要满足于胃前壁破裂的诊断和处理，探查要详细、彻底，切忌忽略胃后壁及相邻脏器的探查和对大、小网膜附着处的探查。要对小肠和系膜进行系统而细致的探查，系膜缘血肿即使不大，也应进行详细探查，以防遗漏小的破裂。重视合并伤的治疗，选择最佳治疗方案。腹腔冲洗要彻底、引流要充分，避免腹腔残余脓肿形成，特别是小网膜腔的冲洗和引流。

3. 术式选择　发现胃的损伤时，应彻底清除失去活力的组织，妥善结扎黏膜下血管止血，根据胃损伤部位、程度的不同分别采用不同的方式处理。单纯缝合修补是主要手术方式之一。由于胃壁血供良好，单纯修补均可一期愈合，达到治疗目的。

（1）胃挫伤血肿及非全层撕裂伤。切开血肿边缘浆膜清除血肿和失去活力的组织，彻底止血后行胃壁全层及浆膜层缝合。若胃壁有局部的严重挫伤，虽为破裂但有可能发生继发性坏死或穿孔者，应将挫伤严重的胃壁组织切除后再缝合。

（2）胃壁全层裂开。边缘整齐的裂口，止血后先做全层间断缝合，再加一层浆肌层缝合；边缘有挫伤或失活组织者，需清除裂伤处失去活力的组织后缝合。

（3）大面积的胃撕裂伤、胃大块毁损伤或靠近幽门处的较大裂伤，估计缝合后循环不良或可能发生狭窄者，可视情况做包括损伤区及其周围组织的部分胃切除术，按 BillrothⅠ式或Ⅱ式方法重建消化道。

（4）胃幽门部破裂孔口的缝合。胃幽门破裂若直接缝合，常可发生狭窄与梗阻，胃幽门部破裂时应采取纵切横缝的方法，以防手术后狭窄。若缝合口张力过大，应切开十二指肠外侧腹膜，使十二指肠降段松解游离，减轻胃缝合口的张力。同时还应做幽门成形术扩大幽门管，以防术后发生胃潴留。若胃幽门部损伤广泛而严重、局部修复困难，可行胃远端部分切除术。

（5）对创伤性胃横断伤，只要血循环良好，一般可采用修整断端后行胃对端吻合术。

（6）在贲门部发生断裂时，如果缝合修补困难，可先将胃侧的断端缝合闭锁，然后游离胃底部，再由食管裂孔处切开膈肌，游离食管下端，将胃底与食管下端吻合；为防止吻合口产生张力，需把胃底固定于膈肌上。若切开膈肌暴露食管下端困难，应加左侧开胸，游离食管下段再吻合，并放左侧胸腔闭式引流。亦可采用吻合器行食管－胃吻合。

（五）围术期及并发症处理

同十二指肠损伤。

第二节　胃和十二指肠溃疡出血

胃和十二指肠溃疡出血是上消化道出血的常见病因，占 40％～50％，以呕血、便血或仅有便血为主要临床表现。消化性溃疡出血是年龄大于 65 岁或有明显内科疾病患者的最常见的死亡原因。

一、病因

胃和十二指肠溃疡出血的主要原因是溃疡基底部供血血管受侵蚀、破裂。其次是溃疡底部含有极丰富的肉芽组织中的血管受侵蚀、食物摩擦、溃破时易导致大出血。还有溃疡周围充血的血管易损伤破裂而引起出血。基底部供血血管出血的部位多在胃小弯或十二指肠球部后壁。而且多数大出血都是因溃疡穿孔累及了胃肠供血动脉分支所致，如胃左或胃右动脉分支，胰十二指肠上动脉或胃十二指肠动脉及分支等。

二、发病机制

胃和十二指肠溃疡出血可由一种病因或多种病因的综合作用引起。

1.胃酸的分泌与胃和十二指肠溃疡发病密切相关。造成胃酸过多的原因是：①壁细胞多。②迷走神经亢进，对刺激反应的敏感性较大，实验证明较弱的刺激可以引起十二指肠溃疡患者较多、较快的胃酸分泌。③胃排空过速，在胃内未被食物中和好的酸性胃液进入十二指肠，损伤十二指肠球部黏膜，可导致出血。

对于胃溃疡患者，平均胃酸分泌量却较正常人为低，但仍然可导致溃疡发生，目前有二种主要的说法：一种是胃黏膜抗力缺陷。据报道，胃溃疡患者分泌碱性液的胃窦面积较十二指肠溃疡患者大 2 倍，是慢性胃炎的好发部位，过多的胆汁反流入胃，是造成慢性胃炎的主要原因，也同时直接损害、破坏了黏膜；再加上其他削弱黏膜抗力的因素如胃壁血液供应较差、黏液分泌不足、黏膜上皮再生能力差等，引起胃黏膜屏障严重损害，以致氢离子大量逆向弥散，黏膜糜烂而形成溃疡，侵蚀血管后导致出血。另一种说法是胃排空延迟，以致胃内食物淤积。长时间的食物滞留可以引起胃窦机械性膨胀，并持续与胃窦黏膜相接触，导致一时性的胃泌素和胃酸的分泌大量增加，损害黏膜而形成溃疡。因此，胃溃疡的形成仍是胃酸作用的结果。胃黏膜屏障抗力缺陷引起氢离子逆向弥散或因胃排空延缓，食物停滞于胃窦，使胃泌素分泌增强的后果。非甾体类抗炎药、肾上腺皮质类固醇激素、胆汁酸盐、乙醇都可以破坏胃黏膜屏障，造成氢离子逆流入黏膜细胞，引起胃黏膜水肿、糜烂、溃疡并侵蚀基底血管最终会引起溃疡出血。

2.幽门螺杆菌（helicobacter pylori，HP）与消化性溃疡密切相关。HP 感染发展成胃十二指肠溃疡的累计危险率为 15％～20％。清除 HP 后，胃十二指肠溃疡易被治愈，且复发率低，胃十二指肠溃疡大出血患者的再出血率也降低。

三、临床表现

(一)临床表现

出血是消化性溃疡的常见并发症之一,是由于血管受到溃疡的侵蚀、破裂所致。临床表现取决于损伤血管的大小及出血量,如毛细血管受损时,只在大便中发现隐血;较大血管损伤时,则可见黑便、呕血;当出血量在短时间内达 800mL 以上,患者有循环不稳定情况出现,即面色白、手凉、尿少等休克症状。出血时可伴有上腹部隐痛、腹胀,或无明显不适。消化道溃疡少量出血查体时多无阳性发现;出血量较多时查体可有睑结膜、口唇苍白等贫血表现,或脉搏细数、血压低等体征,腹部查体可有轻度腹胀、轻度压痛以及肠鸣音亢进。

(二)辅助检查

1.胃镜　胃镜是确诊消化性溃疡及检查出血部位的首选检查方法。胃镜可以对胃十二指肠黏膜直接观察,明确病变性质和出血部位,并可用于出血的治疗。

2.X线钡餐　适用于对胃镜检查有禁忌或拒绝行胃镜者。其 X 线片征象有间接和直接两种:龛影为直接征象,有确诊价值。局部压痛,十二指肠球部激惹、球部畸形,胃大弯侧痉挛性切迹均为间接征象,仅提示溃疡可能性。但可引发再出血,检查时不能在腹部加压。

3.经腹腔动脉及肠系膜上动脉造影检查　当出血量大于 5mL/h,可发现活动性出血部位,并可通过栓塞等方法治疗。

4.实验室检查　可发现红细胞计数、血细胞比容和血红蛋白在早期无明显变化,但会随出血量的增加而渐进性下降。

四、诊断与鉴别诊断

对于既往有明确的消化道溃疡病史的患者,出现黑便、呕血、腹痛、头晕等典型临床表现时,诊断并不困难。有 15% 左右的患者并无典型溃疡病史,有的仅有慢性贫血表现,在体检时发现。有的患者无任何诱因及先兆出现上消化道大出血表现,需要和胃癌、门脉高压食管胃底静脉曲张破裂出血、胆道出血、急性应激性溃疡出血、马方综合征导致的出血相鉴别。

五、治疗

消化性溃疡是上消化道大出血最常见的病因,15%～20%的溃疡患者在病程中出现出血,因此,部分溃疡患者最初以出血症状就诊。早期内科治疗在诊治过程中占有重要地位,一般而言,大出血宜取平卧位并将下肢抬高、头侧位,以免大量呕血时血液反流引起窒息,必要时吸氧、禁食。少量出血可适当进流食,对肝病患者忌用吗啡、巴比妥类药物。应加强护理,记录血压、脉搏、出血量及每小时尿量,保持静脉通路,必要时进行中心静脉压测定和心电图监护。

(一)内科治疗

主要是监测生命体征,维持良好的循环、呼吸和肾功能。

1.补足血容量　溃疡出血的处理步骤应为复苏、诊断、治疗和拟定长期处理方案,故出血患者的首要处置之一应为恢复血容量。当血红蛋白低于 90g/L,收缩压低于 90mmHg 时,应立即输入足够量全血。开始输液应快,但老年人及心功能不全者输血输液不宜过多过快,否则可导致肺水肿,最好进行中心静脉压监测。如血源困难可给右旋糖酐或其他血浆代用品,但右旋糖酐24h内不宜超过1000mL,以免抑制网状内皮系统,加重出血倾向。在抢救失血性休克最初30min输入1000~2000mL可获良好的扩容效果,当出血量达到全身血容量的20%时,可输入羟乙基淀粉或其他血浆代用品。出血量更大时可输注全血、浓缩红细胞,维持血细胞比容不低于30%。晶胶体比例以3∶1为宜。特别注意浓缩血细胞的输注,因为其提高血细胞比容远较全血迅速对于输全血易过敏者更适用,在扩容过程中密切观察用于纠正休克的有关指标以决定进一步的治疗措施。

2. 留置胃管 吸出残血,冲洗胃腔,直至胃液变清。也可经胃管注入200mL含8mg去甲肾上腺素的生理盐水溶液,并夹管约30min。每4~6h可重复。

3. 急诊胃镜 胃镜检查若发现黏膜浅表性活动出血可予以局部止血治疗,既安全简便又有即刻止血的效果。消化道溃疡出血常为自限性,待患者病情稳定时,就应该尽快明确出血部位,此时急诊内镜成为首选的诊治方法。一切有大出血临床症候的患者,如血流动力学情况不稳定,需要早期输血,或血细胞比容减低等,都应早期进行内镜检查,如发现活动性出血,血块贴附,或有裸露血管可见,都应在内镜下进行治疗。目前常用的止血方法有:①局部喷洒5%碱式硫酸铁溶液。②组织黏合剂,具有遇水、血液、组织液立即固化的特性。③或用凝血酶30000U溶于生理盐水30mL中喷洒。④经内镜注射硬化剂至曲张的静脉,对食管静脉曲张效果好。硬化剂有乙氧硬化醇、鱼肝酸油钠等。一般多主张注射后用H₂受体拮抗药或奥美拉唑,以减少硬化剂注射后因胃酸引起溃疡与出血。⑤经内镜作高频电凝止血或激光止血,成功率可达90%以上,适用于不宜手术的高危患者,特别是血管硬化不易止血的老年患者。

4. 止血、抑酸治疗 一般先采用内科保守治疗,如果无效再考虑外科手术。

(1)药物治疗。近年来对消化性溃疡疗效最好的药物是质子泵抑制药奥美拉唑,每日40~80mg静脉注射或滴注。常用H₂受体拮抗药西米替丁每日3~4次,每次400mg静脉滴注,或雷尼替丁每日3~4次,每次400mg静脉滴注,或雷尼替丁每日3~4次,每次50mg静脉滴注。上述三种药物用药3~5d血止后皆改为口服。对消化性溃疡和糜烂性胃炎出血,可用去甲肾上腺素8mg加入冰盐水100mL中口服或作鼻胃管滴注;也可使用凝血酶,经纤维内镜或口服应用,口服每次用量一般为2000~20000U,1~6h可重复。凝血酶需临床用时新鲜配制,且服药同时给予H₂受体拮抗药或奥美拉唑以便使药物得以发挥作用。

食管、胃底静脉曲张破裂出血时垂体后叶素是首选药物,但作用时间短,以往主张小剂量用药,垂体后叶素20U溶于5%葡萄糖200mL中,于20min内缓慢静脉滴注,必要时每3~4h可重复应用,但每日不超过3次为宜。近年来有采用大剂量,但如浓度过大、滴速过快,可使全身小动脉和平滑肌收缩,不良反应较多,可出现面色苍白、恶心、呕吐、排便及肠绞痛等症状,并可引起高血压病、心律失常、心绞痛甚至心肌梗死。因此患高血压病、冠心病者或孕妇不宜使用。有主张同时舌下含硝酸甘油或硝酸异山梨醇酯。20世纪80年代以来有采用生长抑素,可减少内脏血流量30%~40%,对上消化道出血的止血效果较好。一般用奥曲肽,可用0.1mg加入10%葡萄糖静脉推注,继以每小时25~50μg加入10%葡萄糖1000mL中静脉滴注 24h。

（2）三腔气囊管压迫止血。适用于食管、胃底静脉曲张破裂出血。即时止血效果明显,但必须严格遵守技术操作规程以保证止血效果,并防止窒息、吸入性肺炎等并发症发生。

（二）外科治疗

据统计约 10％胃十二指肠溃疡患者非手术治疗无效需行手术治疗。

1. 手术指征　①经非手术治疗 24～48h 症状未改善或恶化者。②出血速度快,发生休克者(经 6～8h 输血 600～800mL,血压不能维持,且血细胞比容急骤下降)。③反复多次频繁出血者。④疑有癌变者。⑤年龄在 45 岁以上,或有动脉硬化者。

2. 手术方式　主要有出血部位的贯穿缝扎术、胃大部切除术。

在过去,外科医师偏爱行胃大部分切除,全身及局部条件不允许情况下才不得不行修补术,是被动的及次选的。事实上,各级医院胃、十二指肠溃疡急性出血穿孔行单纯缝合修补术的比例逐年升高。其中临床采用腹腔镜行胃十二指肠溃疡穿孔修补术明显优于传统的开腹手术,对患者创伤较小,安全可靠,能够明显缩短患者住院时间,有效地改善患者病情和预后,值得临床进一步推广应用。单纯穿孔缝合术及胃大部切除术各具自己的手术适应证和优劣势,单纯穿孔缝合术操作简便快捷,所属手术时间较短,手术创伤较小,术后并发症发生率较低,且术后可较快恢复,可作为胃溃疡急性穿孔手术治疗的首选方法;但由于其只是予以单纯缝合,而溃疡灶依然存在,故术后有复发可能。而胃大部切除术则既能治疗穿孔又能去除溃疡灶,术后复发概率较低,相对来说是较理想的方法;但其存有手术时间较长、创伤大、术后并发症多、手术风险较大等缺陷,故胃大部切除术较少应用。目前,由于溃疡病治愈率不断提高,故单纯穿孔修补术联合药物治疗已成为胃溃疡急性穿孔的最佳治疗方案。

第三节　胃十二指肠瘢痕性幽门梗阻

一、病因

幽门管、幽门溃疡或十二指肠球部溃疡反复发作形成瘢痕狭窄,合并幽门痉挛水肿可以造成幽门梗阻(pyloric obstruction)并因梗阻引起严重营养不良和水电解质紊乱等一系列症状。幽门梗阻发生率约为 10％,常见于十二指肠球部溃疡与Ⅱ、Ⅲ型胃溃疡。

二、发病机制

溃疡引起幽门梗阻的机制主要与幽门痉挛、炎症水肿和瘢痕等因素有关,前两种情况可导致暂时的、可逆性的梗阻,在炎症消退、痉挛缓解后幽门恢复通畅,瘢痕造成的梗阻是永久性的,需手术解除。瘢痕性幽门梗阻是由于溃疡愈合过程中瘢痕收缩所致,最初是部分性梗阻,由于同时存在痉挛或是水肿使部分性梗阻渐趋完全性。初期为克服幽门狭窄,胃蠕动增强,胃壁肌层肥厚,胃轻度扩大。后期胃代偿功能减退,失去张力,胃高度扩大,蠕动消失。胃内容物滞留,使胃泌素分泌增加,使胃酸分泌亢进,胃黏膜呈糜烂、充血、水肿和溃疡状。由于胃内容物不能进入十二指肠,因吸收不良患者有贫血、营养障碍;呕吐引起的水电解质丢失,导致脱水、低钾低氯性碱中毒。

三、临床表现与鉴别诊断

（一）临床表现

1.幽门梗阻主要表现为腹痛与反复发作的呕吐。患者最初有上腹膨胀不适并出现阵发性胃收缩痛，伴嗳气、恶心与呕吐。呕吐多发生在下午或晚间，呕吐量大，一次可达1000～2000mL，呕吐物含大量宿食有腐败酸臭味，但不含胆汁。呕吐后自觉胃部饱胀改善，故患者常自行诱发呕吐以期缓解症状。

2.常有少尿、便秘、贫血等慢性消耗表现。

3.体检时见患者有营养不良、消瘦，皮肤干燥、弹性消失，上腹隆起可见胃形，有时有自左向右的胃蠕动波，晃动上腹部可闻及振水音。

（二）鉴别诊断

根据长期溃疡病史，特征性呕吐和体征，即可诊断幽门梗阻。诊断步骤：清晨空腹置胃管，可抽出大量酸臭胃液和食物残渣；X线钡餐检查，见胃扩大，张力减低，钡剂入胃后有下沉现象。正常人胃内钡剂4h即可排空，如入胃6h后尚有1/4钡剂存留者，提示有胃潴留。24h后仍有钡剂存留者，提示有瘢痕性幽门梗阻。纤维胃镜检查可确定梗阻，并明确梗阻原因。

幽门梗阻应与下列情况鉴别：①痉挛水肿性幽门梗阻，系活动溃疡所致，有溃疡疼痛症状，梗阻症状为间歇性，经胃肠减压和应用解痉制酸药，疼痛和梗阻症状可缓解。②十二指肠球部以下的梗阻性病变，十二指肠肿瘤、胰头癌、十二指肠淤滞症也可以引起上消化道梗阻，据其呕吐物含胆汁，X线片、胃镜、钡餐检查可助鉴别。③胃窦部与幽门的癌肿可引起梗阻，但病程较短，胃扩张程度轻，钡餐与胃镜活检可明确诊断。

四、治疗

（一）内科治疗

怀疑幽门梗阻患者可先行盐水负荷试验，空腹情况下置胃管，注入生理盐水700mL，3min后经胃管回吸，回收液体超过350mL提示幽门梗阻。经过1周包括胃肠减压、全TPN以及静脉给予制酸药物的治疗后，重复盐水负荷试验。如幽门痉挛水肿明显改善，可以继续非手术治疗；如无改善则应考虑手术。

（二）外科治疗

瘢痕性梗阻是外科手术治疗的绝对适应证。术前需要充分准备，包括禁食，留置鼻胃管以温生理盐水洗胃，直至洗出液澄清。纠正贫血与低蛋白血症，改善营养状况；维持水、电解质平衡，纠正脱水、低钾低氯性碱中毒。手术目的在于解除梗阻，消除病因。术式以胃大部切除为主，也可行迷走神经干切断术加胃窦部切除术。如老年患者、全身情况极差或合并其他严重内科疾病者可行胃空肠吻合加迷走神经切断术治疗。

（三）围术期并发症及处理

1.胃出血　胃大部切除术后，一般在24h以内可以从胃管引流出少量暗红色或咖啡色血性内容物，多为术中残留胃内的血液或胃肠吻合创伤面少量渗出的缘故，属于术后正常现象。

如果短期内自胃管引流出较大量的血液,尤其是鲜血,甚至呕血、黑便,严重者出现失血性休克,是少数病例因切端或吻合口有小血管未结扎或缝合不够紧密;胃黏膜被钳夹伤或旷置的十二指肠溃疡止血不彻底等原因所致的出血。出血也可能是继发的,即在手术后数天发生,多因结扎或缝合过紧,致使组织坏死,结扎缝脱落所致。较严重的早期出血,甚至发生休克,需要果断再次探查止血。继发性出血多不十分严重,大部经非手术治疗即可自行止血。

2.十二指肠残端破裂　是胃大部切除术 Billroth Ⅱ 式中最严重的并发症,病死率很高为10%～15%。这一并发症多发生在术后 4～7d。表现为右上腹突然发生剧烈疼痛或逐渐加重的痛,局部或全腹明显压痛、反跳痛、腹肌紧张等腹膜炎症状及持续或间断高热,尤其是腹腔引流见胆汁色肠液,应考虑十二指肠瘘。此时,经口或引流管行水溶性造影剂造影,不但可明确诊断而且还能了解瘘的部位、数目、路径、瘘口大小、肠道的连续性;超声、CT 示腹膜后脓肿、积气,腹腔穿刺液呈血性或胆汁色有助于诊断。

预防方法是要妥善缝合十二指肠残端。一旦发生残端破裂,手术修补很难成功,应即行引流术。保护伤口周围皮肤以防消化液的腐蚀。纠正内稳态失衡、营养支持与瘘流量控制,十二指肠瘘早期大量消化液丢失及腹腔感染,造成严重的水电解质和酸碱平衡紊乱、高消耗状态、负氮平衡、低蛋白血症,常需补充 1500kcal 以上的热量及各种营养素、水、电解质。通过中心静脉行肠外营养(total parenteral nutrition,TPN),不但可满足患者所需,改善患者的营养状况,而且可使患者的胃肠道分泌液量减少 50%～70%,增加瘘的自愈率,也利于再次手术。使用中应注意非蛋白热量、氮、胰岛素的配比等。一般经过 2～3d 稳态失衡的纠正即开始 TPN。但长期 TPN 会带来代谢紊乱、导管败血症、肠黏膜屏障损害等并发症,而肠内营养则可避免这些并发症的发生,只要提供不低于总热量 20% 的肠内营养就可避免肠道屏障功能的破坏与肠道的菌群易位,故一旦瘘得到控制,应尽快过渡至肠内营养。可经从瘘口置入远端肠内的营养管或经空肠营养管注入素膳、牛奶、豆浆混合液等。此外,要应用抗生素防治腹腔感染。如因输入空肠襻梗阻所致,可行输入空肠与输出空肠侧侧吻合,解除梗阻。经上述处理,多能自愈。

3.胃肠吻合口破裂或瘘　多发生在术后 5～7d,如在术后 1～2d 发生,则表示术中根本没有缝合好,一般来说,大多由缝合不当,吻合口张力过大,局部组织水肿或低蛋白血症等原因所致组织愈合不良。胃肠吻合口破裂常引起严重的腹膜炎。如因吻合口破裂所致腹膜炎,须立即手术进行修补,多能成功。但术后一定保持可靠的胃肠减压,加强输血、输液等支持疗法?如吻合口破裂发生较晚,已局部形成脓肿或瘘,除了引流外,也要胃肠减压和支持疗法,一般在数周吻合口瘘常能自行愈合。若经久不愈者,则应考虑再次胃切除术。

4.胃大部切除术后的梗阻现象　胃大部切除 Billroth Ⅰ 式吻合,梗阻机会较少,仅偶尔发生吻合口梗阻。如应用 Billroth Ⅱ 式吻合,梗阻机会较多,现分述如下。

(1)吻合口梗阻发生率为 1%～5%,主要表现为进食后上腹胀痛、呕吐,呕吐物为食物,多无胆汁。梗阻性质一时不易确诊,先采用非手术疗法,暂时停止进食,放置胃肠减压,静脉输液,保持水电解质平衡和营养;若因黏膜炎症水肿引起的梗阻,往往数日内即可改善。经 2 周非手术治疗仍有进食后腹胀、呕吐现象,应考虑手术治疗。

(2)输入空肠襻梗阻:临床表现为食后 15～30min,上腹饱胀,轻者恶心,重者呕吐,呕吐物主要是胆汁,一般不含食物,呕吐后患者感觉症状减轻而舒适。多数患者术后数周症状逐渐减轻而自愈,少数症状严重持续不减轻者需手术治疗。钡餐检查见大量钡剂进入近端空肠腔内。对少数症状重持续不减轻者可再次手术治疗,手术方法与输入空肠襻梗阻相同。以上情况均属单纯性梗阻。另一种梗阻情况比较严重,常发生绞窄性。主要表现为上腹部疼痛、呕吐,呕吐物不含胆汁,有时偏右上腹可触及包块。这一类梗阻容易发展成绞窄,应极早手术治疗。

(3)输出空肠襻梗阻:主要表现为呕吐,呕吐物为食物和胆汁。确诊应借助于钡餐检查,以示梗阻的部位。症状严重而持续应手术治疗以解除梗阻。

5.胃大部切除术后倾倒综合征 倾倒综合征是胃大部分切除术后比较常见的并发症。在Billroth Ⅱ式吻合法发生机会更多。

(1)早期倾倒综合征:表现为进食后上腹胀闷、心悸、出汗、头晕、呕吐及肠鸣腹泻等。患者面色苍白、脉搏加速、血压稍高。上述症状经平卧30~45min即可自行好转消失,如患者平卧位进食则往往不发生倾倒症状。症状的发生与食物的性质和量有关,进甜食及牛奶易引起症状,过量进食往往即引起症状发作。

(2)晚期倾倒综合征:性质与早期综合征不同,一般都发生在手术后半年左右,而多在食后2~3h发作,表现为无力、出汗、饥饿感、嗜睡、眩晕等。预防倾倒综合征的发生,一般认为手术时胃切除不要过多,残胃适当固定,胃肠吻合口不要太大。术后早期应少食多餐,使胃肠逐渐适应。一旦出现症状多数经调节饮食,症状逐渐减轻或消失。少数患者症状严重而经非手术治疗持续多年不改善者,可考虑再次手术治疗。行胃肠吻合口缩小,或Billroth Ⅱ式改为Billroth Ⅰ式,或行空肠代的胃、空肠、十二指肠吻合术。

6.吻合口溃疡 吻合口溃疡是胃大部切除术后常见的远期并发症。发病率为1%~8%。极大多数发生在十二指肠溃疡术后。预防措施:避免作单纯胃空肠吻合;胃大部切除时胃切除要够多,争取作胃十二指肠吻合。吻合口溃疡一般主张采用手术治疗。手术方法是再次行胃大部切除或同时做迷走神经切断术。

7.碱性反流性胃炎 碱性反流性胃炎是胃大部切除后一种特殊类型病变,发病率为5%~35%,常发生于Billroth Ⅱ式胃大部切除术后1~2年。临床主要表现为:上腹部持续性烧灼痛,进食后症状加重,抗酸药物服后无效;胆汁性呕吐,呕吐后症状不减轻,胃液分析胃酸缺乏;食欲差,体重减轻,胃炎常引起长期少量出血而导致贫血。胃镜检查显示慢性萎缩性胃炎。这一并发症非手术治疗效果不佳。症状严重应考虑手术治疗。手术可改行Roux-en-Y型吻合术,以免胆汁反流入残胃内,同时加做迷走神经切断术以防术后吻合口溃疡发生,效果良好。

8.营养障碍 当胃大部切除术后,少数患者可能出现消瘦、贫血等营养障碍。①消瘦:胃大部切除术后,患者便次增多,多为稀便,粪内含不消化的脂肪和肌纤维,使患者的进食热量不足,体重逐渐减轻。处理上主要是调节饮食,注意饮食的热量和营养价值。给予胃蛋白酶、胰酸或多酶制剂。②贫血:胃大部分切除后,缺铁性小红细胞贫血。极少数患者因缺乏抗贫血内因子,致维生素B_{12}的吸收受到障碍而发生营养性巨幼红细胞贫血。前者给予铁剂,而后

者给予注射维生素 B_{12} 治疗。

9.失水与电解质紊乱　因为丢失胃酸多,存在不同程度的碱中毒。因此入院后可以先给生理盐水 2000mL,待尿量增加,必须加入氯化钾溶液 $40\sim60$mmol(1g 氯化钾含钾 13.3mmol),即 15％氯化钾溶液 $20\sim30$mL;低钾性碱中毒严重者甚至每天应补充 $6\sim8$g 的氯化钾。水分的补充则用 5％～10％葡萄糖溶液。按每天基础需要量 2500mL 计算,外加每天从胃管吸出的量和失水量的一部分。因此每天输入液体量,除按血化学测定结果输入适量的电解质溶液外,不足水分以葡萄糖液补充。其次,是使扩张的胃经持续减压得到复原。炎症水肿消失,胃壁肌层的张力得以恢复。如梗阻为幽门痉挛或黏膜水肿所致,则于梗阻消除后,按溃疡病调节饮食和相应的药物。

第四节　胃癌

一、概况

胃癌的病因比较复杂,研究表明主要与幽门螺杆菌感染、地域及饮食差异、癌前病变与疾病、遗传等有较大大相关性。在 20 世纪 80 年代,胃癌在全球范围内是最常见的恶性肿瘤,现在也是患病率仅次于肺癌造成肿瘤死亡的主要病因。受持续性地理因素的影响,胃癌的患病率在日本和南美洲的部分国家患病率较高,在西欧和美国的患病率较低。

二、发病机制

胃癌在美国肿瘤的发病占到第 14 位,并且在过去 70 年中发病率逐渐降低。每年全美诊断胃癌的病例有 22000 人,其中大概有 50％的人因病死亡,男性的发病率是女性的 2 倍。胃癌的发病率是随年龄增加而增长的,高峰期出现在 70 岁左右。根据对人群迁移发病的研究发现,从高发病率到低发病率地区的人群迁移,胃癌的发病率出现了改变,提示胃癌的发病可能和环境因素以及饮食习惯或者遗传因素有关。胃癌患病的风险和饮食习惯有关,有些个体到高发病地区的日本,由于已经适应了西方的饮食习惯,这些个体的后代胃癌的患病率急剧降低。近几十年来,胃癌的发病位置也出现了令人瞩目的变化,发病的高发解剖部位已经从远端胃开始向近端胃发生转移。但是胃贲门腺癌的发生率稳定持续地增加,与其相反,胃其他部位的肿瘤发病在逐渐减少,有证据提示男性的胃癌发病和吸烟时间长短和酗酒有关。

绝大多数的研究发现饮食结构和胃癌的发病有密切相关:比如含动物蛋白和脂肪较低的食物、高糖食物、高盐食物、腌制鱼类、高硝酸盐食物和幽门螺杆菌感染都增加了胃癌的患病风险。对于国内患者,长期食用晒干食物、烟熏食物和腌制食物等含有高碳酸盐类食物都和胃癌发病有一定关系。硝酸盐由于细菌分解作用转化成亚硝酸盐,这类细菌多在腐败的食物中大量繁殖,在食物中产生亚硝酸盐。新鲜的蔬菜、水果和含高纤维的面食对预防胃癌的发生有利。蔬菜中的抗坏血酸和 β－胡萝卜素具有抗氧化作用,见表 5－2。

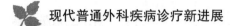

表 5—2　与胃癌相关的风险因素

营养因素
低脂肪饮食
腌制的肉类和鱼类
高硝酸盐食物
高糖饮食
环境因素
食品制作方式(如烟熏、腌制食物)
缺乏低温保存
不洁饮水(如井水)
长期吸烟
社会因素
贫穷
医源性因素
有胃部手术史
幽门螺杆菌感染
萎缩性胃炎
胃腺瘤性息肉
男性

　　吸烟和饮酒对胃癌的影响不容忽视。上消化道肿瘤的致病因素中,目前发现有很多因素和胃肠道黏膜长期暴露在局部产生的乙醛有关,饮酒和主动吸烟者唾液、胃液中乙醛浓度升高。乙醛脱氢酶(ALDH)2 缺失及乙醇脱氢酶(ADH)1C 高活性使饮用同剂量乙醇所产生的乙醛浓度增加 1～2 倍。

　　目前公认的胃癌诱因包括以下几种。

　　1.幽门螺杆菌(helicobacter pylori,HP)感染　幽门螺杆菌感染被认为是胃癌发生和发展的必要条件,国际癌症研究机构(International Agency for Research in Cancer,IARC)将幽门螺杆菌归为胃癌的第一类致癌原因。在我国,胃癌高发区成年人 HP 感染率在 60% 以上,比低发区 13%～30% 的 HP 感染率明显要高。幽门螺杆菌能促使硝酸盐转化成亚硝酸盐及亚硝胺而致癌,引起胃黏膜慢性炎症以及环境致病因素加速黏膜上皮细胞的过度增殖,导致畸变致癌。此外,幽门螺杆菌的毒性产物 CagA、VacA 可能具有促癌作用,胃癌患者中抗 CagA 抗体检出率较一般人群明显为高。因此,控制 HP 感染在胃癌预防和治疗中的作用,逐渐引起重视并取得满意效果。

　　2.地域差异及饮食方式　胃癌发病有明显的地域性差别,我国胃癌发病率居世界首位,其次是韩国、南美洲各国家以及日本,各地区的差异可达数十倍。在我国的西北与东部沿海地区胃癌发病率明显高于南方地区。长期食用薰烤、盐腌食品的人群中,胃远端癌发病率高,与食品中亚硝酸盐、真菌毒素、多环芳烃化合物等致癌物或前致癌物含量高有关。食物中的含新鲜蔬菜与水果可有效预防胃癌的发生。

3. 癌前疾病及癌前病变　胃的癌前疾病(precancerous diseases)指的是一些发生胃癌危险性明显增加,如慢性萎缩性胃炎、胃溃疡、胃息肉、胃黏膜巨大皱襞症(menetrier disease)、残胃等。胃息肉可分为炎性息肉、增生性息肉和腺瘤,前两者恶变可能性很小,胃腺瘤的癌变率为10%～20%,直径超过2cm时癌变机会加大。胃的癌前病变指的是容易发生癌变的胃黏膜病理组织学变化,但其本身尚不具备恶性改变,现阶段得到公认的是不典型增生。不典型增生的病理组织学改变,主要是细胞的过度增生和丧失了正常的分化,在结构和功能上部分地丧失了与原组织的相似性。不典型增生分为轻度、中度和重度三级。一般而言,重度不典型增生易发生癌变。不典型增生是癌变过程中必经的一个阶段,这一过程是一个谱带式的连续过程,即"正常-增生-不典型增生-原位癌-浸润癌"。

4. 遗传和基因　遗传与分子生物学研究表明,胃癌患者有血缘关系的亲属其胃癌发病率较对照组高4倍。许多证据表明,胃癌的发生与抑癌基因P53、APC、DCC杂合性丢失和突变有关。分子生物学研究显示,胃癌组织中癌基因c-met、K-ras有明显扩增和过度表达;而胃癌的侵袭性和转移则与CD44v基因的异常表达密切相关。在相关分子机制中,基因的单核苷酸多态性(single nucleotide polymorphisms,SNPs)的表达可通过控制炎症细胞因子的产生来调节胃癌的风险。因此,胃癌的癌变是一个多因素、多步骤、多阶段发展过程,涉及癌基因、抑癌基因、凋亡相关基因与转移相关基因等的改变,而基因改变的形式也是多种多样的,如突变、缺失、重排、甲基化等。

5. 其他可能使胃癌发病率及病死率增高的因素　如吸烟、肥胖、过度饮酒等,有资料表明吸烟者的胃癌发病危险大约是不吸烟者的2倍,但确切性仍在进一步研究中。

三、临床表现与鉴别诊断

(一)临床表现

胃癌早期并没有十分明确的临床表现。患者经常对早期腹部不适甚至消化不良没有引起足够的重视,往往认为是胃炎症状,实施了6～12个月溃疡对症治疗,易发生误诊。其上腹部疼痛和溃疡病引起的疼痛类似,也和心绞痛相像。但是胃癌的疼痛往往是持续性、无放射的,进食后疼痛并不缓解。随着疾病的发展,患者会出现体重减轻、食欲缺乏、乏力或者恶心。临床症状通常反映了原发肿瘤的部位。近端肿瘤包括胃食管交界区,患者会出现吞咽困难,然而远端肿瘤会出现胃幽门梗阻。胃壁出现肿瘤侵犯则会出现皮革胃,会出现胃弹性降低,患者容易出现胃部胀满。胃肠道出血较为少见,约有15%的胃癌患者会出现呕血,40%的患者会出现贫血。晚期胃癌肿瘤会侵犯临近的横结肠,从而导致结肠梗阻。早期胃癌多数患者无明显症状,少数患者可出现恶心、呕吐或类上消化道溃疡状,无明显特异性。进展期胃癌最常见的临床症状主要表现为疼痛与近期体重明显减轻。

典型的体征发生较晚,而且往往提示肿瘤晚期或者出现转移。腹部检查发现较大的腹部包块,以及锁骨上淋巴结肿大、脐周淋巴结肿大、腹腔淋巴结肿大和Krukenber瘤,可以通过直肠指诊检查发现。随着患者病情的发展,患者可能会出现肝肿大、黄疸、腹水和肿瘤恶病质的表现。

（二）辅助检查

通过 X 线钡餐检查和纤维胃镜加活组织检查,诊断胃癌已不再困难。由于早期胃癌无特异性症状,患者的就诊率低,加上缺乏有效便利的普查筛选手段,目前国内早期胃癌占胃癌住院患者的比例尚不足 10%。为提高早期胃癌诊断率,对有胃癌家族史或原有胃病史的人群定期检查。对 40 岁以上有上消化道症状而无胆道疾病者,原因不明的消化道慢性失血者,短期内体重明显减轻、食欲缺乏者应做胃的相关检查,以防漏诊胃癌。目前临床上用于诊断胃癌的检查主要有以下几种。

1.X 线钡餐检查　数字化 X 线片胃肠造影技术的应用,使得影像分辨率和清晰度大为提高,目前仍为诊断胃癌的常用方法。常采用气钡双重造影,通过黏膜相和充盈相的观察作出诊断。早期胃癌的主要改变为黏膜相异常,进展期胃癌的形态与胃癌大体分型基本一致。

2.纤维胃镜检查　直接观察胃黏膜病变的部位和范围,并可获取病变组织做病理学检查,是诊断胃癌的最有效方法。为提高诊断率,对可疑病变组织活检不应少于 4～6 处,不要局限于一处或取材过少。内镜下刚果红、亚甲蓝活体染色技术,可显著提高小胃癌和微小胃癌的检出率。采用带超声探头的纤维胃镜,对病变区域进行超声探测成像,有助于了解肿瘤浸润深度以及周围脏器和淋巴结有无侵犯和转移。

3.腹部超声　在胃癌诊断中,腹部超声主要用于观察胃的邻近脏器(特别是肝、胰)受浸润及淋巴结转移的情况。

4.螺旋 CT 与正电子发射成像检查　多排螺旋 CT 扫描结合三维立体重建和模拟内腔镜技术,是一种新型无创检查手段,有助于胃癌的诊断和术前临床分期。利用胃癌组织对于[18 F]氟-2-脱氧-D-葡萄糖(FDG)的亲和性,采用正电子发射成像技术(PET)可以判断淋巴结与远处转移病灶情况,准确性较高。

5.胃癌的微转移主要采用连续病理切片、免疫组化、反转录聚合酶链反应(RT-PCR)、流式细胞学、细胞遗传学、免疫细胞化学等先进技术。检测淋巴结、骨髓、周围静脉血及腹腔内的微转移灶,阳性率显著高于普通病理检查。

（三）诊断与鉴别诊断

大多数胃癌患者经过外科医师初步诊断后,通过 X 线钡餐或胃镜检查都可获得正确诊断。在少数情况下,胃癌需与胃良性溃疡、胃肉瘤、胃良性肿瘤及慢性胃炎相鉴别。

1.胃良性溃疡　与胃癌相比较,胃良性溃疡一般病程较长,曾有典型溃疡疼痛发作史,抗酸剂治疗有效,多不伴有食欲缺乏。除非合并出血、幽门梗阻等严重的并发症,多无明显体征,不会出现近期明显消瘦、贫血、腹部包块甚至左锁骨上窝淋巴结肿大等。更为重要的是 X 线钡餐和胃镜检查,良性溃疡常小于 2.5cm,圆形或椭圆形龛影,边缘整齐,蠕动波可通过病灶;胃镜下可见黏膜基底平坦,有白色或黄白色苔覆盖,周围黏膜水肿、充血,黏膜皱襞向溃疡集中,而癌性溃疡与此有很大的不同。

2.胃肉瘤　胃原发性恶性淋巴瘤(gastric primary malignant lymphoma)分霍奇金病和非霍奇金淋巴瘤两种类型。后者占绝大多数,以 B 淋巴细胞为主,无特异性,常被误诊为胃溃疡或胃癌等疾病,误诊率高达 90% 以上。胃间质瘤属于胃肠道间质瘤(gastroitestinal stromal tumor,GIST),源于胃肠道未定向分化的间质细胞,可见于胃的任何部位,但以近侧胃多见。

内镜加病理可予以明确提示。

3.胃良性肿瘤 多无明显临床表现,X线钡餐为圆形或椭圆形的充盈缺损,而非龛影。胃镜则表现为黏膜下包块。

4.胃外肿物或脏器压迫 胃外肿物压迫其隆起形态与大小多不恒定,边界不清晰。向胃内充气后可见隆起明显,抽出气体后隆起则缩小或消失。表面黏膜完整,外观正常,用钳触之无黏膜下滚动感。超声内镜可清晰地显示肿物位于胃壁第5层以外。

5.其他需要相鉴别的相关疾病 如胃憩室等。

四、外科治疗

(一)术中处理

1.内镜下黏膜切除(EMR)(endoscopic mucosal resection,EMR) 早期胃癌是指癌组织局限在黏膜层或黏膜下层,而不论癌肿大小及有否淋巴结转移。目前,无论早期胃癌抑或进展期可切除胃癌,其标准根治术式均为胃大部切除术+D2淋巴结清扫。但其创伤大,存在一定病死率,且部分患者生活质量严重下降。随着内镜技术的发展,发现早期胃癌经内镜下治疗,仍能获得高达96%~99%的5年生存率,且能满足人们越来越高的对生活质量的要求。因此,对某些早期胃癌,内镜下治疗会是一个更好的选择。

20世纪90年代,透明帽辅助内镜下黏膜切除术(EMR-C)和套扎辅助内镜下黏膜切除术(EMR-L)相继出现,即用透明帽或套扎器套在内镜前端,黏膜下注射后通过负压吸引将病变吸入透明帽或套扎器内,再用高频圈套器切割。

EMR适应证由淋巴结转移的风险度、病变部位及大小和可利用的设备及技术决定。对于该适应证的界定一直存在争议。目前公认的EMR绝对适应证是由日本胃癌协会推荐的:①分化型腺癌。②黏膜内癌。③直径≤2mm。④无溃疡。EMR应尽量遵循单块切除的原则。因为分块切除难以重现整个病变,造成病理评估困难,不能有效判断是否完全切除、有否脉管浸润而影响后续治疗,增加了胃癌的复发率。Ono等数据统计显示:分3块或3块以上切除,其癌肿的完全切除率为单块切除的一半甚至更低,胃癌局部复发率可高达20%以上。只有符合适应证,才能尽可能地提高单块切除率,降低复发率。

EMR最常见的术后并发症为出血,已有报道的EMR术后出血率为1.4%~20%,而因为严重出血而需要输血的患者可达4%~14%。即时出血常发生在位于上1/3胃的癌肿切除时。术中应及时处理,如用热活检钳夹闭或电凝烧灼出血的小血管,严重者可用钛夹夹闭小血管。

2.早期胃癌缩小手术 缩小手术主要是胃切除范围的缩小和淋巴结清扫程度的缩小。按日本胃癌治疗纲要及规约规定,胃切除范围的缩小是指胃局部切除、节段切除及保留幽门胃切除术。后者是淋巴结清扫范围的缩小。

3.远端胃大部切除术 胃大部切除术是临床最常见的胃癌手术方式,迄今为止它的应用已有百余年的历史了,在临床实践中被广泛使用,并取得了良好的疗效。胃大部切除术后的消化道重建方式有多种,其主要目的是减少并发症,提高患者术后远期整体生活质量。

目前临床常用的远端胃大部切除术后的三种消化道重建方式分别是BillrothⅠ式吻合

术、BillrothⅡ式吻合术和胃空 Roux－en－Y 吻合术。BillrothⅠ式吻合术是在 1881 年由 Billroth 首先应用的,所以由此而得名。其吻合术是在胃大部切除后,将残胃与十二指肠直接吻合。BillrothⅡ式吻合术是 Billroth 于 1885 年继 BillrothⅠ式胃大部切除术后应用的,简称 BillrothⅡ式。即胃大部切除后将残胃与距十二指肠 Treitz 韧带 15～20cm 处空肠吻合,而将十二指肠残端关闭。胃空肠 Roux－en－Y 吻合术的原则是在距屈氏(Treitz)韧带 10～15cm 处切断空肠,将远端空肠经结肠前或后与残胃吻合,距此吻合口下 50cm 左右行近、远端空肠端侧或侧侧吻合。

三种术式的特点为 BillrothⅠ式吻合术手术:①操作较简单,吻合后的胃肠道接近于正常解剖生理状态。②能减少或避免胆汁、胰液反流入残胃,从而减少了残胃炎、残胃癌的发生。③胆囊收缩素分泌细胞主要位于十二指肠内。BillrothⅠ式吻合术后食物经过十二指肠,能有效地刺激胆囊收缩素细胞分泌胆囊收缩素,降低了手术后胆囊炎、胆囊结石的发病率。所以该术式术后由于胃肠道功能紊乱而引起的并发症较少,但其缺点是对肿瘤较大的患者,不适合作 BillrothⅠ式吻合。因为要完全切除肿瘤,有损伤胰腺或胆管的危险。如切除不足,吻合口张力大,而且术后易复发。而 BillrothⅡ式吻合术的优点是能切除足够大小的胃而不必担心吻合口张力过大问题,术后吻合口溃疡发生率低;缺点是手术操作比较复杂,胃空肠吻合改变了正常解剖生理关系,术后发生各种后遗症较多,胆汁、胰液必经胃空肠吻合口,致碱性反流性胃炎。胃肠功能紊乱的可能性较 BillrothⅠ式为多。相比之下,胃空肠 Roux－en－Y 吻合术的优点是在于能较好地预防胆汁、胰液反流。空肠间吻合夹角越小,其抗反流效果越佳;两个吻合口之间的距离应在 50cm 左右,过短则抗反流作用不佳。其缺点则是手术操作较烦琐,如不同时切断迷走神经,易引发吻合口溃疡。此外,胃切除术后的后遗症也并未减少,因此只适用于部分患者。

4.经腹根治性近端胃大部切除术 贲门胃底癌发病率近年来有所上升,其治疗仍以手术切除为最佳选择。但采用何种术式,意见尚未统一。临床上既往常采用经胸全胃切除术治疗,认为可以保证手术切除的彻底性。但近年的研究认为全胃切除与其 5 年生存率的提高并不相称,而全胃切除创伤大、术后并发症发生率及病死率较高。同时该类患者年龄较大,心肺功能均欠佳,全胃切除必将影响其呼吸循环系统,增加术后肺部感染、心力衰竭等并发症发生机会。我们体会经腹根治性近端胃切除术治疗贲门胃底癌,术后并发症发生率低、手术安全性较大、住院时间短,有利于患者的恢复和改善预后。

全胃切除术因失去了整个胃,也就失去了食物储存的作用,限制了进食量,影响了营养物质摄入。尤其全胃切除后内因子缺乏,使患者常伴有中重度贫血及消瘦,术后的综合治疗常受到影响。根治性近端胃切除由于保留了远侧胃,胃的功能得以部分保留,重建的消化道更符合生理要求,患者的全身营养状况获得维持,为综合性治疗奠定了基础。幽门管的保留可防止肠内容物反流入胃而引起的反流性胃炎或食管炎。

胃癌的预后主要取决于病期的早晚及其淋巴结转移情况。胃底癌由于其解剖位置特殊,症状出现时大多已为进展期,且多已有淋巴结转移及肿瘤侵犯周围组织和邻近器官。肿瘤侵犯肌层即可有第 5、6 组淋巴结转移,随外侵程度加重,邻近淋巴结及向下和远处转移率增加。除大结节融合型淋巴结术中容易确认有转移外,即使有经验的外科医师也难以确认一般型和孤立小结节型淋巴结有否转移,且有部分区域淋巴结尚未转移但已有淋巴管癌细胞侵袭。因此根治性近端胃切除治疗胃底癌常有淋巴结清除不彻底,导致术后复发和转移,手术治疗后 2 年生存率较低,低于贲门癌。我们体会,若肿瘤体积较大,周围有肿大淋巴结尤其是大网膜或幽门上下有肿大淋巴结者,仍应考虑根治性全胃切除术。而对于贲门癌,其病期相对较早,只要肿瘤侵犯食管不大于 2cm,根治性近端胃切除可获良好效果。

手术操作注意事项:①取上腹部正中切口,切除剑突,有利于术野的良好显露,若需经胸也可方便延长切口。②食管下段要充分游离 6~8cm,在贲门上方切断迷走神经,以保证食管切除的长度。③术中如发现吻合口张力过大,可游离十二指肠并推向中线,减小吻合口张力。④术中胃管应置入十二指肠降部,保证有效的胃肠减压,有利于吻合口愈合,一旦发生吻合口漏可经此管行肠内营养,促进愈合。

5. 经胸腹根治性全胃切除术 该手术技术:气管插管加静脉复合麻醉,右侧卧位约 45°,上腹正中切口左侧绕脐下 3cm,D2 淋巴结清扫,幽门下 3cm 切断十二指肠。术中探查肿瘤大小、部位、外侵程度。如侵犯腹腔食管或食管切除后断端较高吻合有困难,则左侧第 6 肋间开胸至左侧腋中线,清扫膈上食管旁淋巴结,主动脉弓下平面切断食管,食管空肠 Roux-en-Y 吻合,第 8 肋间放胸管。术中常规放置空肠营养管至肠肠吻合口下 10cm 处。

胸腹联合切口优点在于:①术野开阔,能够切除病灶以上足够长度的食管,防止食管残端癌细胞残留。②有利于清扫食管旁隔上淋巴结以及腹腔相关淋巴结,膈肌受侵犯时可以将部分膈肌切除。③易于消化道重建,防止因追求食管残端阴性切除腹段食管过高,造成吻合困难,术后易发生吻合口漏。

6. 全胃切除术

(1)适应证:我国于 20 世纪 50—60 年代陆续开展胃癌手术治疗,当时因医疗条件落后切除范围小,术后 5 年生存率不超过 20%。全胃切除术偶有报道。从 20 世纪 70 年代开始,各大医院开始用全胃切除术治疗胃癌,但适应证为全胃癌和皮革胃,对胃上部癌多采用近端胃切除术。近几年来,人们逐渐认识了胃上部癌的特殊性。①胃上部癌不易早期发现,就诊时多为 III 期以上。②胃底贲门癌多属浸润生长型,恶性程度高,生物学行为差。因此,不少学者主张对胃上部癌行全胃切除术。同时,由于医学科学的迅猛发展,尤其是围术期各种强化监测及营养处理的进步,以及外科技术,尤其是吻合器的应用和改进,已大大降低全胃切除术的手术病死率和并发症发生率。几乎达到近端胃切除的水平,为全胃切除术奠定了安全保障。此外近端胃切除后有排空障碍、反流性食管炎及残胃癌等后期并发症。因此,除早期和原位癌外,对胃上部癌多主张全胃切除术。

(2)手术技术:由于吻合器的应用和改进,全胃切除术的高年资外科医师并非难题,但手术技巧是否合理和娴熟则直接关系到患者的术后并发症、术后生活质量及存活时间,这也是东西方之间治疗结果不同的主要原因之一。总结大量文献,很多名家近几年认同的有两个手术技巧方面的问题,值得在此强调。食管裂孔周围切除:①胃底贲门癌多侵犯食管裂孔周围组织,将食管裂孔周围组织包括部分膈肌切除,既可防止癌组织残留,又可将食管裂孔上的小淋巴结一并清扫,达到根治目的,延长存活时间。②全胃切除术后,尤其是癌肿侵犯食管下端者,由于部分食管应被切除,吻合时食管下拉。术后由于食管的收缩会将空肠储袋上拉,因食管裂孔的阻挡而发生吻合口裂漏，是部分术后吻合口漏的根源。将食管裂孔周围组织切除后空肠储袋可自由升降，避免了吻合口漏的发生。③食管裂孔切除后膈肌还可纵向切开，扩大食管的显露，对侵犯食管5cm以内的病变可避免开胸。关于食管裂孔切除的方法，则是将食管裂孔周围的膈肌半圆形切除2cm。首先要切断三角韧带，将肝左外叶折向右侧，切除裂孔周围膈肌组织，注意一定要缝扎膈肌和膈静脉，电刀切断和结扎不可取，因为随着术后膈肌恢复运动，会发生结扎线脱落而再出血。此外，还要注重淋巴结清扫技巧。全胃切除术的淋巴结清扫要坚持左中右三个重点区，即肝门上下肝十二指肠韧带（右），腹腔动脉干（中）和脾门（左）。此三处的清扫重在显露，一般来讲，腹腔动脉干更易显露，清扫较为彻底，左右两侧的清扫则容易忽略。近来的大量研究表明，左右两侧的清扫同样重要。

7.扩大切除术　2002年，日本胃癌研究会将D2定为标准的胃癌根治术。手术范围包括全胃（适用于贲门、胃体部癌，切除部分食管和十二指肠）、近全胃（适用于胃窦部和胃小弯癌，切除胃小弯近全部及大弯90%）和大、小网膜及横结肠系膜前叶；清扫淋巴结的范围包括腹腔动脉旁淋巴结、胃左动脉周围淋巴结（包括贲门右侧淋巴结）和肝动脉周围淋巴结。日本的胃癌标准根治术规范中，对胃切除和淋巴结清扫范围有严格的界定。对于D3以上的手术由于争议较大，目前尚缺乏循证医学的证据，没有具体标准。日本现正进行多中心的临床研究，预计不久将得出结论。日本和我国及西方少数医疗中心仍在开展胃癌扩大切除术。

胃癌扩大切除术包括大器官切除和扩大淋巴结清扫术。对于胃癌已侵及器官者主张将受累的器官、组织连同淋巴结整块切除，包括胃癌合并胰脾联合切除术、胃癌合并胰十二指肠切除术、胃癌合并横结肠系膜和横结肠切除术、胃癌合并部分肝切除术、左上腹脏器联合切除术、将胃及引流淋巴结的大小网膜和横结肠及其系膜、脾、胰体尾切除等，必要时将左肝、左肾、左肾上腺、部分食管及部分膈肌切除。Appleby手术为在腹腔动脉根部离断，同时行远侧2/3胰、脾、全胃及相应区域淋巴结与原发病灶整块切除。胃癌扩大切除术的淋巴结清扫应包括所有的第二站淋巴结和部分甚至全部的第三站淋巴结。

8.姑息手术　在临床上早期胃癌多无症状或仅有轻微症状。但是当临床症状明显时，病变大多已属晚期。胃癌姑息性手术是指患者肿瘤浸润超过浆膜层并累及周围重要脏器，比如发生肝转移、腹膜转移或广泛的淋巴转移。为了解决胃癌带来的出血、梗阻或者疼痛等问题，于是对原发癌施行胃大部切除术，通过手术切除一部分肿瘤。这种姑息性切除术能有效减少出血、梗阻、疼痛等肿瘤并发症的发生。通过这种胃癌姑息性手术，相对有效地提高了患者的生命长度和质量。

9.腹腔镜胃癌根治术　通常在治疗原则中，该类术式应遵循传统性开腹手术有关肿瘤的根治原则。主要包含对肿瘤及其周围组织整块切除和操作非接触性原则，足够边缘及彻底淋巴清扫等。而合理实施淋巴结清扫为该类术式最为关键的问题，且必须遵循：①严格遵照国际上公认的日本胃癌相应规约要求，判断肿瘤部位及分期以选择实施不同程度的清扫范围，以达到彻底实施清扫患者各组淋巴结的目的。②清扫时力求遵守整块切除原则。

该术式依腹腔镜有关技术可分成全腹腔镜根治术、腹腔镜辅助根治术以及手助腹腔镜根治术；依手术方式加腹腔镜可分成根治性近、远端胃大部切除术以及全胃切除术；依照淋巴结有关清扫范围可分成D1、D1＋、D1＋6、D2、D3等。手术方式和类型的选择与患者肿瘤的大小、部位以及分期,术者的经验、熟练程度、患者的情况等诸多因素密切相关。

五、术后处理

(一)常规处理

1.一般处理　胃癌的手术切除是最有效的治疗方法。但由于术后大部分胃被切除,留下的残胃体积变小,可能引起消化、吸收等功能的改变。有些患者在一段时间内可能有进食后上腹部饱胀感,大便量少,次数增多或空腹时胃内烧灼、隐痛等。要减轻这些症状,尽快地适应这个变化,患者除了保持心情舒畅、加强锻炼、增加营养外,还要注意以下问题。①进食量应由少到多、由稀到稠逐渐适应。进食时要细嚼慢咽,以减轻残胃的负担。可少食多餐,一般进食5～6次/d为好。②术后2～3周时,有部分患者可能进甜食(如牛奶加糖等)后出现心悸、出汗、头晕、恶心、上腹部不舒服等症状,一般持续15～30min可自行缓解,被称为"倾倒综合征"。为防止出现这种情况,要进甜食,适量进食易消化的咸食,并要控制进食速度。进食后最好躺下休息15～20min。这种情况一般在术后1～2个月能逐渐消失,如果超过2个月不见好转要到医院检查治疗。③胃癌手术后要按医嘱用药,防止发生贫血。还要根据具体情况进行其他辅助治疗,如化疗、免疫治疗、中药治疗等。更重要的是一定要定期复查,如大便潜血、胃肠透视、胃镜、B超、X线胸片等,以便及早发现胃癌的复发或转移。

2.胃癌手术后护理要点　①胃癌患者若胃部病灶较大,或侵及浆膜,或有淋巴结转移,手术后最易复发。而且手术距离复发的时间有时会很短,仅仅有几个月,所以要作好心理准备,防治产生恐惧心理,而不愿意从医进行诊断治疗。②胃癌手术后早期进食后可能出现"倾倒综合征",应立即卧床休息15～20min,进食量可减少,并少吃甜食。③同时,如果这种情况发生在进食后2～4h,就应该尽量减少糖的摄取,因为会产生"晚期倾倒综合征",这是由于血糖的摄取,使机体产生了大量的胰岛素,从而产生了反应性的低血糖。④全胃切除的患者,手术后2～3个月,体重可能下降,以后6～12个月,体重逐渐回升,1年以后,体重应保持稳定,若体重继续下降,应警惕肿瘤复发。⑤要经常注意患者有无上腹疼痛、呕吐、锁骨上淋巴结肿大;腹块、肝增大、腹水及膀胱直肠窝状块。应定期复查上消化道钡餐、胃镜、CT、普通胸片等,以及早地发现病情的变化和复发。

(二)并发症防治

1.吻合口瘘　这是胃癌手术后经常发生的非常严重的并发症,原因多为组织水肿、营养不良、吻合技术欠缺等。一般来讲,发生于术后2～3d的吻合口瘘多为手术技术所致;而发生于7～9d者常是其他综合因素所致。与手术相关的因素包括:如术中消化道黏膜外翻,缝针间距过大或过密,吻合部位组织血供阻断,吻合口张力过大,吻合口成角、扭曲等。因此,术中消化道重建时不可操之过急,应确保黏膜内翻,吻合部位无张力,吻合口牢固,重要的是确保吻合部位组织的良好血供。胃大部切除时保留几支胃短血管即是出于保障残胃血供的目的。

处理:术后持续高热、腹痛、局部腹膜炎体征是胃癌术后吻合口破裂或瘘的常见症状及体征,一般发生在术后1周左右,与缝合技术不当,吻合口张力过大,组织血供不足有关,尤其在贫血、水肿、低蛋白血症及高龄患者中更易出现。吻合口瘘一旦明确,应尽早处理。方法以充分引流为主,同时加强支持治疗,应用有效抗生素,必要时行高位空肠造口以维持营养,难以愈合的瘘口需手术处理。如为吻合口破裂,一经确诊应立即手术处理。

2.残胃排空延迟 胃癌术后残胃排空障碍近年来逐渐被人们认识,但发病机制尚无法定论。可能的因素有多种,如精神心理因素,吻合口水肿炎症,低蛋白血症,残胃对食物过敏变态反应,胃酸引起输出段肠管痉挛,长期应用抑制胃肠运动药物,大网膜和周围团块粘连以及水电解质紊乱等因素。一旦发生残胃排空延迟,应给患者充分的解释,加强全肠外营养支持,持续胃肠减压,残胃的温热高渗盐水冲洗,相应的药物治疗以及适当的户内外活动,避免进行二次手术。

3.术后出血 术后出血分为消化腔内出血和腹腔内出血两种,消化腔内出血主要为吻合口出血,术中对全周胃缘的黏膜下血管缝扎止血和连续锁边缝合可预防其发生。应用吻合器吻合时,旋紧吻合器,压榨两层组织时要适度,过轻容易引起出血,过紧易引起组织损伤、坏死。腹腔内出血主要由于术中操作不当所致,如术中血管处理不可靠或脾、肝、胰等脏器损伤和广泛剥离后创面渗血,附近缝合线、结扎线脱落,胰腺断端胰液漏出腐蚀血管而出血,放置引流管时止血不彻底所致的腹壁血管出血流入腹腔等。其处理对策是术中牢固结扎重要血管,如双重结扎胃右、胃左血管,注意小血管、淋巴管的牢固结扎,切不可一律电灼止血,结痂的脱落是引起术后腹腔出血的重要原因。此外术中喷洒生物蛋白胶以减少创面渗血也是行之有效的措施。

处理:术后 24h 内可从胃管内引流出少量咖啡色或暗红色胃液,一般不超过 300mL,此后引流液可逐渐变浅、变清。如果术后不断吸出新鲜血液,24h 后仍未停止,可能为术后胃出血。腹腔引流管持续引流出血性液体,或者引流液变少或颜色变浅后突然出现血性液体,应警惕腹腔出血的可能。术后出血的处理多采用非手术疗法止血,必要时行胃镜检查或选择性血管造影,明确出血部位和原因,还可局部应用血管收缩剂及栓塞止血。对于以上措施仍无法止血的大出血,则应手术止血。

4.术后急性胆囊炎 发病机制:①术中切断迷走神经及腹腔动脉周围交感神经,使胆囊扩大,收缩不良。②术中廓清过多破坏了胆囊血供,使胆囊壁缺血、坏死。③Billroth Ⅱ 式吻合术使脂肪和酸性食糜不能进入十二指肠,胆囊收缩素的分泌减少而致胆囊运动障碍。④术后 Oddis 括约肌水肿、痉挛,肝外胆道周围粘连,引起胆汁郁滞和浓缩,胆汁排泄不畅。⑤术后禁食,上段空肠内细菌繁殖,逆行感染机会增加。

诊断与治疗:胃癌术后胆囊炎与一般急性胆囊炎症状相似,但因术后往往把注意力集中到胃术后常见并发症方面而忽略了胆囊炎的诊断,故提高认识、早期诊断是避免延误治疗的关键。凡术后出现右上腹疼痛,触及包块,压痛、白细胞升高及胆红素轻度升高者,都应考虑有发生本病的可能。超声为诊断本病的首选方法,表现为胆囊内无结石、胆囊肿大、胆囊壁增厚、胆汁透声差、胆汁淤积,有时可见胆囊周围积液,其中以胆囊壁增厚≥3.5mm 最具有临床价值。CT 也有助于诊断,尤其是有肠道积气影响超声检查的效果时,更具有价值。治疗上对全身症状较轻,无明显腹膜炎表现,超声检查提示胆囊无肿大,其周围无积液者可试行非手术治疗,动态观察病程变化。当患者腹痛加剧、体温上升、胆囊肿大等病情加重,保守治疗无效时,应及时手术,首选胆囊切除术。具体手术方式可根据病情及胆囊病变情况而定,最有效的方法是行胆囊切除术。如病情危重或胆囊病变重,则可行胆囊造口或胆囊大部分切除术。

5.反流性食管炎　反流性食管炎是胃全切除术后较常见并发症之一。其症状、程度不一，严重者非常痛苦，以胸骨后疼痛、反流、吞咽困难为主要症状。重者可致患者不敢进食。内镜所见从吻合口到食管黏膜水肿、发红、糜烂及溃疡。文献报道，胃全切除术后反流性食管炎的发生率为30%～40%，属重症病例者约达10%。这是因为手术切除或破坏了食管下段括约肌、膈肌右足、隔膜管韧带及贲门皱襞，贲门切迹不复存在，从而使食管丧失了其下段贲门括约肌的功能并使食管内压明显降低，致碱性肠液、胆汁、胰液形成反流，引起食管下端化学性炎症。同时，消化道输出端排空延迟及障碍，也是形成反流性食管炎的另一成因。该症的发生与胃全切除后消化道重建方式关系密切，因此，应选择恰当的消化道重建方式。

6.倾倒综合征　胃手术后10～14d发病，症状出现在餐后30min内患者，称为早发型倾倒综合征，发病时多伴高血糖，故又称之为餐后早期高血糖综合征。餐后1～2h发病，伴有低血糖患者称为迟发型倾倒综合征，又称之为餐后低血糖综合征。

7.贫血　胃切除术后一个常见的并发症是贫血。缺铁性贫血与术后进食量少，且食物中缺铁、低酸铁吸收障碍有关，另一种贫血发生的原因是胃切除后影响维生素 B_{12} 吸收。胃内因子产生于胃体和胃底，这是一种胃黏蛋白，有加速维生素 B 在小肠黏膜吸收的作用。维生素 B_{12} 虽属 B 族维生素，却能储藏在肝，用尽储藏量后，经过半年以上才会出现缺乏症状。人体维生素 B_{12} 需要量极少，一般只要饮食正常，就不会缺乏。但胃癌手术后常因为全胃切除或胃大部切除导致胃部分泌的内因子减少，影响叶酸及维生素 B_{12} 的吸收，可引起巨幼细胞性贫血。

8.骨代谢障碍　骨质疏松是胃癌术后患者常见并发症之一。由于术后解剖结构及生理功能改变，患者常有食量减低、腹泻、体质量减轻和营养不良等症状。存在营养不良的患者多有代谢紊乱和钙、磷等代谢减少，可能导致骨代谢改变，引起骨质疏松。

9.残胃炎、残胃癌　残胃炎的发生多数人认为与十二指肠液反流有关。胃大部切除术后，吻合口无括约肌功能，十二指肠液容易反流如残胃中，以 BillrothⅡ式容易发生，诊断主要靠胃镜。缝线残留使吻合口炎发生的另一重要因素。像残胃炎一样，残胃癌亦好发于吻合口，胃远端切除术后，因胃窦缺如，失去了胃泌素对胃黏膜的营养作用，以及胃内细菌增加，使亚硝酸盐类物质增加，都是促使残胃炎转变为胃癌的可能因素。残胃癌的基本治疗原则是综合性治疗，但最有效的方法是残胃全切除加区域淋巴结扩清术。残胃炎的内科治疗包括奥美拉唑、铝碳酸镁等胃黏膜保护药。如有明显胆汁反流，症状较重，可考虑再行 Roux－en－Y 手术。但重要的是预防残胃炎的发生，严格掌握胃大部切除术的手术指征，尽量不做胃空肠吻合术，术后注意饮食和营养的调节等。

10.十二指肠残端瘘　患者大多有突发性上腹部疼痛，少数伴有恶心、呕吐。患者亦可有发热，腹部引流管引出胆汁样液体，甚至可能出现中毒性休克症状。明确十二指肠残端瘘后，最重要的是确保引流通畅，同时使用抗生素抗感染治疗，并且立即予以禁饮食、持续胃肠减压、肠外营养等支持。

11.肠梗阻　胃癌术后肠梗阻是胃癌手术后比较轻但是且比较复杂多样型的症状表现。主要包括功能性肠梗阻和机械性肠梗阻。其中发生于胃癌术后10d左右的多为功能性肠梗阻。此外，粘连性肠梗阻多在术后一周到一个月内发生，主要表现为术后肛门排气恢复后出现腹痛、腹胀、呕吐、肛门排气停止等症状,腹部平片可见多个液平面时即可确诊。其处理原则上比一般肠梗阻更应持积极态度。对完全性肠梗阻或不完全性肠梗阻非手术治疗 3d 无效者,应尽早手术探查。非手术治疗时间延长,患者消耗增加,加上禁食及胃肠减压,患者会出现水、电解质平衡紊乱,甚至全身处于衰竭状态,不利于进一步治疗。

第五节 胃间质瘤

一、病因

胃间质瘤(gastric stromal tumors,GST)是胃肠道间质瘤(gastrointestinal stromal tumors,GIST)的一种,是消化道最常见的间叶源性肿瘤,在生物学行为和临床表现上可以从良性至恶性,免疫组化检测通常表达 CD117,显示卡哈尔(Cajal)细胞分化,大多数病例具有 c－kit 或 PDGFRA 活化突变。

二、发病机制

1.组织学 目前认为 GST 起源于胃肠道间质干细胞－Cajal 细胞(intestinal cell of Cajal,ICC)或向 Cajal 细胞分化。Cajal 细胞不属于神经细胞却与神经功能密切相关,以西班牙解剖学家 Santiago RamonvCajal 的名字命名。该细胞呈网状结构分布于胃肠道的肌层之间,是胃肠道慢波活动(基本电节律)的起搏点,类似于心脏窦房结区的起搏细胞,调节内脏的运动,参与胃肠道的运动性疾病(如巨结肠病变和胃肠道动力障碍)和胃肠道肿瘤的发病机制。该细胞是胃肠道中唯一表达 c－kit 和 CD34 的细胞,而胃肠道间质瘤也同时表达上述表型(c－kit 和 CD34)。组织学上,依据瘤细胞的形态通常将 GST 分为 3 大类:梭形细胞型(70%)、上皮样细胞型(20%)和梭形细胞－上皮样细胞混合型(10%)。

2.病理特点 肿瘤大小不等,通常界限清楚,但一般无包膜,有时可见假包膜。约有 95% 肿瘤呈孤立性肿块,而其中有 10%～40% 的肿块已浸润周围组织。病变位于黏膜下层、肌壁内或浆膜下层,可伴有黏膜溃疡。切面质地从稍硬到柔软,呈灰白色到红棕色不等;其颜色与有无出血及出血的程度有关。大肿块可伴有出血坏死和囊性变。恶性 GST 常表现为囊性肿块。

三、临床症状与鉴别诊断

(一)临床表现

GST 占消化道恶性肿瘤的 2.2%,年发病率为百万分之二十,主要发病年龄为 40～70 岁,中位年龄 58 岁,男性稍多于女性。多发于胃和小肠;其中发生于胃 52%～58%,小肠 25%～35%,结直肠 25%～11%,食管 0～5%。GST 的临床表现缺乏特异性。最多见的症状为不明原因的腹部不适、隐痛或可扪及腹部肿块,其次是由肿瘤引起的消化道出血或仅表现为贫血。其他少见症状有食欲缺乏、体重下降。恶心、腹泻、便秘和肠梗阻等。十二指肠的 GST 能引起梗阻性黄疸。有的患者以远处转移为首发症状。近 1/3 的患者没有临床症状,多在做常规体格检查、内镜检查、影像学检查,甚至是因其他疾病手术而发现的。GST 肿瘤一般在消化道内呈腔内生长,肿瘤的直径为 1～40cm。直径较大的肿瘤临床上可表现为坏死、出血及类似溃疡的症状;直径较小的临床上一般很少有症状,因而容易被认为是良性肿瘤。GST 的复发率极高,通常复发的部位在局部或肝,但周围淋巴结的转移很少见。

（二）辅助检查

钡餐造影胃肠局部黏膜隆起,呈凸向腔内类圆形充盈缺损,胃镜下可见黏膜下肿块,顶部可有中心性溃疡。黏膜活检检出率低,超声内镜可以发现直径<2cm 胃壁肿瘤。CT、MRI 扫描有助于发现胃肠腔外生长的结节状肿块,以及有无肿瘤转移。组织标本的免疫组化检测显示 CDU7 和 CD34 过度表达,有助于病理学最终确诊。GIST 应视为具有恶性潜能的肿瘤,肿瘤危险程度与有无转移、是否浸润周围组织显著相关,肿瘤长径>5cm 和核分裂数>5/50 高倍视野是判断良恶性的重要指标。肿瘤的大小和核分裂象是关系到肿瘤恶性程度和患者预后、生存的最重要因素;肿瘤直径>5cm 以及核分裂象>5/50 高倍视野的患者预后差。

（三）诊断与鉴别诊断

GST 的诊断新标准。对于临床上发现的消化道(包括肠系膜、网膜、后腹膜)实体肿瘤,在排除了其他消化道常见肿瘤后,可考虑 GST。一般有以下诊断步骤:①CT 扫描和内镜检查证实为实体性肿瘤。②肿瘤组织具有梭形细胞和上皮样细胞两种基本的"金标准"。主要与胃癌、胃溃疡等相鉴别,如前所述。

四、治疗

手术目标是尽量争取达到 R_0 切除。如果初次手术仅为 R_1 切除,预计再次手术难度低并且风险可以控制,不会造成主要功能脏器损伤的,可以考虑二次手术。在完整切除肿瘤的同时,应避免肿瘤破裂和术中播散。GST 很少发生淋巴结转移。除非有明确淋巴结转移迹象,一般情况下不必常规清扫。肿瘤破溃出血原因之一为较少发生的自发性出血。另外是手术中触摸肿瘤不当造成破溃出血,因此术中探查要细心轻柔。对于术后切缘阳性,目前国内、外学者倾向于采用分子靶向药物治疗。

（一）术中处理

理论上 GIST 均为有恶性潜能的肿瘤,因此,临床一旦确诊应采取积极的治疗措施。

1. 操作要点及注意事项

（1）单纯 GST 手术:一般采取局部切除、楔形切除、胃次全切除或全胃切除,切缘 1～2cm,满足切除要求即可。近端胃切除术适用于 GST 切除缝合后可能造成贲门狭窄者。原则:①多病灶、巨大的 GST 或同时伴发胃癌时,可以采取全胃切除,否则应尽量避免全胃切除术。②单灶性病变,估计需全胃切除者可先行术前药物治疗,联合脏器切除应该在保障手术安全和充分考虑脏器功能的前提下,争取达到 R_0 切除。③胃 GST 很少发生淋巴结转移,一般不推荐常规进行淋巴结清扫。

（2）合并小肠 GIST 手术:对于直径 2～3cm 的位于小肠的 GIST,如包膜完整、无出血坏死者可适当减少切缘距离。小肠间质瘤相对较小,切除后行小肠端端吻合即可;有时肿瘤与肠系膜血管成为一体,以空肠上段为多见。无法切除者,可药物治疗后再考虑二次手术。

10％～15％的病例出现淋巴结转移,要酌情掌握所属淋巴结清扫范围。小肠 GIST 可有淋巴结转移,宜酌情清扫周围淋巴结。

(3)合并十二指肠和直肠 GIST 手术:十二指肠和直肠 GIST 手术应根据原发肿瘤的大小、部位、肿瘤与周围脏器的粘连程度以及有无瘤体破裂等情况综合考虑。决定手术方式如下。①十二指肠的 GIST,可行胰十二指肠切除术、局部切除及肠壁修补、十二指肠第 3、4 段及近端部分空肠切除、胃大部切除等。②直肠的 GIST,手术方式一般分为局部切除、直肠前切除和直肠腹会阴联合根治术。

近年来,由于分子靶向药物的使用,腹会阴根治术日益减少,推荐适应证为:①药物治疗后肿瘤未见缩小。②肿瘤巨大,位于肛门 5cm 以下,且与直肠壁无法分离。③复发的病例,在经过一线、二线药物治疗后,未见明显改善影响排便功能者。

2.术式选择　手术方式包括:局部切除、楔形切除、胃大部切除、全胃切除、联合脏器切除。

(1)局部切除:对于直径<2cm 的胃间质瘤可予观察,原则上不应过早进行手术治疗;对于直径≥2cm 的胃间质瘤,应考虑局部切除。由于绝大多数胃间质瘤位于胃体及胃底部,因此,腹腔镜操作可能比较困难。另外,胃间质瘤来源于胃壁肌层,内镜黏膜剥离术很难完整切除肿瘤。局部切除是局限性胃间质瘤最常用的手术方法,通常手术切缘保留 1cm 即可,采用电刀或超声刀可以避免出血,污染腹腔。肿瘤切除后,胃壁可直接缝合或用闭合器闭合。

(2)楔形切除:是治疗胃间质瘤的常用手术方法。根据胃间质瘤的病理生物学特征,手术时无需行胃周淋巴结清扫,1～3cm 的手术切缘即可以达到根治性切除的目的。胃间质瘤的解剖位置以胃体和胃底为主,很少位于胃窦或贲门处。对于最常见的胃体大弯侧间质瘤,即使肿瘤直径>10cm,也可以采取胃壁楔形切除,应避免创伤性较大的胃次全手术导致胃功能障碍。如果肿瘤接近胃窦或胃小弯侧,预计切除肿瘤对残胃影响较大时,可以在保护好腹腔以及保障安全切缘的前提下切开胃壁,沿肿瘤根部用电刀或超声刀将其切除,随后检查胃壁缺损情况。在最大程度保持胃腔通畅的前提下,用 4－0 丝线缝合牵引,用线性切割闭合器闭合胃腔。对于贲门和胃窦幽门附近的胃间质瘤,应该审慎决定手术方式,尽量避免近端或远端胃部分切除。不能一味追求局部或楔形切除,以免缝合重建后造成贲门或幽门口狭窄,甚至梗阻。

(3)近端胃次全切除:手术指征应该严格限定于发生在贲门处的肿瘤,贲门部的肿瘤(尤其是位于贲门口处的肿瘤)无论大小均有可能行近端胃切除。如果在探查过程中不能明确肿瘤与贲门的关系,建议沿肿瘤浆膜面剖开胃壁,明确肿瘤与贲门的关系,理论上如果肿瘤边缘距贲门 2～3cm 即可以行肿瘤局部或胃楔形切除。近端胃切除术后,患者因贲门被切除,无法控制肠液反流至食管形成反流性食管炎,需在术后长期服用奥美拉唑等药物,且患者的睡眠、饮食均会受到影响。因此,对于体积较小的肿瘤不要轻易行近端胃切除。对于直径≤5cm 的 GIST 尽量行保留贲门的手术。

(4)远端胃次全切除:是治疗胃体巨大间质瘤比较常用的术式。对于发生于远端 1/3 胃及大部分胃体的间质瘤,远端胃次全切除是比较合理的术式。具体术式的选择主要依据胃间质瘤基底部占据胃壁范围。如果胃间质瘤基底部长度超过胃腔半周,采取远端胃次全切除。

全胃切除:虽然也是治疗胃间质瘤的手术方式之一,但较少应用。因胃间质瘤多为外生型,肿瘤虽然巨大,但是其基底部往往比较小,多数情况下可以采取胃楔形切除,实际操作中应该充分评估肿瘤位置。

尽可能避免全胃切除手术,以免造成术后反流等一系列并发症,严重影响患者的生命质量。全胃切除术中应注意防止出血造成术中污染、肿瘤细胞播散可能。采用纱布缝合创面,术中操作轻柔,避免过度挤压肿瘤。手术过程力求简单,不必清扫过多淋巴结。全胃切除后一般采取 Roux－en－Y 消化道重建。

(5)联合脏器切除:对于胃体大弯侧巨大间质瘤同时侵犯横结肠者,应该尽量将包括原发灶的肿瘤一并联合切除。胃大弯侧巨大间质瘤易直接侵犯脾及胰尾。为保证 R。切除,一般可以选择胃大部或楔形切除联合脾、胰尾切除,尽量保持胰腺完整性。该术式虽为联合脏器手术,由于对胃功能干扰小,因此,对患者的影响较小。术中尽量避免损伤胰腺,原则上应最大程度保留胰腺组织,对胰腺断端止血确切,防止胰液漏。

(二)术后处理

1.常规处理　同一般胃、肠切除术后处理。

2.并发症处理

(1)缝合口破裂或吻合口漏:是术后经常发生的一种非常严重的并发症,多因组织水肿、营养不良、吻合技术欠缺等。术中消化道黏膜外翻,缝针间距过大或过密,吻合部位组织血供阻断,吻合口张力过大,吻合口成角、扭曲等因素都可导致。因此,操作应确保黏膜内翻,吻合部位无张力,吻合口牢固,重要的是确保吻合部位组织的良好血供。

(2)胃排空障碍:可能与精神心理因素、吻合口水肿炎症、低蛋白血症、胃酸引起输出段肠管痉挛、长期应用抑制胃肠运动药物、大网膜温和周围团块粘连以及水电解质紊乱等因素有关。一旦发生残胃排空障碍,应给患者充分的解释,加强全肠外营养支持,持续胃肠减压,残胃的温热高渗盐水冲洗,相应的药物治疗以及适当的户内外活动,避免进行二次手术。

(3)吻合口狭窄:与炎症、水肿等有关。应注意观察患者进食后有无饱胀及呕吐,同时根据呕吐物中是否含有胆汁,判断吻合口是否发生输入空肠襻梗阻或输出空肠襻梗阻,给予相应的持续胃肠减压及支持疗法的处理。轻度狭窄可以施行扩张治疗;严重狭窄者应再次手术,切除狭窄部,重新吻合,同时去除消化液反流的因素。

(4)其他并发症如出血、反流性食管炎倾倒综合征等,针对不同病情及症状分别处理,必要时及时开腹探查。

3.术后确诊

(1)GIST 生物学行为和危险程度评估:GLST 的生物学行为是从良性、低度恶性潜能和恶性的连续谱系。

典型的恶性 GIST 在腹腔内扩散形成多发性肿瘤结节,最常见的血行转移部位是肝,而肺和骨转移相对较少。对于这些已有腹腔内扩散和远隔脏器转移的病例,临床病理应直接诊断为恶性 GIST,不必进行生物学行为危险度评估。

对于肿瘤局限且手术能完整切除的 GIST,目前国内外采用危险度来评估其生物学行为。评估危险度的标准包括:肿瘤大小、核分裂象、原发肿瘤部位及肿瘤是否发生破裂。

（2）GST 辅助治疗：姑息性切除或切缘阳性可给与甲磺酸伊马替尼以控制术后复发改善预后。随着伊马替尼的问世，手术治疗 GIST 的地位有所弱化，特别是对于不能完整手术切除、复发或转移的 GIST，主张首选伊马替尼治疗。手术只是为了解决 GIST 造成的不可控制的并发症，如穿孔、出血、梗阻。伊马替尼能针对性地抑制 c—kit 活性，治疗进展转移的 GIST总有效率在 50％左右，也可以用于术前辅助治疗。刘伟等学者在研究中应用甲磺酸伊马替尼使 2 个无法根治性切除的病例转化为可切除的病例，而且在辅助治疗中也发挥了重要的作用，因此认为甲磺酸伊马替尼是 GIST 有效的治疗药物。

用于术前辅助化疗的适应证：①术前估计难达到 R_0 切除。②肿瘤体积巨大（大于10cm），术中易出血、破裂，可能造成医源性播散。③特殊部位的肿瘤（如胃食管结合部、十二指肠、低位直肠等），手术易损害重要脏器的功能。④GIST 瘤虽可以切除，但估计手术风险较大，术后复发率、病死率较高。⑤估计需要进行多脏器联合切除手术。

目前推荐有中、高危复发风险患者作为辅助治疗的适合人群。目前推荐伊马替尼辅助治疗的剂量为 400mg/d；治疗时限：对于中危患者，应至少给予伊马替尼辅助治疗 1 年；高危患者，辅助治疗时间为 3 年。

参考文献

[1]张忠涛.实用普通外科查房医嘱手册[M].北京:北京大学医学出版社,2013.

[2]胡俊,黄强,林先盛,刘臣海,谢放,杨骥.肝切除治疗肝胆管结石153例分析[J].肝胆外科杂志,2014(04):269-271.

[3]张永生,涂艳阳,冯秀亮.外科手术学基础[M].西安:第四军医大学出版社,2013.

[4]林锋,王文凭,马林,廖虎,沈诚,杨梅,刘伦旭.复杂性胸外伤成功救治一例[J].中国胸心血管外科临床杂志,2015(02):109.

[5]林擎天,黄建平.消化外科临床解剖与常用手术技巧[M].上海:上海交通大学出版社,2013.

[6]何帆,肖锡俊,李永波,唐红.胸部钝挫伤所致三尖瓣重度反流一例[J].中国胸心血管外科临床杂志,2014(05):648.

[7]戴岿戎,王忠.外科诊断与鉴别诊断学[M].北京:科学技术文献出版社,2014.

[8]李向毅.胰管结石的诊断与治疗:附25例报告[J].肝胆外科杂志,2014(06):440-442.

[9]尹文.新编创伤外科急救学[M].北京:军事医学科学出版社,2014.

[10]黄强,刘臣海.胆管损伤治疗的时机与术式选择[J].肝胆外科杂志,2014(06):403-405.

[11]DonaldB.Doty.心脏外科手术技巧 原书第2版[M].上海:上海科学技术出版社,2014.

[12]刘学礼,程平,刘安成,吴卫国,胡涛,张俊生.腹腔镜胆囊切除术中转开腹手术105例临床分析[J].肝胆外科杂志,2015(01):32-33.

[13]张新华.实用肝胆胰恶性肿瘤学[M].武汉:武汉大学出版社,2012.

[14]苗毅,李强.急性胰腺炎的综合治疗[J].中国普外基础与临床杂志,2015(01):1-4.

[15]陈孝平,易继林.普通外科疾病诊疗指南[M].北京:科学出版社,2014.

[16]颜晨,江勇,吴宝强,黄洪军,孙冬林.闭合性胰腺合并十二指肠损伤的急诊胰十二指肠切除术4例[J].肝胆胰外科杂志,2015(01):56-57.

[17]徐启武.颅底外科手术学[M].北京:科学出版社,2014.

[18]秦懿,费健,王建承,陈胜,吴卫泽,朱坚,许志伟,张俊,彭承宏.胰腺囊腺瘤和囊腺癌165例临床诊治分析[J].肝胆胰外科杂志,2015(01):9-11.

[19]叶章群.泌尿外科疾病诊疗指南[M].北京:科学出版社,2013.

[20]李留峥,彭联芳,向春明,徐雷升,俸家伟,王志萍,习源娇,于杰.胰头肿块型慢性胰腺炎手术治疗体会[J].肝胆胰外科杂志,2015(01):47－49.

[21]寇桂香,张瑜.外科护理技术操作指南[M].兰州:甘肃人民出版社,2013.

[22]王保起.左肝外叶切除联合胆道镜治疗左肝内胆管结石的疗效观察[J].肝胆胰外科杂志,2015(02):135－137.

[23]曹立瀛.肝胆外科急症与重症诊疗学[M].北京:科学技术文献出版社,2014.

[24]杨耀成,黄耿文,李宜雄,孙维佳.经皮穿刺置管引流治疗急性胰腺炎合并坏死感染的预后分析[J].肝胆胰外科杂志,2015(02):94－96＋99.